PATRICK PELLOUX

URGENCES DE VIVRE

Préface de Zineb el Rhazoui

Dessins de Charb

cherche midi

du même auteur
au cherche midi

Histoire d'urgences, 2007.
Urgences pour l'hôpital, 2008.
Histoire d'urgences, tome 2, 2010.
Urgences... si vous saviez, 2012.
On ne vit qu'une fois, 2014.
Toujours là toujours prêt, 2015.
L'instinct de vie, 2017.

chez d'autres éditeurs

Urgentiste, Fayard, 2004.
J'aime pas la retraite, avec Charb, Hoëbeke, 2008.
On ne meurt qu'une fois et c'est pour longtemps, Robert Laffont, 2013.
Mieux vaut mourir debout que vivre à genoux, Robert Laffont 2019.

92 avenue de France
75013 Paris

Mis en pages par DV Arts Graphiques à La Rochelle
Dépôt légal : novembre 2020
ISBN 978-2-7491-5442-8

PRÉFACE

Voilà des années que Patrick Pelloux le dit : l'hôpital est malade. Ces maux qu'il a dénoncés sans relâche dans ses chroniques médicales hebdomadaires sont aujourd'hui enfin devenus des mots dans la bouche des politiques : communautarisme, entrisme religieux, séparatisme. Patrick avait posé le diagnostic depuis des années, dans les colonnes de *Charlie Hebdo*, journal dont il était à la fois médecin et animateur. Il avait même prescrit le remède : la laïcité, avant, pendant et après les repas, à vie et sans crainte d'overdose. En attendant, il s'était lui-même fait anticorps en rejoignant les cohortes de ceux qui dénoncent et qui résistent. Après treize années de chroniques, tout est toujours au même point, si ce n'est que la laïcité cède chaque jour un peu plus devant la folie rétrograde des religieux. Depuis Théophraste Renaudot qui inventa le journalisme en 1631, des toubibs hérétiques, lucides, fous, libres et engagés ont à chaque génération pris la plume pour faire triompher la connaissance sur la croyance, le savoir sur la foi, la superstition et ses thuriféraires bondieusards. Patrick est de ceux-là. Médecin ou journaliste, il est de façon indissociable – et avec quel panache ! – les deux. Il s'inscrit dans une tradition ancestrale en France, celle de la chronique médicale. Et en choisissant la presse satirique, il honore une autre tradition bien française, aussi vieille que l'imprimerie et l'image, celle de l'humour comme arme de la démocratie. Patrick raconte encore ses débuts dans *Charlie Hebdo*, lorsque Charb et Philippe Val lui proposèrent de participer au journal et qu'il leur répondit : « Mais je n'ai jamais écrit autre chose que des ordonnances ! » Depuis, sa plume n'a cessé d'accompagner les soubresauts et convulsions de l'hôpital, et le livre que le lecteur tient entre ses mains en est le fleuron.

Pourtant, à les considérer de plus près, les chroniques de Patrick ne sont pas que les articles d'un journaliste médical. Là où ses prédécesseurs dans cette rare spécialité de plume se sont contentés de vulgariser les arcanes de la médecine et de rendre son univers d'initiés accessible au commun des mortels, Patrick a en plus introduit les grands débats qui traversent la société dans le monde médical, comme pour achever de lui faire comprendre que la posture aseptisée des responsables de santé n'est guère différente de celle des politiques, en somme celle de l'autruche. En 1905, lorsqu'une élite éclairée de députés de gauche a entrepris une laïcisation à marche forcée des services de l'État français, l'hôpital n'a pas fait exception. Les croix et les soutanes ont été retirées des couloirs et des chambres des malades, y compris lorsque ceux-ci en imploraient la guérison. Un siècle plus tard, lorsque l'ensemble de la société française a compris qu'à l'hôpital, c'est la médecine qui guérit et non un quelconque seigneur céleste, les voiles, barbes et tapis de prière musulmans y ont fait une entrée d'abord discrète, puis de plus en plus revendicative. Double sentinelle éclairée dans le médical et dans le civil, voilà qui est Patrick Pelloux pour ses lecteurs. Pour moi, il est bien plus que cela.

Le 7 janvier 2015, lorsque, me trouvant à des milliers de kilomètres de Paris, on m'alerta qu'une attaque à l'arme à feu venait de se produire à *Charlie Hebdo*, j'ai d'abord cru à une blague. Il était bien rare que l'un des collègues du journal décrochât le téléphone, dît bonjour ou juste me croisât dans un couloir sans en faire une. L'humour était notre façon de nous saluer, de nous parler, de travailler ensemble. Patrick, comme Charb ou Tignous, faisait partie de ceux qui ne dérogèrent jamais à l'usage de la vanne ou du trait d'esprit potache. Aussi longtemps que nous avons été collègues, il ne me semble jamais l'avoir vu se prendre au sérieux, malgré la gravité des problématiques dont il voulait que le journal se fasse l'écho. En ce mercredi matin d'attentat, alors que la secrétaire de rédaction du journal me disait : « Il y a au moins dix morts, Charb est mort », je croyais toujours à une blague. Ce sont les pleurs glaçants de Patrick, lorsqu'ils ont fendu le silence de l'incompréhension qui se fit quelques secondes entre elle et moi, qui achevèrent de me persuader qu'il y avait bien eu un drame. Non, ce n'était pas une blague, puisque Patrick hurlait sa douleur de voir nos amis massacrés, pour une fois c'était sérieux.

Le grand public sait que là aussi, Patrick n'a pas été seulement un membre de la rédaction, ni seulement un urgentiste. Alors qu'il était sous le choc de l'horreur qu'il avait sous les yeux, il a dû faire son métier de secouriste, sauver ceux qui pouvaient encore l'être, et crier de rage de ne plus rien pouvoir pour les autres. Il était à la fois le médecin qui annonce la sentence, et le proche qui la reçoit comme un couperet. Comme dans toutes les maisons en deuil, il y a toujours un frère qui réunit la famille, organise des repas où tout le monde se retrouve, téléphone à ceux qui en sont incapables, s'enquiert des orphelins et des veuves en ne perdant jamais personne de vue. Dans la grande famille de *Charlie Hebdo*, ce frère a été Patrick.

Comment oublier les soirées enfumées et embuées dans son appartement parisien, dans les semaines qui ont suivi les attentats, au cours desquelles les crises de larmes venaient encore trop souvent interrompre le rire et la vieille habitude des blagues qui avait repris son cours ? « Buvez de l'alcool ! C'est le médecin qui vous le dit ! », répétait Patrick en ouvrant une bouteille de champagne à ces patients d'un autre genre, nous ses collègues qui partagions son deuil. Ainsi restait l'équipe de *Charlie Hebdo*, ou plutôt ce qu'il en restait ; même après la dévastation, il fallait que la tristesse se vive dans la joie. « Champagne ! », a toujours eu coutume de crier Patrick à chaque fois qu'il apprenait une mauvaise nouvelle, un peu comme Charb, son proche ami, dont le cri de guerre était paradoxalement « *Allah akbar !* ».

Comment oublier l'oraison funèbre que Patrick a prononcée au gymnase de Cergy-Pontoise, lorsque l'ami meurtri n'a pas oublié l'humour, alors même qu'il avait sous les yeux l'ami mort, Charb, qui reposait là dans un cercueil en bois. Dans ce lieu d'affliction, il n'a oublié ni la poésie, ni la joie de leur amitié. Il n'a pas non plus oublié les autres, ceux qui attendaient d'être accompagnés dans leur dernière demeure, ni même ceux qui avaient survécu et qui se trouvaient là dans les rangs de l'audience, comme moi, qui lui serai éternellement reconnaissante d'avoir prononcé mon nom dans cette oraison funèbre. « Que la fourrure de Zineb accompagne Charb ! » Il est vrai que si je ne devais lui confier qu'un objet dans la froideur du tombeau, ce serait celui-là.

Cinq ans plus tard, revoilà Patrick dans un autre instant de solennité, à la barre de la cour d'assises pour témoigner de cette macabre journée du 7 janvier. Si le lieu se prête peu à l'humour, Patrick y a implacablement amené ce qu'une partie de la société et des institutions refusent toujours de voir malgré le sang qui a coulé : l'idéologie islamiste, coupable de la perte des nôtres. En décrivant dans le détail ce qu'il avait vu et fait cette matinée d'attentat, Patrick était au service du combat qu'il mène inlassablement depuis des années : la défense de la laïcité. C'est par ces mots tristes qu'il termina, comme un appel au secours, un appel à ouvrir les yeux sur ce fascisme qui tue et que l'on refuse encore de nommer : « Nous ne sommes pas nombreux sur les barricades. »

Voir Patrick, c'est voir un allié du combat laïque contre la montée de l'islamisme, un frère auquel je suis désormais liée par le sang, un joyeux ami capable de rire de nos déboires et de ceux du monde, un médecin de famille toujours prompt à s'occuper de bobologie du corps ou de l'âme, le tout en buvant du champagne. Parfois, sur un ton taquin, je lui lance : « Mais pourquoi tu n'as pas fait médecin esthétique, Patrick ? Tu passerais ta vie à refaire des nichons, et tu serais plein aux as ! » Il répond toujours souriant qu'il aurait peut-être dû, mais je sais que si c'était à refaire, Patrick fera toujours le choix de la lutte qui est la sienne et dont le fil conducteur se dessine à travers les pages de ce livre. Pour notre grand bonheur, il est aujourd'hui le toubib préféré des Français et, pour le mien particulièrement, il est l'ami jovial qui a survécu pour braver de nouveau les menaces de mort sur les barricades, toujours à mes côtés. Patrick, mon ami, mon frère, je t'aime.

Zineb el Rhazoui
Journaliste

À Samuel Paty, à tous les enseignants

VIVONS !

Dans vos mains voici plusieurs années de travail et d'écriture sur le système sanitaire et social de la France, des chroniques parues dans *Charlie Hebdo* et dont certaines n'avaient jamais été publiées dans un livre. Chaque semaine je racontais des histoires qui m'arrivaient par ma fonction de médecin urgentiste, toutes vraies, mais afin de ne pas importuner les malades je changeais le sexe, l'âge, l'époque... J'étais souvent en retard pour le bouclage du journal et Luce Lapin ou Charb me soufflaient dans les bronches ! J'adorais cela en fait, ainsi que notre complicité. Pour sûr, écrire chaque semaine est plus qu'un travail : c'est une discipline !

Cavanna un jour m'avait dit : « Tu es un conteur. » Les médecins sont des conteurs, sans aucun doute. Ces chroniques sont bien humblement des histoires médico-psycho-sociales de notre société, de la Vie. C'était mes années Charlie, j'en rêve presque chaque nuit. Les textes étaient illustrés avec les dessins de Charb, et parfois de Luz, Tignous ou Catherine. Le dessin de presse est un art. Avec l'accord de ses parents, nous avons intégré, comme à l'origine, les dessins de Charb. Son talent reste là et il aurait aimé que vous riiez encore et toujours. Rire en regardant son travail aujourd'hui, c'est de lui rendre le plus beau des hommages, avec un verre de vin dans une main et la laïcité dans l'autre !

Au procès des attentats, sa maman a montré ses dessins. Comble du cynisme, les accusés ont rigolé : l'humour de celui qu'ils ont contribué à assassiner les a fait rire. C'est horrible, macabre et d'une violence inouïe de voir les bourreaux rire en voyant le travail de ceux et celle qu'ils ont massacrés. Je ne suis pas le seul à être encore révolté des attentats de janvier 2015 mais aussi de tous ceux qui ont suivi, toujours au nom de l'islam.

Écrire est une solitude mais, à leurs côtés, dans ce journal *Charlie Hebdo* que j'aime, c'était un bonheur. Si vous aviez le son, vous entendriez les rires à la fin des phrases... Ne vous gênez pas pour sourire et rire, ce modeste ouvrage est fait pour cela et Beaumarchais avait raison de vouloir rire de tout.

Tous ces textes ont un dénominateur commun : l'importance d'un système de soins et de l'hôpital public pour toutes et tous. La crise du coronavirus de 2020 a montré la fracture entre les deux blocs de la médecine contemporaine.

Celles et ceux qui veulent contraindre les malades, le peuple dans un hygiénisme où le pouvoir médical encadre tout, empêchant la procréation médicalement assistée au même titre que l'avortement, freinant l'aide à la fin de vie ; ils veulent une médecine qui empêche la Vie et contraint la société. Ils sont heureux des confinements, des conseils scientifiques qui prennent le pouvoir aux élus pour neutraliser la France. Imaginez : un pays sans démocratie et gouverné uniquement par des experts et une intelligence artificielle ! Ça s'appelle une dictature totalitaire !

Et, en face, l'autre bloc est pour une médecine au service de l'humanité, des libertés, pour les procréations assistées, l'avortement, l'aide à la fin de vie qui permet l'émancipation des âmes face à la maladie, conquérante des libertés, comprenant des mesures de confinement ciblées mais refusant l'écroulement de la société. Laissant à la démocratie et à la République l'exercice du pouvoir. Un médecin est avant tout un citoyen. Je suis de ceux-là.

Quelle époque vivons-nous et qu'en retiendra-t-on dans les années futures ? Notre pays, comme tant d'autres à travers le monde, est touché par la crise sanitaire du coronavirus, la crise sociale, la crise politique et les attentats islamistes... alors justement il faut vivre. Créer c'est résister, comme il est souvent dit : aujourd'hui vivre c'est résister. Rencontrer sa famille, ses amis, manger, boire, être ivre, danser, chanter, draguer, faire l'amour, faire de la peinture, faire du sport... tout... Il faut profiter de chaque instant et porter la bienveillance autour de soi. Être heureux et conquérir des espaces de bonheur est le seul travail qui compte. L'argent ? Mais vous ne l'emporterez pas au paradis, qui n'existe pas, alors qu'un fou rire avec un pote... posera sur votre visage le sourire qui fait fuir la grande faucheuse.

Carpe Diem est plus qu'une philosophie, c'est une exigence !

Comment tenir ? Comment garder espoir ? Comment inspirer les générations futures et convaincre les plus anciennes de tenir ? Par la Vie !

Souvenez-vous des mois de mars et avril 2020 où chaque soir devant les caméras des chaînes d'infos, le pays comptait ses morts avant la météo qui comptait les nuages. Ah, pour sûr ce n'était plus les Guignols de l'info, ni Coluche, ni Desproges... Comme s'il fallait déprimer un peu plus le peuple ! Nous avons un exemple géant du comment désespérer tout un pays ! Imaginez chaque soir un décompte :

« Aujourd'hui 1378 décès par cancer, 276 par accident de la route, 2987 par infarctus du myocarde... » Au secours ! Arrêtez tout ! Ou ce n'est plus du lait qu'il faut donner aux bébés, mais des antidépresseurs.

Depuis l'écriture de ces chroniques qu'est-ce qui a changé ? Rien. Les moyens donnés aux hôpitaux n'ont fait que diminuer. Une technostructure néolibérale, qu'elle soit de droite ou de gauche, fait la même chose depuis trente ans. Preuve en est cette crise sanitaire de 2020, qui n'est rien d'autre qu'une crise de notre système de santé : c'est parce que nous n'avons plus assez de personnels, de médecins, de lits de réanimation médicale... et d'hôpitaux que la société a dû s'arrêter pour freiner l'épidémie. Si nous continuons comme cela, c'est donc le début de l'écroulement de notre civilisation. Il n'y a plus à démontrer que la santé est un des piliers du socle républicain, et nous devons de manière urgente redonner l'espoir et le goût de vivre.

Mais le temps passe et je ne retiendrai pas plus vos yeux et vos mains pour tourner ces pages. Merci pour votre lecture et rions ensemble pour connaître l'ivresse du fou rire. Prenez soin de vous.

Patrick Pelloux

MONSIEUR ALBERT

L'histoire de l'humanité a eu entre autres pour aboutissement une espérance de vie de plus en plus longue. Vivre de plus en plus vieux a pour conséquence de nouvelles misères, aggravées par la solitude. Il faudra progresser pour que collectivement nous acceptions les handicaps des personnes, quels que soient leur âge, leur sexe, leur condition sociale ou leur culture, et pour contredire cette société de jeunisme et d'éternelle séduction.

C'est monsieur Albert. Il est âgé de 68 ans. Un homme souriant, maigre, le teint terreux, une sorte de Louis Jouvet. Dans sa chambre, il attend le début de la visite. Il se marre avec les aides-soignants qui débarrassent les restes du petit déjeuner. Il est arrivé en pleine nuit, totalement épuisé par sa toux. Chance inouïe par les temps qui courent, on lui a trouvé une chambre aux urgences, avec un voisin KO par la grippe. Mais il ne s'en plaint pas.

Son dossier raconte l'histoire banale de son cancer pulmonaire. Il le sait et maudit la fumée et les cigarettes... Et le temps qui passe. Mais, après une douzaine d'heures avec un masque à oxygène et une bonne perfusion d'antibiotiques, il va mieux. Il nous affirme: «Je fais tout ce que me dit le docteur du cancer. » Il est d'une simplicité et d'une gentillesse à l'égard des autres qui ne datent pas d'aujourd'hui. Alors on parle.

Il était sidérurgiste dans l'Est. Et ça a fermé. Il a connu le chômage, jusqu'au milieu des années 1980, où il s'est formé à la serrurerie. Un peu de picole, les enfants qui ont grandi, qui sont partis loin, la mort de sa femme, la solitude... Et, il y a deux ans, le crabe qui attaque ses poumons, mais pas son moral ni son goût de la vie.

Mais ce matin il va mieux. Il trouve tout très bien. Il est un peu moins fatigué. « Faut dire que les médicaments pour la chimio, ça fatigue. » Faut dire aussi que l'hôpital ne lui accorde plus trop le temps de se reposer après la chimio. Dès qu'elle est faite, il rentre chez lui, même s'il est fatigué, voire malade ! L'hôpital n'est plus très patient.

Ce matin, il va mieux, donc. Je lui propose de rentrer chez lui. « Ah, bah, ça m'arrange, ça, comme ça j'vais pouvoir aller bosser demain. » Mais c'est dimanche, demain ! Et travailler où, pourquoi ? « Ah, bah, j'ai pas fait tous les papiers et j'ai toujours pas ma r'traite, alors pour pas être à la rue, rester chez moi, je travaille à 4 heures, tous les matins... J'fais le ménage dans une brasserie. » Ça aussi, c'est de plus en plus banal : les vieux qui travaillent au noir pour survivre dans une société qui n'est jamais à court d'idées pour inventer de nouvelles marginalités, de nouvelles détresses sociales.

Mais pourquoi monsieur Albert en est-il là ? D'abord, les papiers. Très compliqué, les papiers, d'autant qu'il a eu plein d'emplois différents, dans des régions différentes. Alors, pour lui, ce n'est pas simple. Car, en plus, il en a perdu beaucoup, des papiers... J'imagine la tête de la guichetière de l'administration face à la poésie et aux galères de notre Albert. « Des papiers ??? Ah, bah... quels papiers ??? »

Alors, comme il ne veut pas gêner, ni profiter du système, il a trouvé ce moyen : reprendre un boulot, payé au noir, pour rester digne, comme on dit, avoir sa maison et pouvoir se soigner.

Inutile de préciser qu'il est resté à l'hôpital. C'est encore possible. Mais, au train où vont les choses, bientôt les Albert seront expédiés directement au Samu social. Le lendemain, nos assistantes sociales ont démêlé les nœuds dans la paperasserie de sa retraite. Et désormais, il peut dormir le matin.

Avec la tarification à l'activité et la logique de rentabilité qui se mettent en place dans les hôpitaux, aurons-nous encore longtemps les moyens de travailler comme nous le voulons, en conformité avec notre éthique et notre sens du service public ? La pauvreté évolue, elle aussi, et prend sans cesse de nouvelles formes. Comme le cancer.

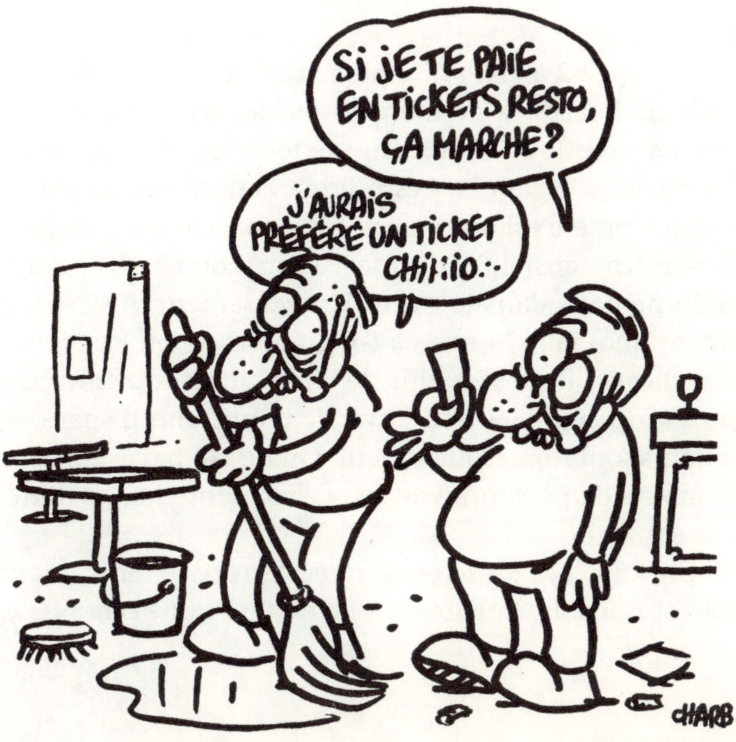
SI JE TE PAIE EN TICKETS RESTO, ÇA MARCHE ?
J'AURAIS PRÉFÉRÉ UN TICKET CHIMIO...
CHARB.

L'ENNUI DE LA PENTECÔTE

Vieillir? Pour quoi faire? Comment deviendrons-nous? Carpe diem *doit être notre devise mais il faut bien avoir conscience que nous devrons certainement vieillir avec des handicaps! Le temps s'en va mais il ne doit pas faire fuir nos rythmes de vie, nos passions, nos illusions et nos rêves... Résistons!*

« À 92 ans, je n'ai plus grand-chose à espérer. Et arrêtez de me gueuler dessus, je ne suis pas sourd! » réplique Ursule au médecin qui l'a reçu à son arrivée aux urgences. Les pompiers nous ont expliqué: son infirmière est arrivée chez lui, comme chaque matin depuis trois ans, il l'a regardée, a sorti son revolver et s'est tiré une balle dans le front. Heureusement, il s'est raté. « Pour quoi faire? » nous a-t-il dit alors qu'on le soignait. Handicapé, il ne sort plus de chez lui. Cinquième étage sans ascenseur. Ses amis, avec le temps, ont disparu, ses enfants sont loin, évidemment. On ne sait pas exactement combien de personnes âgées se suicident chaque année, par ennui.

Un jour, Léontine est arrivée terrorisée, en hurlant: « C'est horrible, horrible! » Elle ne disait que cela: « C'est horrible ! » État délirant ? Démence ? Encore une fois, ce sont les pompiers qui nous ont expliqué. À son domicile, c'était une boucherie : le fusil de chasse avait emporté toute la tête de son vieux mari. Son univers, en une fraction de seconde, s'était pulvérisé sur les murs. Avec l'aide du psychiatre et des infirmières, on a réussi à tout reconstituer : leur vie était devenue un enfer. L'argent de la retraite ne suffisait plus, et ils n'en pouvaient plus de leurs maladies, des amis tous décédés, de l'enfilade monotone des jours, chacun aussi banal que le précédent et aussi morne que le suivant... Son mari a préféré partir, mais sans elle.

Depuis l'été 2003, nous suivons quelques malades que nous avions pris en charge au moment de la canicule. L'autre jour, on a téléphoné à Solange, quatre-vingt-cinq ans. Au bout de dix sonneries, une voix chevrotante répond un « Allô ? » plein de doute et de surprise : « Vous savez, jamais personne ne demande de mes nouvelles, l'appareil ne sonne jamais. Merci de m'avoir téléphoné. Puis-je vous demander de me téléphoner cet été, pour savoir comment je vais ? » Oui.

Parfois, l'ennui débouche sur des situations aussi drôles qu'un film avec Pierre Étaix. Augustine a 92 ans et elle est « placée » en maison de retraite. Horaires inchangés, liberté très relative, dépose devant la télé dès le lever... Elle ne parle plus, son visage est sans expression. Elle a été transportée aux urgences pour une intoxication sans conséquence. Cette dame avait un bouquet de tulipes devant elle, sur sa table. Elle les a bouffées. Je n'imaginais pas ce comble de l'ennui : manger les fleurs d'un vase après les avoir contemplées des heures entières, si lourdes et si longues...

Un jour, peut-être, ils se lèveront et flanqueront leur fauteuil dans les écrans des téléviseurs, ils hurleront qu'ils ne sont pas uniquement des brouteurs de chocolats en fin d'année, qu'ils veulent des chats vivants et pas sur des calendriers, qu'ils ont une histoire, qu'ils s'appellent Marguerite, Josette, Robert ou Lucien, et pas « petite mamie », « grand-père » ou « papi ». Un jour, ils diront qu'ils en ont marre de Drucker tous les dimanches, qu'ils préfèrent mourir en mangeant gras plutôt que d'avaler des kilos de pilules, qu'un verre de bourgogne a plus de goût qu'un sirop. Un jour, ils diront que prolonger la vie n'est pas seulement un exploit scientifique, mais aussi et surtout un progrès humain.

Le lundi de Pentecôte férié leur permettait peut-être, un maigre jour de plus dans l'année, de voir des gens ou de revoir la mer, de rire un peu, de raconter leurs souvenirs à quelqu'un, de faire un accroc dans l'invivable uniformité des heures qui se suivent. Sa suppression va servir au mieux à ouvrir un peu plus de ces boîtes à ranger les vieux où je finirai avec vous, lecteurs... Allez, revendiquons le droit de fuir *Soleil vert* et de ressusciter *Les Vieux de la vieille* !

MADELEINE EST REVENUE

Les agressions sont répugnantes. Mais l'agression d'un vieux, d'un enfant, d'un handicapé, ajoute à l'ignoble. La barbarie existe encore en 2007, malgré les promesses faites lors de la campagne présidentielle de 2002 !

Au fond de la salle d'attente, ils étaient trois. Ils ne disaient rien, ils étaient calmes. C'était Madeleine, 85 ans, toujours vive d'esprit, la gentillesse vissée au corps, et ses deux enfants, la soixantaine. Ils l'avaient amenée aux urgences car elle avait été agressée quatre jours auparavant. Nous, on avait un boulot d'enfer et aucun lit pour coucher les malades, comme souvent. On en avait même fait rentrer certains chez eux alors que nous aurions dû les garder... Ils n'avaient pas protesté : après trois jours passés sur un brancard, n'importe qui rêve de rentrer chez lui. Bref, un bordel très organisé régnait.

Une fois dans le box, je découvre la raison de sa consultation : un hématome sur toute la jambe, même chose sur le coude gauche – après l'examen et les radios, on découvre une fracture du coude. Que s'est-il passé il y a quatre jours, à Noisy-le-Grand ?

Madeleine rentrait des courses. Un crétin lui a arraché son panier en la faisant tomber sur le trottoir. Elle a crié et, au moment où elle essayait de se relever, le type s'est aperçu qu'il n'avait pris que des légumes. Alors il revient, lui met une droite et lui pique son sac à main. KO sur le bitume, Madeleine subit l'ultime coup de grâce : personne ne vient l'aider.

Ça lui a fait beaucoup de peine. Mais elle a l'habitude : « J'ai déjà connu ça, l'abandon par tous. » Elle avait une vingtaine d'années, en 1940, sous l'Occupation. « Mon papa était directeur d'école et on hébergeait plein d'enfants, juifs, tziganes, ceux dont les parents étaient francs-maçons. Mais un jour ils ont été dénoncés, les nazis et la police française ont arrêté tout le monde. Papa n'est jamais revenu et on n'a jamais su où il était mort. » Le temps n'a pas réussi à effacer le numéro sur son avant-bras.

En rentrant, elle a téléphoné à son docteur, « mais il est en vacances ». Elle a alerté son fils et sa fille, qui sont rentrés de congés aussitôt. Son fils a téléphoné à la police, qui n'a pas voulu se déranger. On lui aurait même dit que, « de toute façon, ça ne sert à rien de porter plainte, on ne le retrouvera pas ». Madeleine, elle préfère les gendarmes, alors elle leur a téléphoné aussi. Ils lui ont promis qu'ils feraient une patrouille. Ils l'ont faite... trois jours après.

Dans le couloir, sa fille nous a expliqué que, depuis son agression, Madeleine avait pleuré tous les jours, parce que personne ne l'avait aidée malgré ses appels au secours, et que personne n'était venu la voir en dehors de ses enfants. Comme un cauchemar qui recommençait...

En parlant avec elle, on s'est aperçus qu'elle n'en voulait même pas au petit con qui lui avait volé tout l'argent de son mois qu'elle venait de retirer à la poste. Mais c'est sa jeunesse, et une période tellement douloureuse, que la violence de son agression avait fait remonter à la surface. Cette solitude, « comme quand papa est parti ». Avec l'infirmière, on n'a pas pu s'attarder davantage, car la salle d'attente était pleine. Mais on l'aurait bien écoutée des heures...

Elle est repartie en remerciant tout le monde, en nous disant qu'on était gentils, qu'elle reviendrait avec un gâteau. C'est dommage que les policiers ne soient pas allés aider cette dame. Ils auraient eu, eux aussi, un gâteau. Et l'occasion de montrer que l'honorabilité d'un métier ne tient pas aux gesticulations d'un chef, mais à ce que l'on accomplit sur le terrain.

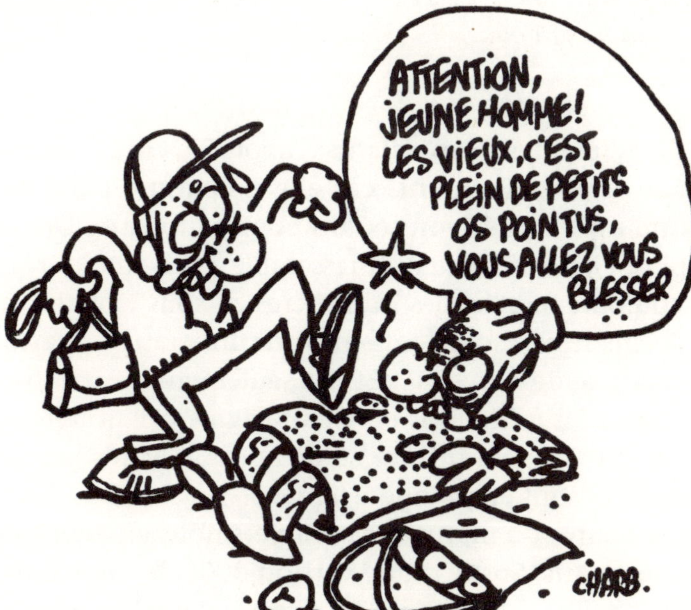
ATTENTION, JEUNE HOMME! LES VIEUX, C'EST PLEIN DE PETITS OS POINTUS, VOUS ALLEZ VOUS BLESSER
CHARB.

UNE SOURIS VERTE

C'est très difficile d'aider quelqu'un. Sa réussite n'est pas forcément celle voulue par celui qui tente de l'aider. La jeune dont je raconte un bout de l'histoire est revenue plusieurs fois aux urgences, tous les services sociaux l'ont aidée mais elle est partie on ne sait où...

Les femmes et les enfants d'abord ? Dans l'exclusion sociale, sûrement, car elle n'épargne personne. L'autre nuit, nous avons eu un boulot monstre. De plus en plus, l'activité de la nuit ressemble à celle du jour : des lits toujours fermés, des infirmières en sous-effectifs, des médecins noyés sous les tâches administratives, partout un manque de moyens... Et pas seulement à Paris. Nous sommes allés à Châlons-en-Champagne, c'était la même chose. Partout, la misère se développe et les services d'urgences sont en première ligne.

À 4 heures du matin, les pompiers nous amènent une ado de 15 ans. Sortie d'une version 2005 de *Germinal* ou des *Misérables*. Toute seule dans son hôtel, elle a eu peur, alors elle a appelé les pompiers. Qui lui ont répondu qu'il fallait voir avec le Samu social. Qui lui aurait répondu : « Vous êtes trop jeune pour nos services, on vous envoie la brigade des mineurs ! » Terrorisée, elle rappelle les pompiers qui, finalement, vont la chercher. Elle a une tête d'enfant, un corps mal grandi, des vêtements informes, une obésité débutante : « Je mange que du pain et du pâté. » Elle a des vertiges, des nausées, mal partout, surtout à la vie.

Elle vit seule dans un hôtel parisien, avec d'autres enfants ou ados, seuls aussi. Son père ? Jamais vu. Sa mère a été placée. Elle vient d'arriver du fond du Morbihan. De Dass en aide à l'enfance, elle a connu, au cours de sa vie encore débutante, tous les circuits sociaux. Ce qui n'a pas empêché, pour l'instant, son exclusion de la société. « Je voudrais aller à l'école comme tout le monde », nous dit-elle, mais les démarches administratives en cours lui semblent interminables, un vrai casse-tête. Elle ne rentrera pas encore à l'école cette année. Elle a bien trouvé un petit copain, mais elle nous avoue qu'elle lui a raconté des histoires, celles d'une vie qu'elle aimerait avoir, qui ne lui font pas honte ou peur comme sa triste réalité.

En l'écoutant, on ne sait pas si c'est son monde rêvé ou la réalité qu'elle nous raconte. Il ne faut pas lui en vouloir. Ce n'est pas un cas psychiatrique, mais une mosaïque de problèmes, la carence d'affection, la douleur, la frustration. Alors, pour se défendre et supporter la misère, l'imagination tourne : un papa, une maman, une maison, une identité. Les imbéciles diront qu'elle ment. Non, elle tente de s'accrocher pour éviter de sombrer dans le néant.

Claude, l'aide-soignante, lui trouve deux ou trois peluches qu'une personne est venue nous donner, avec des vêtements pour les plus démunis. Elle les regarde et s'écroule en larmes : « Y a trop de couleurs pour moi sur les poupées, j'en veux pas. » On a parlé longtemps, pour éliminer toute éventualité d'agression ou de maltraitance physique. Il n'y avait aucun lit pour l'hospitaliser. On l'a gardée aux urgences, dans un box. Elle s'est endormie en nous expliquant qu'elle n'était pas du tout fatiguée, avec les jouets, en position fœtale, entourée des poupées auxquelles elle venait de donner des prénoms... La lutte sociale n'est pas de tout repos.

Au matin, les assistantes sociales du service ont tout repris à zéro avec les services sociaux de la ville. Les services d'aide à l'enfance sont submergés : pas assez de moyens, des hébergements très difficiles à trouver... Même l'insertion par l'école, pour ces enfants pas encore complètement perdus, est compliquée. Une bonne nouvelle pour la croissance, donc : actuellement, notre société à fabriquer de la misère et de la haine fonctionne à plein régime. Dans le regard des enfants des familles qui ont été expulsées jeudi dernier, on pouvait voir l'avenir d'une violence et d'une colère qui surgiront un jour ou l'autre...

CANDIDE, LE PROFESSEUR PANGLOSS ET LA GRIPPE AVIAIRE

Personne ne sait comment évoluera le risque de grippe aviaire. Deux ans après cette chronique, des foyers apparaissent, touchant bien souvent soit des élevages rudimentaires, soit des élevages industriels. En tout état de cause, en cas de crise, une chose est sûre : les hôpitaux seront en première ligne, comme pour toutes les catastrophes qui découleront du réchauffement climatique.

Une grosse et charmante dame arrive aux urgences : « Je vous dis que j'ai les chymptômes de la grippe ahiere ! » Quelques instants plus tard, un homme plutôt teigneux réclamait son ordonnance pour avoir du « Tamifou ». Sans oublier quelques coups de téléphone : « J'ai des pigeons sur mon balcon... » On les attendait : les voilà ! La psychose collective a commencé. Pour l'instant, la grippe aviaire est contagieuse par l'abus des médias. Mais comment pourrait-il en être autrement ? Du matin au soir, vous n'échappez pas au professeur Pangloss, qui, à l'aide d'hypothèses signifiant souvent tout et son contraire, vous explique qu'il y aura des milliers de morts. La peur fait vendre.

Pourtant, c'est la première fois qu'une épizootie naissante, à échelle internationale, est tant surveillée. Les organisations scientifiques, les virologues fondamentalistes, les médecins de santé publique, les vétérinaires, les centres de surveillance travaillent d'arrache-pied sur la question. Nous ne sommes plus à l'époque de la grippe de 1918, quand toute cette science n'existait pas. C'est triste à écrire, mais il a fallu l'épidémie de sida des années 1980 pour accélérer le développement de la science et augmenter nos connaissances en matière de virus et de santé publique. Mais peut-on pour autant faire confiance aux autorités – au professeur Pangloss – pour nous informer avec transparence, y compris lorsque cela signifie « je ne sais pas, mais je travaille. Je vous le dis, s'il y a un problème » ?

Au final, on se retrouve avec d'un côté Candide et de l'autre le professeur Pangloss. Qui croire ? À une autre époque, le professeur Pangloss disait que le nuage de Tchernobyl s'était arrêté à la frontière. Candide a eu des doutes, mais il l'a cru. Des années après, le nombre de cancers a augmenté, des associations ont démontré que la France avait bien été atteinte par les irradiations. Candide pensait que le Centre national de transfusion sanguine ne faisait travailler que des scientifiques, avec une éthique de scientifique. Le professeur Pangloss en était sûr et certain. Tout allait bien. Et patatras ! Cunégonde et son frère sont morts du sida, et tout un bel aréopage médical a fini en prison. Le promédical a fini en prison. Le professeur Pangloss s'était encore trompé. Pareil pour l'épidémie de la vache folle : qui aurait pu croire un instant que l'homme allait donner à bouffer à ces pauvres bêtes de la viande en poudre dans des camps de concentration animaliers ? En 2003, Candide croyait que les personnes âgées, les plus faibles, seraient protégées de la chaleur, que le soleil ne pouvait plus tuer, ou que les hôpitaux avaient les moyens de répondre à une canicule. Le professeur Pangloss, décontracté, en vacances, expliquait alors que tout allait bien, qu'un fou racontait n'importe quoi, que ceux qui mouraient devaient mourir. Il se trompait encore, trompait définitivement.

Candide, deux siècles après, a un doute sur la véritable valeur du professeur Pangloss. Il ne le croit plus trop, l'angoisse le submerge après tant d'années de tromperies et de coups médiatiques.

On me demande souvent si l'on est prêt à une catastrophe qui ferait que des milliers de personnes atteintes de grippe aviaire viendraient dans les hôpitaux. Au quotidien, on ne s'en sort déjà pas. Comment voudriez-vous qu'on y arrive, même avec seulement cent malades de plus par jour et par service ? Sans compter que, si l'épidémie survenait, les premiers morts seraient sans doute parmi le personnel de santé. Vous me direz : « Pour l'instant, l'épidémie n'est pas là, vous pourriez vous préparer ! » Mais le professeur Pangloss dit que « tout va bien dans les hôpitaux, parce qu'on a des masques et des médicaments ». Alors, silence dans les rangs ! Le professeur Pangloss a parlé, et c'est lui qui fait autorité. Allez, Candide, je t'offre un café ! Tu me parleras de Voltaire, qui ferait bien de revenir.

LES NOUVEAUX MONSTRES 2006

J'ai écrit cette chronique en pensant très fort au cinéma italien, de Risi à Fellini. Nous devons civiliser sans cesse les espaces du temps que nous donne le progrès, à moins de rester des barbares modernes.

Un sans-papiers est mort. Un brillant administratif m'a répondu : « Mais, monsieur, il ne peut pas être mort car il n'a pas de papiers »... Comble de la misère : devenir exclu de l'exclusion. Il faut revoir le film de Dino Risi : *Les Monstres*, qui décrivaient toute l'hypocrisie, le sordide et l'autodestruction de notre société. Il est on ne peut plus d'actualité.

Mon tonton italien est mort l'autre jour. Il a fini dans un hangar rempli de cercueils. Il n'y a plus de place dans les cimetières de Rome. Bientôt des listes d'attente pour mourir ? Berlusconi a pourri la vie quotidienne des Italiens, mais, sous peu, nous n'aurons peut-être rien à leur envier.

Le grand-père d'une amie a vécu plus de 70 ans avec sa femme. Elle est décédée juste avant les fêtes. Ils vivaient au sixième étage sans ascenseur. Impossible de trouver un médecin pour faire le certificat de décès en cette veille de Noël. Les pompes funèbres ont livré de la glace pour garder le cadavre au domicile. Papi a veillé sa femme, tel un plateau de fruits de mer. Le lundi, munis du fameux certificat, enfin obtenu, les croque-morts emmènent la défunte dans une housse en plastique blanc. Le vieil homme a vu une partie de sa vie transportée verticalement dans les escaliers étroits, ficelée sur une planche.

Monsieur B. est venu pendant une année aux urgences, trois à six fois par jour. Il partait clopin-clopant, se rétamait sur le trottoir, et les pompiers nous le ramenaient. Souvent, nous l'avons maudit. Il picolait comme s'il avait voulu se noyer dans le tonneau. Un samedi soir, il s'était fait tabasser par des fêtards venus des quartiers chics. Impossible de l'aider : « Foutez-moi la paix, je veux crever comme je veux ! Il me reste que ça ! » Lorsqu'il sortait de l'hosto, il s'allongeait le long d'un mur. Il refusait l'assistance du Samu social, qui passait le voir régulièrement.

Un jour, pourtant, grâce à Emmanuelle et Sandrine, les assistantes sociales du service, on a réussi à le décider à rester à l'hôpital. Les collègues ont commencé à traiter son cancer. Sa prise en charge a été complexe, un dossier médico-psycho-social hors des critères fixés par l'hôpital-entreprise… On l'a croisé l'autre jour, dans un couloir glacial, son tabac gris roulé à la bouche : « Hé ! Merci ! » De rien. Mais combien de temps va-t-il encore tenir, dehors ? Un rapport des Droits de l'homme sur les techniques de torture de la CIA indique qu'ils utilisent le froid, la faim et la privation de sommeil…

Hiver 1954 : l'abbé Pierre gueule sur les conditions de logement. Hiver 1985 : Coluche lance les Restos du cœur. Hiver 1993 : le Samu social achète ses premières voitures et reçoit ses premiers coups de fil. Hiver 2005 : record absolu de distribution de repas, il n'y a jamais eu autant de personnes à la rue. Régulièrement, des salariés viennent dormir dans les hôpitaux car ils n'ont pas de quoi se loger. Mais de 1990 à 2005, cent mille lits d'hospitalisation ont été fermés, dont des lits de psychiatrie. Et le Samu social ouvre des « lits infirmiers », se transformant de plus en plus en hôpital pour les pauvres...

Qu'à cela ne tienne : la Croix-Rouge décide de fermer plusieurs de ses centres de santé en Seine-Saint-Denis (Le Blanc-Mesnil, Épinay-sur-Seine, Drancy), l'un des départements les plus pauvres de France. La Croix-Rouge, qui a reçu l'hiver dernier autant de dons qu'au cours des quarante-cinq dernières années de son existence, ose dire qu'elle n'a pas les moyens financiers de maintenir ces centres ! Qui dirige cette organisation ? M. Mattei, ancien ministre de la Santé libéral de Raffarin, secondé, au poste de directeur général, par monsieur Brault, ancien membre du cabinet de Raffarin.

L'article de Tonino Serafini, dans *Libération* du 24 décembre, décrit à merveille la situation de ces centres de santé qui, en fermant, vont accélérer encore la précarisation et la ghettoïsation de ces quartiers pauvres. Mais la Croix-Rouge préfère inaugurer ses nouveaux locaux dans l'ancien hôpital Broussais, dans le XIVe arrondissement de Paris. L'action humanitaire ne mérite plus ce nom lorsque, par les manigances de ses dirigeants, elle rejoint les objectifs des banques. Elle n'est qu'un « nouveau monstre » de plus.

LE DRAPEAU NOIR FLOTTE SUR LA CROIX-ROUGE

Un an après, ces dispensaires de proximité ont fermé. Les services d'urgences de ces territoires ont vu leur fréquentation augmenter. Des comités locaux soutenus par les syndicats (dont la CGT, FO) continuent à se battre avec l'aide des élus... En vain?

S'il lui arrive quelque chose, Fatima dit qu'elle ne sait pas où elle ira, car près de chez elle il n'y a plus rien. Et elle ajoute à demi-mot qu'elle pense qu'on les abandonne aux bandes des quartiers d'Épinay... En quelques phrases, cette femme résume la situation sanitaire et sociale en Seine-Saint-Denis.

Malgré les grands discours dégoulinants d'hypocrisie sur les maux des banlieues, après les émeutes de décembre dernier, il ne s'est rien passé. Selon Jean-Christophe Lagarde, maire UDF de Drancy, « l'État n'a pas donné un centime supplémentaire ». Comble des symboles, les centres de santé de la Croix-Rouge de Drancy, d'Épinay-sur-Seine et du Blanc-Mesnil ferment. Depuis trente ans, les gens allaient s'y faire soigner. De plus en plus nombreux, car le département manque de médecins.

Le XIIe arrondissement de Paris étant voisin du « 9-3 », depuis quelques semaines nous accueillons aux urgences de l'hôpital Saint-Antoine de plus en plus de malades en provenance de ce département. Comme Karim, qui vient de Drancy pour une entorse qu'il s'est faite en jouant au foot : « Docteur, je sais pas où aller, il y a plus rien à Drancy. » Comme cette jeune femme, avec sa tuberculose et son seul RMI en poche. Comme ces Maliens, qui nous amènent leur jeune ami parce qu'il souffre de douleurs abdominales depuis plusieurs semaines. Comme cet autre, qui fait une sigmoïdite (inflammation du côlon) avec un choc septique. Il n'en serait pas là s'il avait été suivi...

Tous ces gens n'avaient plus d'endroit où se faire soigner. Ils ont bien essayé les médecins de ville, mais les dates de rendez-vous étaient trop éloignées, ou la couverture médicale universelle n'était pas acceptée.

La fermeture des centres du 93 a été décidée par le président de la Croix-Rouge – Jean-François Mattei, ancien ministre de la Santé de Jean-Pierre Raffarin – et son directeur général – Olivier Brault, ancien membre du cabinet de Jean-Pierre Raffarin –, au motif qu'ils ne seraient pas « rentables ». Mais ce n'est pas ce qu'on leur demande. La mission de la Croix-Rouge n'est pas de faire des profits économiques, mais de servir les plus démunis et d'être présente sur les terrains les plus défavorisés.

D'ailleurs, à propos de rentabilité, où sont passés les centaines de millions d'euros collectés lors du tsunami ? Est-il décent de pleurer le manque d'argent dans les caisses quand on a enregistré 3,4 millions d'euros de bénéfices en 2004 ? Est-il vraiment indispensable d'avoir recours, à grand renfort de campagnes de pub, à un top-model célèbre pour promouvoir la quête annuelle ?

Un groupe de représentants de ces centres de santé sacrifiés, accompagné de responsables politiques locaux de toutes tendances politiques, s'est rendu dernièrement au ministère de la Santé, afin d'alerter les pouvoirs publics. La Seine-Saint-Denis est le département de France qui compte le moins de médecins généralistes par habitant. Fermer ces centres est une aberration. Ils font un travail de proximité essentiel, leurs équipes sont formées, elles connaissent le terrain, elles constituent un lien social indispensable avec les populations meurtries par le chômage, menacées par des bandes qui leur pourrissent la vie, à la merci d'intégristes religieux qui prolifèrent sur la désertification sociale...

Alors, malgré tout le respect que je porte aux femmes et aux hommes pétris d'humanisme et de générosité qui font en ce moment la quête aux carrefours, je ne donnerai plus une seule pièce à la Croix-Rouge française tant que ses dirigeants feront passer l'économie de marché avant la santé publique.

ON DIT QUE J'AI DE BELLES GAMBETTES...

« Encore une chronique sur les vieux », m'a dit un ami réprobateur, comme si tous ces textes et ces personnages se ressemblaient. Mais la richesse de ces vies doit être écrite parce qu'une vie réussie, ce n'est ni le compte en banque, ni le verbe avoir, ni la notoriété. C'est bel et bien le verbe être qui compte. Toutes ces vieilles et ces vieux ont encore des choses à vivre, et le mot vieux n'est pas une fin ni une péjoration mais la continuation de la vie.

Il y a deux ans, lors de la Gay Pride, nous avons eu la surprise de voir arriver une dame d'un âge très avancé. Elle avait une robe des années folles, avec une plume dans les cheveux – certes, la plume avait plusieurs heures de vol –, le collier jusqu'au nombril, des chaussures à talons et un maquillage plutôt réussi. Elle avait fait des ménages pendant plus de quarante ans et avait croisé quelques célébrités, depuis longtemps au Père-Lachaise. Elle n'avait jamais été lesbienne ni bisexuelle, mais elle avait toujours milité pour le droit à la liberté. Alors, après moult hésitations, elle s'était lancée dans cette festivité revendicatrice. Elle avait avalé son petit blanc sec quotidien et était descendue : le cortège partait du pied de son immeuble.

Pendant le défilé, elle avait marché, mais aussi un peu bu. Trop, en fait. Dans le cortège, on lui avait proposé des boissons un peu plus fortes que celles dont elle avait l'habitude. Comme elle marchait en dodelinant tout en faisant des cercles avec son collier, elle faisait la joie des participants, et ils ont voulu la faire monter sur le char. Elle ne devait pas rêver à un tel couronnement ! Hélas, à peine le pied sur la scène du camion, elle a dégringolé et s'est retrouvée sur le bitume. Heureusement, aucune fracture, juste une plaie à la tête. Une vraie pro de la chute.

Les pompiers qui l'avaient conduite aux urgences n'en finissaient pas de rire. En un quart d'heure, cette brave dame leur avait raconté sa vie. Elle ne voulait pas venir aux urgences, car elle se trouvait bien dans cette grande fête.

Elle n'avait pas vu de toubib depuis des années. Son accident a pourtant bien fait les choses, car son cœur battait la chamade, ce qui aurait pu la tuer. Les cardiologues de l'hôpital l'ont gardée. Elle est sortie après quelques jours d'examens, avec un traitement et toutes les aides sociales nécessaires, pour ne pas la priver des revenus de sa maigre retraite.

Figurez-vous que, cette année, on l'a revue ! Elle faisait encore la Gay Pride. Cette fois, elle est venue d'elle-même, car, en défilant, elle s'est tordu la cheville. Le hasard étant décidément têtu, c'est la même urgentiste qui l'avait accueillie il y a deux ans qui l'a reçue. « Encore vous ! lui a-t-elle dit, mais vous êtes toujours là, ma petite ! » À 86 ans, elle a gardé une pêche d'enfer. Nous lui avons demandé pourquoi elle continuait à aller à cette manifestation. « Mais pour m'amuser, pardi ! La vie est tellement triste...

Si en plus vous m'enfermez, j'vais crever ! Et le faubourg, y a qu'ça d'vrai ! »

Vous qui songez à vieillir peinard, sans bouger, comme *Les Vieux* de Brel, il faudrait changer de disque. La lutte contre l'âge et ses ségrégations est aussi, avant tout, un combat contre notre propre dégénérescence. Être maigre comme un squelette, la peau comme un crépi de chiottes, les rêves ridés et les idées fades comme un journal gratuit, on peut s'en protéger. Henriette a raison.

DIEU PARTOUT, MÉDECINE NULLE PART

Nous sommes encore loin de la Tentation de saint Antoine pour tout le monde ! La religion continue de progresser dans le milieu hospitalier. Vive la laïcité, vive la loi de 1905 ! Un médecin n'a pas de raison de faire de prosélytisme... Et faire médecine, c'est reconnaître l'incompétence d'un dieu à résoudre les souffrances.

En passant récemment devant un amphithéâtre d'étudiants en médecine de première année, j'ai été frappé de voir un très grand nombre de « signes ostentatoires religieux ». Le combat a été – durement – gagné dans les écoles, les lycées, les hôpitaux... Mais à l'université, ça coince toujours. On pouvait croire qu'après les débats de l'année 2004 les choses s'étaient arrangées. Eh bien non, et ce n'est pas parce que le Journal de 20 heures n'en parle pas qu'il n'y a plus de problèmes.

L'incompatibilité d'humeur entre les religions, la médecine et l'éthique ne date pas d'aujourd'hui, et il est heureux que l'on puisse s'appuyer sur la loi sur la laïcité. Curieusement, si l'on remonte le cours de l'histoire de la médecine, on s'aperçoit que la religion s'est très souvent servie de la médecine tout en voulant l'empêcher de s'émanciper. Elle a provoqué et provoque toujours beaucoup de guerres. Or l'un des éléments qui ont permis à la médecine de se développer fut la nécessité de soigner les soldats blessés, de préférence le mieux possible, afin que cette belle chair à canon puisse retourner se faire étriper. Mais cela a permis à la science et à la médecine de progresser au cours des siècles, et de peu à peu prendre leur indépendance. Par exemple, le réseau mis en place en Grande-Bretagne lors de la Seconde Guerre mondiale pour permettre de transfuser rapidement les blessés fut un trésor d'ingéniosité et a sauvé des milliers de soldats et de civils.

Quoi qu'il en soit, aujourd'hui, la science est assez grande pour se prendre en charge toute seule. Il est évident que si un malade croit en un dieu, quel qu'il soit, on doit le respecter. Mais s'il demande à être aidé pour mourir car sa maladie est incurable, il n'y a pas de raison de ne pas l'assister médicalement.

Deux « entités » sont opposées à l'accompagnement digne à la mort : l'ordre des médecins et les religieux. Pour ces derniers, la souffrance est toujours rédemptrice, même en 2007. Et ne parlons pas de ce qu'ils pensent de l'avortement ou de la procréation médicalement assistée. Rappelons au passage qu'en 2001, au moment du débat sur la loi allongeant le délai légal de l'avortement, Jean-François Mattei, futur ministre de la Santé de Raffarin et roi de la canicule, s'était déclaré personnellement opposé à cette loi... Le premier problème des religions, c'est qu'en principe la science vise au progrès, au développement intellectuel et au bien-être humain. Tout l'inverse des programmes fondés sur le divin, donc. Alors que le gouvernement ne voit plus dans la recherche scientifique qu'un facteur de développement économique et non plus humain, il est urgent de dire que la République et la laïcité doivent tenir toutes les sectes et toutes les religions à l'écart des hôpitaux, des espaces publics et des lieux où la recherche travaille à améliorer nos vies avant la mort. Afin de faire mentir Malraux et de proclamer que le XXIe siècle sera scientifiquc, pas religieux.

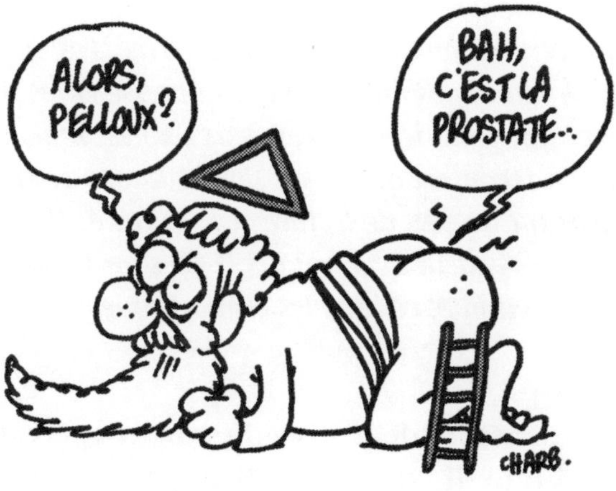

CULTURE EN KIOSQUE

Depuis cette chronique, ce kiosque a fermé. Les bonbons et les journaux à scandales ont remplacé la presse et les livres. Je ne sais pas ce que sont devenus ces deux jeunes, mais ils peuvent être fiers du réconfort qu'ils ont donné à tous ces malades en leur apportant un peu de lecture et la culture. Un libraire, un kiosquier, un vendeur de journaux... Ce sont les artisans de la culture de proximité, comme les bibliothèques.

« Fermeture définitive dimanche ». C'est écrit sur un petit coin de la vitrine du Relais H de mon hôpital. Les deux jeunes qui tiennent ce kiosque depuis des années m'expliquent qu'en raison des travaux, d'un appel d'offres impossible, l'hôpital a décidé de ne plus offrir d'espace à la presse. Ils seront sans doute au chômage la semaine prochaine et tout aussi désappointés que les malades, qui n'auront plus leurs journaux et leurs revues.

Au moindre prétexte, les gens descendaient de leur chambre acheter le journal. Ou autre chose. C'est fou, tout ce que ce petit relais rendait comme services aux malades, aux familles, au personnel : les piles, les timbres, la mousse à raser, les pendules... Dans un hôpital, il n'y a guère de convivialité, en dehors de la cafétéria, de la bibliothèque et du kiosque à journaux. Parfois, peut-être, un beau jardin, si le béton n'a pas trop coulé et si le jardinier n'a pas été viré pour faire des économies...

Beaucoup ont cru qu'en mettant les malades toute la journée devant des télés comme des poissons dans un bocal ils ne réclameraient plus rien. Mais il est bien difficile de sortir du désespoir de la maladie et de l'hospitalisation. S'occuper l'esprit est compliqué et regarder par la fenêtre, qu'elle soit réelle ou virtuelle, ne suffit pas. Pour le mental, rien ne vaut le papier, le journal du matin avec « de la nouvelle fraîche », comme dit Cavanna.

Ils exposaient *Charlie Hebdo* bien en vue, car « c'est bien de voir les gens se marrer. Et ce ne sont pas les unes du *Figaro* qui les rendent hilares »... Pour Noël, ils mettaient un point d'honneur à ouvrir. Ainsi, les gens qui avaient passé leur réveillon coincés entre la solitude de l'hôpital et la douleur lancinante de la maladie pouvaient aller acheter une revue ou une babiole.

Dans cette petite grotte à journaux, les malades et les soignants se croisaient, les uns achetant parfois pour les autres. Des petites vieilles choisissaient avec soin des magazines de mode, des homos prenaient un *Têtu,* des gens importants, en pyjama-chaussons et chimio en bandoulière, repartaient avec *La Tribune,* un gamin victime d'un accident de scooter, en chaise roulante et la gueule détruite, dévorait *Rock&Folk*. Leur destin au bout de leur perfusion, des patients atteints de maladies incurables regardaient en rêvant ou en souriant la couverture de *VSD* ou de *Paris Match.* « Tiens, Jamel a une belle fiancée », dit un jour un vieil homme d'Afrique du Nord squelettique, sa sonde à oxygène dans le nez... « Oh, quel malheur, ils étaient si beaux ! », s'exclama une autre fois une brave dame au visage cadavérique et aux yeux hagards en découvrant la séparation d'un couple à la mode...

« On a enlevé les bouquins de cul, m'expliquèrent un jour les vendeurs, car de doux dingues n'arrêtaient pas de venir. Notamment de psychiatrie... » En même temps, lire *Playboy* ou *Union* quand on n'a plus que quelques jours à vivre, titiller une dernière fois les hormones...

La double peine, c'est aussi d'être hospitalisé et de se sentir exclu du temps qui passe. Ce kiosque en aura vu, des visages tristes ou gais, des gens pleins de doutes sur leur survie, qui passaient pour papoter, pour acheter un magazine sur la voile avec la crainte de ne plus jamais quitter leur chambre, un *Paris-Turf* avec l'espoir de pouvoir revoir courir un cheval... Des petites choses qui paraissent insignifiantes, mais qui permettaient aux malades de maîtriser encore un peu leur vie.

Et après ? Rien. Il paraît que le gars qui fait le mauvais café très cher vendra un peu de presse. Sans doute pas *Charlie,* ni la plupart des magazines et des quotidiens. D'ici à ce que les journaux gratuits envahissent les hôpitaux...

Chaque kiosque, chaque troquet, chaque quincaillerie qui ferme, à l'hôpital ou ailleurs, c'est un peu plus de terrain gagné pour la désertification culturelle et sociale, pour la solitude, pour l'ennui. Un à un, ce sont les meilleurs traitements antidépresseurs qui disparaissent. On n'a pas fini d'être débordés, aux urgences.

LES VIEUX DE LA VIEILLE

Chaque personne a son histoire, jeune, vieux, Noir, Blanc, riche, pauvre... Raconter les vieux, c'est en plus avoir le temps sous les yeux. Et toi, tu fais quoi de ton temps ? Comment tu seras plus tard ?

Marotte est arrivée en pleine nuit aux urgences, la tête en sang. Elle est tombée de son lit en voulant aller aux toilettes. C'est sa voisine qui a appelé les pompiers, après l'avoir entendue insulter un certain Dieu et maudire le tapis. Au matin, comme il n'y avait aucun lit pour l'hospitaliser, l'équipe de nuit n'a pas pu faire autrement que de la garder dans notre salle commune, installée sur un brancard. En ce début d'été, les fermetures de lits sont comme les feuilles mortes de l'automne : on n'en voit pas la fin.

Marotte est un peu sourde : un reliquat de ses années de boulot passées dans une usine de filature de banlieue, qui a fermé depuis des lustres. Quand je lui demande son âge, je me fais engueuler : « Mais de quel âge parlez-vous, jeune homme ? » Et me voilà pilonné de questions : « Avez-vous lu le dernier livre de... heu... je sais plus le titre, mais c'est nul ! » J'essaye tant bien que mal de réorienter la conversation sur son état médical, mais elle s'en fout et me sort :

« J'espère que vous ne regardez pas la télé, parce que ce machin rend con ! »

Que je le veuille ou non, me voilà donc en tête à tête avec une belle rebelle au visage sculpté de rides profondes et piqueté de jolies taches. Sa coiffure punk, due à une nuit passée sur un brancard, accentue encore l'effet. Une anar ? Non, une dame cultivée, qui fut ouvrière, un peu syndicaliste, et qui lit encore un bouquin par semaine. Sa vie se résume à son appartement, sans ascenseur. Pour les courses, ce sont les voisins qui s'en occupent. D'ailleurs, ils ne l'ont pas laissé tomber : tout l'immeuble appelle pour savoir comment elle va.

Il y a bien un peu de diabète dans son sang, un cœur un peu fatigué qui bat la chamade, mais rien de dramatique. Après un bon moment, elle me lâche : « Les médicaments, je les prends que de temps en temps. Et j'aime les gâteaux ! Je sais que c'est pas bon pour le diabète, mais moi j'aime ça. Et de toute façon, c'est mon sucre, mon sang, ma maladie ! » Marotte ne veut pas non plus des plateaux-repas, elle veut faire sa cuisine. « Je suis bien chez moi, je veux y retourner, même si je meurs à l'arrivée. J'aime regarder mes photos d'un temps à jamais passé et si présent dans ma mémoire... »

Elle parle de sa tristesse de voir son café du coin transformé en banque, de la fermeture des magasins de proximité et des boutiques de fringues branchées qui les ont remplacés, des restos asiatiques qu'elle n'aime pas, du manque de bancs sur les trottoirs, qui fait que son boulevard de toujours lui semble interminable lors de sa promenade quotidienne... « La vie, c'est la convivialité. Et vous voyez, je bois tous les jours mon verre de whisky... J'aime ça », ajoute-t-elle en clignant de l'œil.

Après avoir demandé un peu de maquillage à une infirmière qui passait par là, elle est repartie à pied, parce qu'elle dit qu'elle n'est pas malade et ne veut pas d'ambulance ni de taxi : « C'est pour les vieux ! » À 88 ans, Marotte veut rester maîtresse de sa vie. Elle refuse d'être le cul dans une couche et la tête dans le désespoir. Elle préfère la culture et les petits plaisirs. C'est son shoot pour ne pas vieillir.

FAUT PAS TOUCHER À JOHNNY

La fusion du fan avec l'artiste est parfois totale, même dans la maladie. Ce n'est pas négatif, ça aide les malades ! C'est comme une émission de télé, un Drucker, un Moati... Tous ces petits repères qui font que la vie ne va pas si mal et redonnent espoir.

Il y a des gens qui aiment ressembler à leur chanteur préféré. Et ils vieillissent avec. Ce qui devient parfois cocasse. Lorsque vous en rencontrez un, c'est une sorte de confrontation entre vous, lui et la star... Un jour, j'ai croisé un type qui se prenait pour François Valéry. J'ai osé demander : « Qui ça ? » Il l'a très mal pris. On ne rigole pas avec les stars par procuration.

Lui, dès son entrée, nous avons su qu'il était fan de Johnny Hallyday. Il est venu de lui-même aux urgences, après cinq jours cloué chez lui à se battre contre une fièvre... Coiffure impeccable, teintée or, il portait très probablement des lentilles de couleur bleu océan fluo qui, avec son visage ridé de sexagénaire, lui donnaient une allure de clown. Il avait tout fait comme son idole :

boucle d'oreille, santiags, jeans moule-burnes... Comme il n'avait pas la possibilité de faire de la musculation, le ventre avait un peu poussé, et, avec la graisse, la dizaine de tatouages prenaient des formes bizarres. La tête de loup dans son dos, par exemple, faisait beaucoup plus penser à un chameau... Tous les autres représentaient Johnny dans différentes positions. Il les avait fait faire à chaque grand événement entourant la vie de la star. Toute son âme, tout son corps, toute sa peau étaient pour lui. Remarquant un casque signé « Hallyday », je lui demandais sur quelle moto il roulait. Un scooter, qu'il appelait, bien entendu, sa Harley... Il est Johnny, point final. Vous pouvez l'appeler Laurent, il s'en fout.

Tout en lui expliquant son infection aux poumons, nous lui avons dit qu'il n'y avait pas de place dans les hôpitaux et qu'il devrait rester sur un brancard. En ce moment, cela devient la routine, nous sommes obligés de gérer une pénurie de lits quotidienne. Au mois d'août, le déficit dépassait les 900 millions d'euros. Cela ne sert à rien de relancer le débat, car le ministère a bétonné toute la communication : il parle d'« ouvertures de lits », alors que les hôpitaux en ferment par manque de personnel... Un peu partout, les équipes sont dans une situation proche du « burn out ». Et les fermetures touchent désormais aussi les cliniques. Alors il ne reste aux malades que les services d'urgences...

Notre fan de Johnny a refusé de rester sur un brancard. Avec nos simples arguments médicaux, impossible de lutter. On a bien essayé de parler, pour l'amadouer, des concerts d'Hallyday, de son vote pour Sarkozy, de ses hits, de ses amours... Rien à faire. Il acceptait de se soigner, mais pas de rester sur un brancard.

Alors, comme souvent dans ces cas-là, on a essayé d'accommoder les nécessités du traitement au désir du malade :

il est parti sur son scooter Harley et il est revenu le matin pour recevoir son traitement. Et, malgré sa petite préretraite de garagiste, il avait fait fort, notre Johnny : il avait vidé la moitié de la boulangerie pour l'équipe des urgences. À l'image qu'il se faisait de sa star : généreux. Il avait revêtu une veste à franges marron et un tee-shirt de Johnny à Bercy. C'est pas la maladie qui brisera le mythe. De temps en temps, il doit pleurer sur sa guitare en écoutant toute la musique qu'il aime... Une vraie vie rock'n'roll sur sa Route 66, qui mène de Créteil à Paris.

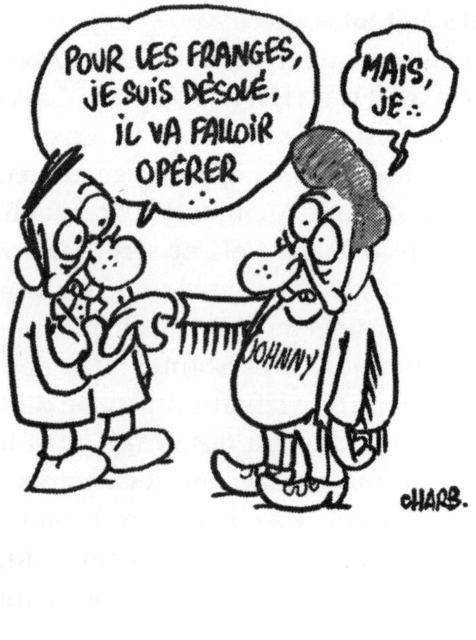
POUR LES FRANGES, JE SUIS DÉSOLÉ, IL VA FALLOIR OPÉRER...
MAIS, JE...
JOHNNY
CHARB.

'SYKAT

Il y a toujours quelque chose de drôle dans la prise en charge des fous. C'est sans doute à cause de la vision qu'ils ont de la réalité ou de ce qu'ils en font. Impressionnants souvent, rarement violents.

Un matin, il déambulait un peu partout dans l'hôpital, venant d'on ne sait où. Il a fini par être accompagné aux urgences. Petit homme tout courbé avec son pull vert enfilé à l'envers, son obésité, son visage affligé d'un prognathisme comme un plateau, ses lunettes aux multiples foyers, couchant la tête sur son épaule droite en répétant en boucle : « Il est où, l'sykat ? Veux médicaments ! »

Le psychiatre étant déjà en train de recevoir une jeune fille qui voulait se suicider, nous cherchons à savoir qui est ce bonhomme. Mais sans papiers, inconnu de tous, âgé d'une vingtaine d'années, c'est toute une enquête qu'il faut mener. L'assistante sociale comprend qu'il faut s'adresser à lui comme à un enfant de 5 ans – dont il a l'âge mental. Il finit par donner un nom et parle de deux centres psychiatriques à Paris.

Alors que nous nous occupions des autres malades, Stéphane, le logisticien des urgences, se mit à vociférer dans sa réserve de matériel car notre inconnu fouillait un peu partout. C'est au moment où on le reconduisait à son siège que le centre psychiatrique d'orientation et d'accueil de Sainte-Anne nous rappela. Ils reçoivent toutes les pathologies psychiatriques qui errent sur Paris et sont d'une aide très précieuse.

Il est connu comme le loup blanc, « André », car, malgré son handicap certain, il se balade un peu partout en France, et chaque fois les services d'urgences ou les psychiatres appellent Sainte-Anne ! En fait, il est suivi à Marseille. En attendant que son centre nous rappelle, on le conduit chez le psychiatre, qui en a fini avec sa patiente. André hurle de joie : « Sykat, sykat ! Médicament, 'te plaît ! »

Avec tact, nous réussissons à ouvrir le petit sac de chez Disney, auquel il tient beaucoup. Et là... abracadabra : il se balade avec une petite liasse de billets de banque. « C'est à moi, j'ai trouvé ! », hurle-t-il en remuant dans tous les sens comme Dustin Hoffman dans *Rain Man.*

En sortant du box, un maçon, qui attendait de se faire suturer la main, nous dit en souriant : « Les semelles... Il en a planqué d'autres. » Effectivement, il se baladait avec un petit magot, bien plié au fond de ses chaussures, sous les semelles.

Le psychiatre qui le suit nous donna toutes les explications. Ce jeune adulte handicapé reçoit sa piqûre de neuroleptique une fois par mois dans son centre. Entretemps, nul ne sait ce qu'il fait. Sauf lorsque, des quatre coins du pays, son centre de Marseille est envahi d'appels. Malgré son handicap, sans jamais agresser personne, il voyage et exerce ses talents de cleptomane. Et il rapporte à son centre psychiatrique tout ce qu'il chaparde, changeant d'identité en permanence. Son psychiatre nous explique qu'il revient régulièrement avec de l'argent. Une fois, alors qu'il avait été arrêté, il a même réussi à s'échapper du commissariat en emportant les papiers et la carte de police du commissaire. Il a aussi rapporté des téléphones portables, des livres, du courrier, des fringues...

André ne fait de mal à personne, ce n'est pas un délinquant, il est enfermé dans son monde, qui tient dans son sac d'enfant. Son psy nous a recommandé de le gronder comme un gosse. L'assistante sociale l'a emmené à la gare, mis dans le train et a prévenu le contrôleur, afin qu'il descende bien à Marseille et sans piller le wagon.

Ce n'est pas pour vous consoler, mais si vous avez perdu quelque chose, dites-vous que c'est peut-être lui qui vous a fait une bonne blague... Finalement, peut-être qu'avec ses voyages André essaie de faire entrer des sous à l'hôpital... Et peut-être est-il moins fou que certains qui se croient sains d'esprit.

LES AVENTURIERS DU VIBRO PERDU

La chronique préférée de Charlie Hebdo... *Le brave type a subi une année de traitement, mais il a gardé son anus et sa fonctionnalité...*

Au printemps, les phéromones, c'est comme le pollen: elles se baladent dans l'air. Mais à notre obscure époque de rupture et de réforme, l'*Homo sapiens* ne peut se contenter de ces quelques hormones et de la physiologie du sexe. Aujourd'hui, les *sex toys* déboulent dans les lits des amants. La robotique, qui a envahi les cuisines dans les années 1950, gagne la chambre à coucher. L'humain serait-il sur le point de tout motoriser, y compris son accès à l'orgasme ?...

L'homme qui est arrivé avait tout l'apparat du séducteur *fashion,* tout comme sa compagne – ou, comme il dit, sa « meuf ». Ils étaient fatigués et s'engueulaient. « Alors voilà, m'sieur l'docteur, j'ai mal au ventre et j'ai un... »

La grandeur des professions médicales est de descendre là où les convenances sociales, morales et religieuses dressent leurs barrières de tabous et d'interdits. Ce couple, qui se connaissait depuis peu, s'était rencontré sur le Net. Au cours de la nuit précédente, ils ont tenté de battre un hypothétique record de copulation. Après avoir enchaîné en accéléré et au ralenti toutes les performances sexuelles par tous les trous, la jeune femme a eu une idée : introduire son vibromasseur dans l'anus de son prince charmant. Lui n'a pas dit non, tout émoustillé par l'ambiance. Et quitte à travailler plus avec son sexe, autant gagner plus de plaisir !

Elle m'explique qu'elle a introduit l'engin dans l'anus du casanova, puis qu'elle l'a enfoncé en activant le petit moteur qui fait osciller l'engin. Qui devient, du coup, une sorte de capsule autonome. Tenu en main ou introduit dans le vagin, il reste en place. Mais l'anus, c'est le bout du rectum, qui fait suite au côlon... Alors quelle surprise lorsque, sans bruit, la marge anale se referma. Klong ! Silence.

Imaginons. Lui : « Hé, mais késtu fais ? » Elle : « Vazy, il est parti... » Lui : « Mais où ? » Dans cette petite chambre, au milieu de la nuit, nos deux amants sont assommés. Elle, de ne plus voir que le trou de balle de son camarade de jeu, comme si de rien n'était, et lui, qui sent dans son bas-ventre l'engin qui tourne. Tous deux décident donc de partir en mission d'exploration pour le sortir. Panique, engueulade. Elle, en mettant les doigts dans l'anus de son désormais blessé de l'amour, enfonce encore plus le vibro.

Ils ont tout essayé : le dentifrice, les huiles, un fil et un aimant, boire les laxatifs de la grand-mère, manger « une salade entière à fond », regarder sur Google, appeler un pote... Mais, au bout de douze heures, c'est aux urgences que leur amour s'est brisé.

Les piles étant mortes, l'objet, au plus profond du corps du jeune homme, était visible sur les radios du ventre. Les chirurgiens viscéraux ont dû l'opérer pendant plusieurs heures, ouvrir le ventre, faire l'hémostase de l'hémorragie qu'avait entraînée le vibro, et, pour finir, mettre une stomie, c'est-à-dire une poche qui lui servira d'anus pendant quelques mois, pour que la cicatrisation du rectum se fasse bien. Puis il devra être réopéré pour remettre tout en place. Si tout va bien, il n'aura que des cicatrices sur le ventre.

En cette période d'amour, préférez donc baiser naturel, « bio ». Le vagin comme l'anus sont des tissus sensibles et fragiles. Chercher à atteindre une performance par l'utilisation de ces engins peut être risqué, et vous l'aurez alors bien profond ! En attendant des jours meilleurs, amusez-vous bien, mettez des préservatifs et ne torturez jamais, même par amour...

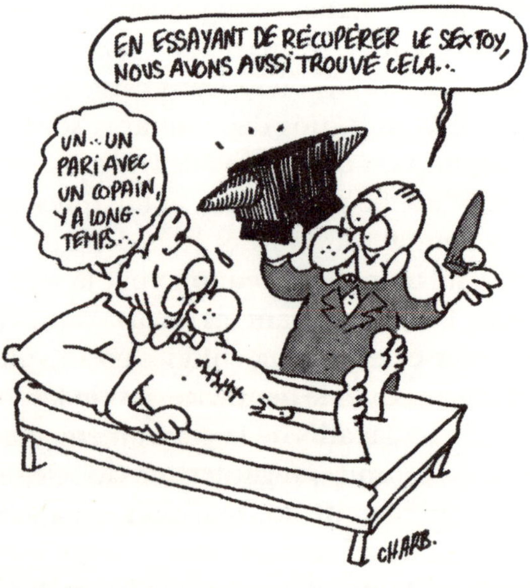
EN ESSAYANT DE RÉCUPÉRER LE SEXTOY, NOUS AVONS AUSSI TROUVÉ CELA...
UN... UN PARI AVEC UN COPAIN, Y A LONGTEMPS...
CHARB.

CHRONIQUE DE LA JUNGLE

J'ai voulu parler de ceux dont on ne parle jamais, et surtout pas à Paris. Histoire de semer le trouble : savez-vous que les insecticides et autres engrais que vous utilisez chez vous ne sont pas du tout anodins ? Que les colliers antipuces des braves toutous ne sont pas très bons pour les enfants ? Ne vaut-il pas mieux laisser la fourmi tranquille plutôt que de déclencher une guerre chimique ?

En poussant un tas de papiers sur mon bureau, je la vis passer. Majestueuse, sans bruit, avec un petit duvet qui m'a fait penser : tiens, elle ne s'est pas fait le maillot. Suis-je bête, une araignée se faire épiler… Par qui ? Les fourmis ? Justement, je venais d'en voir dans la pièce où sont préparés les repas des malades. Elles ont eu vite fait de nettoyer un pot de confiture tombé par terre. Quelqu'un les a aspergées d'eau de Javel. Décidément, partout, les hommes mènent une guerre chimique aux insectes. Inutilement, d'ailleurs : peu de temps après, elles avaient contourné la pollution. Un peu plus tard, un type tentait d'écraser un brave cafard qui passait sur un mur. Mais l'insecte en carapace s'est tiré dans un petit trou. Il y a quelques années, un lézard a passé tout l'été sur un vieux mur.

Toutes ces bestioles profitent des talents du jardinier de l'hôpital, digne descendant de Lenôtre. Il compose des massifs magnifiques que les insectes transforment en zones d'activité. Ce qui occupe un bon nombre de malades qui se baladent avec leur perfusion de chimio, en regardant un papillon semblant livrer bataille à une fleur, une abeille en plein crash, une coccinelle baba cool, une mouche frénétique. Ce n'est pas simple de rêver et de se détendre à l'hôpital lorsque vous êtes du côté de la maladie. Le rêve est une audace qu'il faut cultiver. Les insectes peuvent aider à faire fonctionner l'imaginaire et distraire le malade empêtré dans ses idées noires sur son avenir.

Mais un hosto ne serait rien sans les chats. Au milieu des années 1980, la Ville de Paris avait décidé de retirer tous les chats du cimetière du Père-Lachaise. En quelques jours, l'hôpital d'à côté était pris d'assaut par les rats, qui se jetaient sur les poubelles et envahissaient les cuisines comme un jour de soldes. Il a fallu remettre les minous dans le cimetière, afin que tout rentre dans l'ordre naturel.

Dans mon hôpital, il y a dix ans, des travaux ont eu lieu. Un trou béant avait été creusé vers les égouts. À la nuit tombée, nous avons vu des cortèges de rats arriver. Le lendemain, le trou fut rebouché d'urgence et les minets de l'hosto eurent de quoi croquer pendant quelques jours. Aujourd'hui, j'en ai repéré trois : un rouquin balèze, un peu rond, un gris, et un noir à la fourrure épaisse qui se la joue Bagheera du faubourg. Il est un peu ridicule, mais bon, les chats aussi se la pètent... Je suppose que le gris est la femelle, vu sa finesse et son escorte récente, constituée de deux chatons de gouttière. Ils passent le long des murs le matin ou le soir, aux moments les plus calmes. L'autre jour, ils étaient curieusement tous les trois assis en cercle. Allez savoir ce qu'ils se racontaient...

Le ciel de l'hôpital lui aussi est peuplé. Ainsi, nous avions des faucons crécerelles. Ils nichaient en haut d'une façade, dans une vieille statue de 1763 qu'ils ont crépie de fiente. La statue ne se plaignait pas et les faucons animaient bien les conversations. Je ne sais pas qui a tout grillagé. Aujourd'hui, les faucons ont disparu. Il reste les pigeons, aussi gris que le bitume, qui viennent parfois du côté des cuisines avec les moineaux. Il fut un temps, au soleil levant, un merle sifflait comme un air d'opéra, tout en haut d'un bâtiment. Le bec bien orienté vers les autres façades, comme s'il cherchait une caisse de résonance. Et, certains jours, les mouettes crient tellement fort qu'on imagine la mer derrière un des murs de Paris. Mais le nombre d'oiseaux est en fort déclin, sur la capitale. J'en vois de moins en moins, et, les jours de pollution, les insectes ne volent pas.

Vous avez remarqué, cette chronique parle d'autre chose que des hommes... Ça me change.

COULEUR CAFÉ

Profitant de cette intro, je ne saurais dire combien bien se nourrir est indispensable. Oh, je ne suis pas le mieux placé pour vous donner des conseils : j'ai été jusqu'à boire plus de trente petits cafés par jour (et nuit)... À ne pas faire !

De vous à moi, en passant par les plus de soixante millions d'autres, le repos et les vacances sont une nécessité. Quitter le boulot, pour ceux qui en ont un, est un plaisir. Lorsque les vêtements s'envolent au soleil, laissant apparaître le boudin abdominal, la fesse qui flanche, le double menton qui s'effondre et les poches sous les yeux soulignant la fatigue, pesante, constante, avec les idées ruminées sur les échecs passés et le travail à venir... Je ne sais pas pour vous, mais moi, mes huit premiers jours de vacances, je les passe dans un sommeil lourd et quasi permanent, avant de pouvoir commencer à me changer les idées.

Comment tenons-nous toute l'année avec autant de fatigue sur les épaules ? Le café ou le thé sont, dans les hôpitaux comme dans d'autres lieux, une oasis dans le désert du sommeil. Mais, au repos, le réflexe de la tasse disparaît et notre véritable fatigue se dévoile.

Parfois, ça ne va pas sans conséquences. Il y a quelques années, des neurologues avaient vu défiler en consultation des paquets de membres d'équipes hospitalières, pour d'épouvantables migraines du week-end. Certains carburaient toute la semaine à plusieurs litres de café par jour, et, le samedi et le dimanche, plus une goutte. Ce qui représente un sevrage brutal.

Dès l'arrivée au travail, le premier « p'tit café » fait suite à celui pris sur le pouce en claquant la porte de chez soi. Puis la journée commence... Avec une succession de petits noirs, allongés ou pas.

Comme beaucoup de toubibs, il m'est arrivé d'enchaîner vingt-quatre heures de boulot et de compter plus de trente cafés dans le buffet. Le gobelet de caoua devient l'appendice de la main et la caféine une maîtresse collée aux lèvres. Ce « petit noir » est aussi un moment de convivialité nécessaire dans les métiers à stress important. Peu importe qu'il soit bon ou pas, qu'il ait le goût de chaussette sale, de jus de terre âcre, qu'il ait une odeur de poisson mort, qu'il mette le cœur à cent cinquante... Et, en cas de gros malheur, le café devient une fête.

Le plus glauque étant d'attendre que dégouline du distributeur un café dégueulasse à 1,80 euro (plus de 12 francs !), sous un néon jaunâtre... La machine à café a remplacé le troquet, le jeu de cartes, le banc public... Mais que boire d'autre ? Le café fait partie de nos « marques » culturelles. On ne dit plus « j'ai envie de te voir », mais « on prend un café ? ». Que boire d'autre pour trouver une convivialité au travail, un peu de fraternité ? Un tilleul, une camomille, de la soupe, une verveine, un verre de rouge, du brutal ?

Et le soir venu, après tant de caféine, pour trouver le sommeil, ce n'est pas gagné. D'autant que le stress est lui aussi revenu de vacances, accompagné de sa nouvelle maîtresse, miss récession. Alors, pour fermer les paupières, le petit somnifère est là... Et comme ces molécules mettent entre douze et vingt-quatre heures à s'évacuer de l'organisme, le réveil sera difficile. Alors, un bon café pour arriver à remuer tout ça... et c'est reparti !

Le jour où nous aurons la possibilité de faire la sieste au boulot, de dormir un peu pour couper les jambes au stress, pour calmer la fatigue, nous aurons sans doute franchi un pas qui va de la servitude à l'épanouissement personnel.

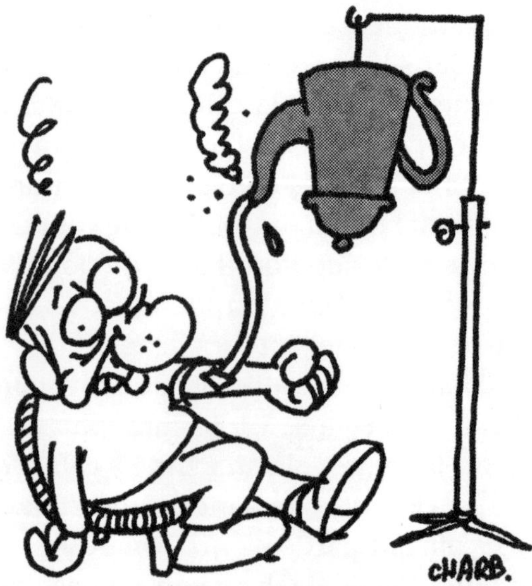

LA BEAUTÉ DE LA PRÉSENCE

Si vous regardez bien autour de vous, vous verrez tous ces gestes d'amour, toute la solidarité des gens entre eux. J'ai eu envie d'écrire ce que j'avais vu, car elles étaient si belles et heureuses toutes les deux...

En ce début de soirée d'un dimanche d'automne, j'attends dans une des dernières brasseries de la place de la Bastille. En face de moi se joue alors une scène singulière.

Une jeune fille, très belle et élégante, tapote son portable pour envoyer, je suppose, des SMS. Elle a un iPod sur la table, mais elle ne l'écoute pas. On l'imaginerait plus, à cette heure du dimanche, dans un bar branchouille de Paris avec quelques petits cadors à la mode pour parler de choses frivoles. Au lieu de ça, elle est assise à côté d'une grosse et vieille dame qui mange sans rien dire. La dame porte de beaux habits, ceux qu'on réserve aux grands jours : une chemise en soie rouge, une grande jupe raffinée, des souliers vernis, des bijoux et, pour parachever l'œuvre, un placard de maquillage... Elle mange avec attention, sans rien faire tomber, malgré tout son côté gauche qui me semble paralysé.

Elles ne se parlent pas, mais la jeune fille veille à tout et lui sourit. La vieille s'applique à garder une tenue quasi protocolaire, peut-être pour ne pas décevoir sa jeune parente. Le serveur est avenant et orchestre ce dîner de main de maître. L'attente du dessert se fait dans le silence. La jeune fille ne boit que du thé... La vieille regarde la jeune d'un regard plein d'amour. L'autre se concentre sur son portable, qui vibre régulièrement. Mais pourquoi ne lui parle-t-elle pas ?! Oh, et puis, après tout, de quoi je me mêle ? Elles ont l'air bien, heureuses, le silence leur va bien.

Le dessert arrive : une énorme tarte Tatin. Les deux femmes se sourient, d'un sourire complice et de satisfaction. Et hop, la tarte y passe ! La jeune fille paie et se lève pour aider la vieille dame, d'une beauté rayonnante, à enfiler son beau manteau noir. Les mercis fusent. La jeune fille semble la plus heureuse. Visiblement, rien ne comptait plus à ses yeux que la réussite de ce dîner.

Sans intérêt, ma petite histoire ? Dans ce dîner banal, il y a toute l'urgence de la crise sociale et sanitaire qui nous attend.

Nous pourrions disserter des pages entières sur ce repas d'un soir, bien silencieux, entre cette jeune et cette vieille femme. Mais qu'en sera-t-il dans quelques années ? Au-delà du fait qu'il est de plus en plus difficile, même à Paris, de trouver des cafés sympas où on ne se ruine pas avec deux cafés...

C'est toute la chaîne sanitaire et sociale qui a permis à cette vieille femme d'en arriver là. Un jour, elle a dû être retrouvée chez elle dans le coma, secourue par les pompiers, puis les urgences, l'hôpital... Malgré son hémiplégie, elle a été traitée, rééduquée, pour pouvoir marcher, manger, parler... Et elle bénéficie d'une richesse incroyable : la générosité de sa parente, qui prend le temps d'être avec elle. La solitude des personnes âgées, c'est aussi l'éclatement des familles, qui fait que peu de petits vieux ont la possibilité de mettre ne serait-ce que le nez dehors. Et qu'ils n'attendent pas l'arrivée des pièces jaunes ! Imaginez le pognon qu'il faudrait pour sortir les personnes seules, un dimanche soir, pour le plaisir...

Le plaisir ? Voilà un « concept » que le monde néolibéral ne comprend pas. Ce lien qui fait que les plus jeunes s'attachent à leur papi et à leur mamie avec une fidélité incroyable et une solidarité intergénérationnelle sans faille, cet amour impossible à monétiser, c'est autant de pognon perdu pour les marchés.

Quand je serai très vieux, j'aimerais moi aussi aller passer un dimanche soir au Grand Café, avec quelqu'un pour qui je compterai encore... Et vous ?

LA VENGEANCE DE L'HUÎTRE

Ami lecteur, vous me pardonnerez mais, à force d'en manger, je me devais de leur rendre hommage.

Elle voulait rester chez elle, avec la mer, les vagues, les copines. Vous me direz qu'il y en a des millions comme elle sur l'île d'Oléron et qu'écrire une chronique sur une huître est sans intérêt. Détrompez-vous. Il est temps de conter la vie de celles qui ne sont rien d'autre qu'un cycle biologique. D'autant que certaines huîtres ont plus de conversation qu'un ministre du gouvernement.

L'autre jour, donc, elle a été ramassée et mise dans une bourriche. Le bruit de l'eau, des roulis, le goût du sel ou la visite de ces blaireaux de poissons et du vieux crabe qui vient lui serrer la coquille, terminé... Brutalement entassée avec les autres, elle ne sait pas ce qui se passe. Ça gueule dans l'amas de calcaire !

Elle ne sait pas combien de temps le voyage a duré. Sa voisine n'ouvre plus la coquille depuis un moment, et une autre, très laiteuse, est béante et dégouline de partout. Ça sent la marée.

Soudain, la lumière. Elle entend le cri de ses amies. Vous n'avez jamais entendu le cri d'une huître, peut-être ? Oh, ce n'est pas très éloigné du cri de Céline Dion dans *Titanic*. Mais passons... Elle finit dans une main. Mais une huître sait-elle ce qu'est une main ?... Au départ, elle a cru à une étoile de mer toute collante. Alors elle a resserré la coquille pour pas qu'elle rentre. Mais une lame a commencé à lui faire un mal de chien.

L'huître est une merveille de nutriments. Peu calorique, riche en iode, tout ce qu'il faut pour garder la forme. Bruno n'a pas de gant de protection, alors il improvise avec un torchon, comme faisait son père. Le couteau à huître est introuvable, alors il prend un couteau de cuisine, comme il l'a vu faire l'autre jour chez l'écailler du marché. Et le match commence : l'homme tente de pénétrer à la pointe, puis latéralement, mais l'huître ne veut pas s'ouvrir. Elle reste hermétique. Alors il la tourne et la retourne, la secoue, grogne... L'homme redevient primitif face au coquillage. Elle reste encore plus serrée. Et d'un coup, le cri : « Eh merde ! »

Le grand classique des services d'urgences les soirs de réveillon : la plaie de la main pour cause d'ouverture d'huîtres. Certains finissent au bloc pour suturer les tendons. Il faut surtout laver la plaie, car le coquillage entraîne de bien jolies infections. Le pouce est le plus souvent touché, car c'est le doigt qui serre l'huître de plus près.

Mais revenons à notre amie, qui, sans le vouloir, a réussi à désarçonner l'écailler d'un soir.

Pendant que l'autre hurle dans la maison, elle a cru bon de s'ouvrir un peu, juste pour voir. Et là, d'un coup, elle a perdu la moitié d'elle-même. La voilà décapitée de la coquille, au milieu de ses copines, dans une ambiance plutôt sympa d'eau de mer et de glace.

Nul ne saura dans quel estomac elle a fini. L'homme a passé six heures aux urgences pour s'entendre dire qu'il n'y a plus de place, qu'il ne passerait au bloc que dans l'après-midi de Noël et qu'il devrait rester à jeun jusqu'à l'opération. Belle revanche de notre huître, finalement : empêcher de bouffer celui qui voulait lui faire sauter sa coquille pour l'engloutir...

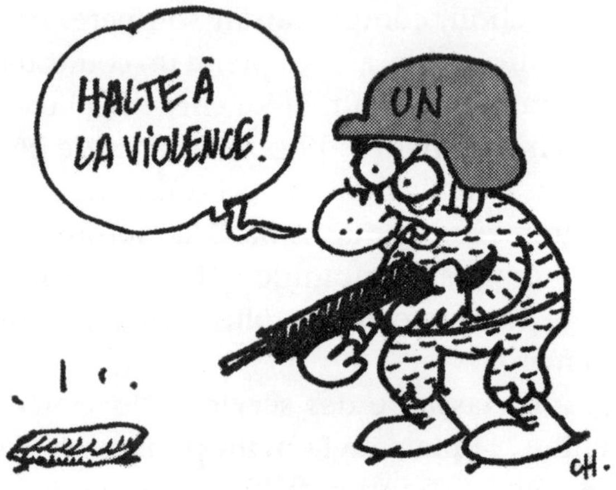

LA MONTAGNE À PARIS

Le pire pour moi, c'est la solitude. Pour les vieux aussi ! Les secours s'adaptent, mais ce sont les conditions de vie qu'il faudrait adapter ! Pénélope va très bien et est retournée vivre chez elle.

Comme chaque matin depuis quatre-vingt-quinze ans, Pénélope ouvre les yeux. Les paupières sont basses, la vision moins claire, le pas hésitant, mais elle a toute sa tête. Elle habite cet appartement depuis son mariage, à l'âge de 20 ans, avec son unique amour. Son mari est toujours là, mais en photo noir et blanc, dans une pose de torticolis. Son deux-pièces-cuisine-chiottes est tout petit et délabré du sol au plafond, mais c'est chez elle. La vue donne sur les façades des autres immeubles de cette arrière-cour des Buttes-Chaumont. Tout est petit, même les rayons que le soleil ose encore décocher sur les fenêtres aux rideaux jaune crasse.

Ce matin, ses chaussons tout usés ont mis ses pieds dans l'un des nombreux tapis miteux qui transforment le sol en parcours d'obstacles. Chute en avant... Grand écart... Fléchissement et douleur ! Pénélope hurle au pied de la vieille armoire. La gardienne, qui entend toujours tout, monte l'étroit escalier et ouvre la porte. La fracture du col du fémur ne fait aucun doute pour les pompiers, sur place en dix minutes. L'infirmière qui est avec moi pose la perfusion contenant un antidouleur qui va couler dans ses veines vieillies. Mais comment sortir cette dame de son domicile, devenu un piège ? Impossible par l'escalier, qui laisse à peine passer une personne, et il n'y a qu'une seule place dans l'ascenseur. Rapidement, Pénélope, changée en momie égyptienne, repose sur un matelas de transport qui devient son sarcophage. Seuls sa frimousse ridée et ses vieux beaux yeux bleus sont visibles.

La décision est prise en accord avec les pompiers : passons par la façade ! Paris devient alors en quelques minutes le massif des Écrins. Le groupe des pompiers spécialisés arrive avec cordes, mousquetons, casques, harnais... Nous sommes bientôt plus de vingt à nous mobiliser pour cette dame. En attendant qu'on l'installe, je taille le bout de gras avec elle. « J'étais danseuse au Moulin, puis serveuse... Ah, vous pensez que j'le connais, mon quartier. » Comme nous lui expliquons que nous allons la passer par la fenêtre, elle se met à rire. « La dernière fois, c'était il y a quarante ans... J'avais oublié mes clés, alors j'ai longé la façade. » La vaillante n'a pas peur. Sur le toit en zinc, des costauds lancent les cordes, vérifient les nœuds et les attachent. L'appartement devient le camp de base d'une grande cordée. Les toits sont les cimes des montagnes, les piteuses jardinières des fenêtres sont des forêts. Manque plus que les chapeaux et la tyrolienne, et nous y serions. Une, deux, trois... et hop ! La voilà balancée dans le vide avec un gaillard qui guide la manœuvre tout en lui parlant.

Le voisinage regarde cette cascade, et tout ce petit monde a son portable pour filmer ou prendre la photo, excepté ceux qui se demandent « mais comment ça marche, ce truc ? »

et ne voient même pas que Pénélope est déjà au sol... Elle, elle se marre. « Voyez, y a pas d'âge... Quatre-vingt-quinze balais, et je descends par la fenêtre ! »

Sans perdre de temps, elle est installée dans l'ambulance, qui nous emmène aux urgences. La réalité est alors tout autre... La salle d'attente est pleine et une douzaine de brancards attendent déjà. « Y a pas de lit en orthopédie ! s'exclame l'urgentiste qui nous accueille. Puis, avec la grippe A, on est submergés. » Pénélope n'a pas de retraite complémentaire, l'envoyer en clinique lui coûtera sa maigre pension ! Je n'oublie pas la galère et l'aggravation considérable du travail dans les services d'urgences. Les malades ne peuvent pas comprendre qu'ils passent d'une prise en charge où toute une équipe s'occupe d'eux à un lieu où ils vont devoir attendre un lit d'hospitalisation. Mais tout le monde a fort bien compris qu'il ne fallait pas retarder l'opération. Cinq jours après, Pénélope commençait à remarcher. Pour sûr qu'elle retournera dans cette sorte de chalet en haut de sa montagne... Faites un effort, et vous verrez que Paris est parsemé de rêves.

L'APPARTEMENT

Grâce à Luce Lapin, Charlie Hebdo *est le seul journal à parler des animaux toutes les semaines. Figurez-vous que dès que je raconte le lien entre les animaux et les malades, je reçois un abondant courrier. Pour elle, ce fut rapide. Elle ne s'est pas réveillée mais sa mort fut sans douleur.*

Elle est là. Affalée. Comme une baleine échouée sur une plage, mais elle, elle est sur un canapé miteux dans son appartement sans air ni vent, sans lumière ni soleil. Elle a les cheveux gris, sales et gras, renversés sur sa tête comme un plat de pâtes mal cuisinées. Son visage est buriné par soixante-sept années à se demander ce qu'elle fait là. Les contours de son visage forment un cercle bouffi entourant un gros nez et des pommettes rouge vin. Elle pue la pisse dans ses vêtements miséreux, usés, sales et déchirés. Elle ne parle pas et ne le pourrait pas, car elle vient de faire un accident vasculaire cérébral.

Elle est en fait en tenue de camouflage, dans cet appartement quasi insalubre de couleur jaune hideux comme sa peau. Tout est de couleur sale et l'odeur de tabac froid se mélange à celle de renfermé et d'humidité. Le temps a oublié cette dame et elle s'est effacée de l'espace, du présent, du passé, et n'a pas d'autre avenir que le prochain programme télé. Lorsqu'on la déshabille, ses vêtements se déchirent d'eux-mêmes, comme si son corps voulait se libérer. Elle ne bouge plus qu'un côté et ne peut plus parler, mais ses yeux d'un ancien bleu nous fixent comme le naufragé qui verrait un bateau.

Nous déplaçons la table qui est devant elle et qui sert de méga-cendrier. Nous découvrons la véritable couleur – rouge – du tapis. Eh non, il n'était pas rose, mais recouvert de poils ! Le coupable apparaît dans la porte. Il est grand de 30 centimètres au garrot, avec une tête qui rappellerait un Jean-Pierre Raffarin plein de poils. C'est un vieux petit chien. Il ressemble à un tapis de paille usé, avec ses yeux coulants et son air aigri. Il se nomme Kiki et nous regarde faire sans réagir, comme s'il était marin à regarder la mer.

Mais arrive un dandy d'une soixantaine d'années. Le mari, tout propre. Bien habillé, avec l'élégance de ceux qui n'en ont pas et qui croient en avoir parce qu'ils achètent des fringues de marque. Sans un seul poil du vieux Kiki, le toutou-qui-en-fout-partout, sur lui. Il est incapable de répondre aux questions sur sa femme. Que s'est-il passé ? Est-ce qu'elle prend des traitements ? « Chais poua. » Depuis quelle heure elle est comme cela ? Lui, il souffle en relevant les épaules : « Je sais pas, j'en sais rien. » Il la regarde avec dégoût, comme s'il était étranger à sa vie. Il finit par m'avouer qu'il vit chez sa copine.

Deuxième tentative avec une discussion en tête à tête : pour tenter de comprendre pourquoi il l'a abandonnée devant sa télé. Il vide son sac, comme fracassé contre le miroir qui lui montre sa véritable image : « Elle est trop chiante, elle a jamais voulu se soigner. Elle boit du vin tout le temps. » Mais pourquoi elle n'a pas été suivie ? Elle ne voulait pas, nous répond-il. « Elle ne voulait rien d'autre que de rester dans son canapé et regarder la télé. » Était-il coupable et pouvait-il agir contre sa volonté ?

Abandonnée dans un canapé comme sur un radeau, elle a dérivé dans son appartement, via la télévision. Soudain, Kiki saute sur la banquette et vient lui renifler le visage. Nous laissons faire, car il est le seul être vivant qui a aimé la vieille. Il lui lèche animalement la main et il remue le bout de queue, comme pour lui signifier que « c'est super ». Elle lui jette un œil, comme un vieux couple complice. La méchanceté et le désespoir n'existent pas dans les yeux de ce chien.

Jamais cette dame n'a eu autant d'hommes en aussi peu de temps pour la porter, dans le matelas gonflable des pompiers. Nous sortons en cortège de sa prison. Son pauvre mari, lui, est désespéré, car je lui annonce qu'elle reviendra sans doute avec un handicap et qu'il faudra qu'il s'en occupe... Finalement, il vaudrait mieux qu'elle ne revienne pas et qu'elle aille ailleurs.

En sortant, le mari appelle Kiki pour le promener... Le chien s'est tiré dans l'autre sens dans le couloir sans lumière.

ADRESSE AUX TROUS DU CUL

La banalité de la violence et des incivilités se voit bien en intervention d'urgence. Évidemment, tous les chauffeurs de taxi à Paris ne sont pas comme lui... enfin... y a des jours !

Hé ! Toi ! L'autre jour, nous étions à foncer avec l'ambulance du Samu pour tenter de sauver un môme, et tu bloquais tout le carrefour avec ton taxi. Le pilote ambulancier a gueulé et, toi, tu lui as fait un doigt tendu pour te donner le genre « *fuck you* ». Le nouveau millénaire a son insulte à la mode pour marquer la puissance de celui qui tend son majeur. N'étant pas expert en histoire des insultes à travers les âges, je me contenterai de faire quelques remarques pratiques à l'usage des grossiers.

Quand on a vu plus d'un doigt écrasé, fendu, saignant dans les gémissements de douleur de son propriétaire, il n'est plus un objet fait pour exprimer la haine. Trois os entourés de part et d'autre de tendons, de veines et d'artères, le tout parcouru par de fins nerfs. Il faut des années de médecine et l'expertise des orthopédistes pour comprendre et soigner les doigts et la main. Ce sont des merveilles de fonctionnement, pour un rôle extraordinaire dans la vie. Alors, montrer votre doigt comme signe de virilité et de puissance nous fait doucement rigoler.

Mais voyons de plus près à quelle autre partie du corps le doigt du chauffard de taxi est destiné. À l'anus. Bien.

Un homme ou une femme qui fait du trou du cul le summum de l'insulte n'a pas intellectuellement dépassé le stade anal, c'est-à-dire la petite enfance. Pour avoir mis mon doigt dans plus d'un cul et plus d'un trou – pour raisons professionnelles –, il me semble important de vous décrire l'anus. Le sphincter est d'une puissance que vous n'imaginez pas. Il lui faut être une merveille de précision pour réaliser la défécation, que vous considérez peut-être comme chose facile... Ce mécanisme relègue les horlogers à la vulgaire quincaillerie.

La physiologie de l'anus nécessite, de la part des chirurgiens viscéraux, des années de travail pour la comprendre. Il est capable de retenir le pire et de s'amuser au son des gaz que vos bactéries ont fabriqués. Mais votre anus reste poli, lui : il retient vos bruits à temps et ne dira rien de votre peu de goût du savon... J'ai constaté que les slips et les culottes de nos compatriotes sont très rarement propres. Discipliné, l'anus ne vous laissera pas dans la merde. Coquin pour vos expériences sexuelles, il n'est pas fait pour cela, mais il tiendra bon, car il en aura vu passer d'autres...

Comme beaucoup de toubibs, mon doigt a exploré des anus de tous rangs sociaux, de la racaille au général d'armée, du politique au notable ou aux croyants qui trouvent humiliant de se faire mettre un doigt dans le cul et finissent avec un cancer de l'anus... La religion va se nicher dans de bien curieux endroits. Tous les anus se ressemblent, et je me suis souvent senti plus gêné moi-même que le patient, à mettre mon doigt pour secouer les prostates des mecs ou confirmer des syndromes appendiculaires.

Alors, croire que la puissance de l'insulte réside dans le fait d'enfoncer son doigt sans gant dans l'anus de votre contradicteur, c'est ridicule. Vous allez juste sentir la merde de celui ou celle que vous insultez.

Bien entendu, il faudrait trouver quelque chose pour que l'esprit primitif qui séjourne dans nos cerveaux puisse exprimer la haine de l'autre primate en face. Amis lecteurs, partons à la recherche de l'insulte contemporaine, et laissons tranquilles les doigts et les anus. Soyons modernes, inventons !

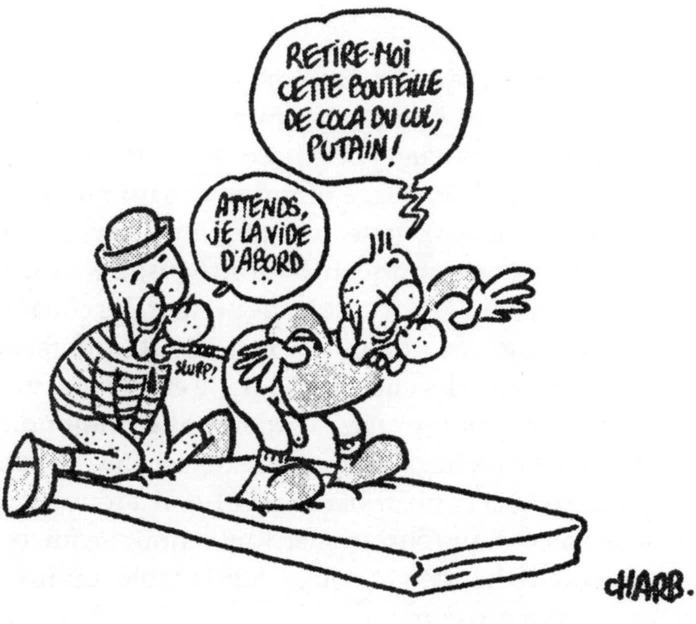
RETIRE-MOI CETTE BOUTEILLE DE COCA DU CUL, PUTAIN !
ATTENDS, JE LA VIDE D'ABORD
SLURP!
CHARB.

LILIANE FAIT SES VALISES

S'il fallait un critère pour marquer la crise que nous subissons, ce serait le logement. Au-delà des sans-domicile, les gens vivent dans des appartements souvent sordides, lugubres, à l'abandon.

Montre-moi ton logement, je te dirai ton moral.

Tout le monde court. Les pompiers, plus athlétiques et entraînés que les hospitaliers, nous mettent 100 mètres dans la vue. À l'entrée de l'immeuble, une femme de 60 ans, le visage anguleux et un peu barbu, une partie des cheveux verte, une chemise délavée à petits points multicolores, un jean remonté jusqu'à sa petite poitrine, nous tient la porte et hurle : « Allez, les copains ! » La cage d'escalier des années 1950 est sale et sombre, avec une odeur de toutes les cuisines. La porte est ouverte sur un appartement ou, plus exactement, un tas d'immondices.

À droite, une petite cuisine avec le macchabée au ventre déjà gonflé et à la couleur blanc grisâtre. Il a tous les stigmates de l'alcoolique chronique. Tout autour de lui, ce ne sont que bouteilles de vin rouge. Sur la table, un litre de lait, une erreur sans doute...

Nos chaussures glissent sur le carrelage gras de crasse. Sa femme est là, c'est elle qui nous tenait la porte...

L'infirmière discute déjà avec elle et mesure les difficultés qui nous attendent. Liliane lui parle avec euphorie de sa vie, de sa chorale, de son jeu de cartes, de ses copines de la Croix-Rouge. « Hé, vous emmenez Jean ? – Madame, Jean est parti. – Où ça ? – Il est mort. » Brusquement elle hurle. Je pensais qu'elle avait compris, mais non. « Il est mort pour combien de temps ? » Pas simple d'expliquer la mort à une handicapée qui n'a pas dépassé la petite enfance et qui a l'apparence d'une personne âgée.

Elle se jette sur le macchabée que nous avons mis dans le lit : « Je lui fais des bisous, il aime ça. » J'ose lui demander s'il a de la famille... Elle me hurle un « oui ! » et se jette sur le téléphone : « Je sais faire ! » Sur le mur marron sale, tous les petits papiers où sont griffonnés numéros et prénoms. « Allô, Monique ! Ton père est mort ! » Je réussis à lui prendre le combiné, et la fille du défunt m'explique que le couple est alcoolique et qu'elle arrive dans une heure.

En raccrochant, je demande à Liliane, qui est déjà repartie se vautrer sur le cadavre, si elle a de la famille : « Ah oui... Papa ! Téléphone ! » Même course et même hurlement dans le combiné. Au téléphone, j'entends la voix d'un vieil homme : « Ça fait des années que nous tentons de la faire revenir. Elle est débile et s'est mise avec ce type qui l'a fait boire ! Faites-la revenir, elle est sous curatelle. J'ai 87 ans et je ne peux pas me déplacer, mais je veux la récupérer. C'est une enfant. »

Pendant ce temps, Liliane s'excite et passe entre les deux pièces encombrées de télévisions en panne et montre sa vie, « 'a médaille ! » qu'elle avait gagnée à un concours de pétanque... Fermement, je lui dis de prendre ses affaires pour retourner chez son papa. Elle me postillonne un : « D'accord, chef ! » Elle se retourne, met un chapeau de paille qu'elle a gagné à un autre concours de pétanque, en

Bretagne. Sur le rebord, le nom du champagne est encore visible.

Elle nous déballe toute sa garde-robe sans âge ni goût. Entre deux bisous au cadavre qui reste froid à l'excitation de sa belle, elle remplit les sacs de vêtements.

Et soudain un cri : « Oh ! j'vous mont' Kiki ! » Une sorte de vieux clown plein de poussière : « Fait'lui un bisou ! – Ben non, répond le pompier, on doit partir et on a un devoir de réserve. » Difficile de ne pas rire de la situation...

La fille arrive et lève les yeux au ciel. Elle nous explique que, régulièrement, c'était la police, les pompiers, la mairie qui appelait, car le couple foutait un grand bordel dans le quartier. Ils ne se soignaient plus, car le centre de santé avait fermé, et ils ne voulaient pas voir les assistantes sociales.

Le taxi a emmené Liliane et ses sacs. Ses vingt ans d'errance et d'ivresse qu'elle a vécus comme une liberté, même si son Jean la maltraitait. Sûr qu'elle serait bien restée finir toutes les bouteilles, car peut-être croit-elle que la vie est une fête.

NE FAITES PAS DES MORTS

Cinquante-cinq pour cent des certificats de décès sont faits par des urgentistes. C'est dire si ce métier est impliqué, concerné et responsable face à la fin de vie.

Rions un peu avant la mort ! Le rire et le sourire sont les deux choses qui nous empêchent de montrer nos visages de mort.

Les petits plats dans les grands, la belle nappe et tous les enfants si bien habillés : on fête les morts. La convivialité autour de toute une smala de jeunes, de vieux, de beaux et de moins élégants. Ça sent l'amour et les attentions de chaque instant.

Mais dans les dîners de famille, l'alcool aidant, le ton monte toujours un peu. Au deuxième plat, ces foutues histoires de famille ressortent comme des épines dans le pied. Le frère aîné en profite pour resservir ses rancœurs œdipiennes et la sœur est empêtrée dans une paranoïa sentimentale. Ça gueule, d'autant que la cousine n'est pas d'accord avec les arguments du beau-frère sur la résolution du conflit israélo-palestinien, et ça, même boulevard des Batignolles, ça fait des dégâts. Le plus difficile fut lorsque le dernier a annoncé son homosexualité. Alors là, évidemment, ça n'a fait rire qu'une partie de l'assemblée. Et le grand-père en a fait un malaise. Le gendre, dermatologue, a appelé les secours. Il faut dire que le vieil homme n'allait pas bien du tout.

Comme d'habitude, je suis arrivé à ce quatrième étage en courant, pratiquement au bord de l'asphyxie, vu mes performances sportives. Dans le grand et bel appartement, tous les hommes sont autour du grand-père à donner des conseils sans aucune conséquence mais qui ont fait du bien à ceux qui les ont appliqués, comme de lui verser de l'eau sur le visage... Les femmes et les enfants sont dans une chambre à côté, en pleurs. L'émotion et la peur ont plombé l'ambiance de fête en quelques secondes. Cette bascule tragique qui fait qu'en un instant tout change est le propre de la situation d'urgence, qui casse toute notion du temps présent. L'événement qui fait mal, la nouvelle qui fait couler les larmes, l'accident qui angoisse profondément, et c'est toute la soirée de fête qui devient un chaos.

Alors que je me dirige vers le malade, le fils s'exclame chaleureusement, les bras en l'air : « Vous voyez qu'il bosse ! Il n'est pas que chroniqueur à *Charlie* et à France 5... Il est là... » Prendre en charge un infarctus avec un « fan », c'est certes flatteur, mais encore faut-il sauver le grand-père. Les infarctus du myocarde sont désormais emmenés sans perdre de temps en coronarographie pour déboucher les artères du cœur.

Avant de quitter l'appartement, je suis entré dans la chambre où s'étaient regroupés les femmes et les enfants. Leur gentillesse était aussi grande que leur détresse. Certains priaient déjà pour le malade, et, pour détendre l'atmosphère, je leur ai dit que c'était manquer de confiance en mes compétences, ce qui les a bien fait rire.

Toute la famille voulait suivre le grand-père à l'hôpital. Quoi qu'en disent certaines personnes, cette générosité n'est pas pesante, c'est la générosité du cœur. Que ce soit shabbat, Noël ou les apéros à *Charlie*... il faut cultiver nos gestes de convivialité et de solidarité.

En sortant de l'hôpital j'ai vu tous ceux de sa famille arriver dans leurs voitures, et j'ai annoncé que le grand-père avait été sauvé. Mais, même à 1 heure du mat', il n'y a pas de place pour se garer. Alors, dans une sorte d'euphorie, ils ont mis les femmes et les enfants d'un côté du trottoir et les hommes ont commencé à s'engueuler généreusement pour se garer.

C'est la science qui a sauvé cet homme, pas la religion. Ce sont les services publics et la nation qui ont fait arriver les pompiers, le Samu... pas leur croyance. Juif, catho, musulman... Peu importe les croyances pourvu que le service public soit là.

LE PÉRINÉE AU ZOO

La sexualité des êtres humains n'a pas de limite dans ses fantasmes. Les relations zoophiles existent, mais je ne sais pas si elles touchent les responsables du FMI.

Les relations entre les êtres humains et les animaux ne vont parfois pas sans mal. Souvenez-vous de ces gueules de chiens qui ont égorgé des enfants ou de ces animaux abandonnés par leurs propriétaires. Heureusement, ces cohabitations se passent le plus souvent très bien, et le principal désagrément est la morsure de chiens, de chats, de rats, de chevaux, d'ânes... Ou, plus rarement, de serpents, ces fameux nouveaux animaux de compagnie. La plus sale des gueules est celle du chat, dont la moindre morsure à la main semblera sans importance sur le moment mais la transformera en citrouille pourrie en moins d'une semaine.

Mais passons à ce sujet si tabou : la zoophilie. Les gens ne sont pas très bavards lorsqu'il s'agit d'expliquer qu'on s'est tapé le toutou, la biquette ou autre minou. Hommes ou femmes, tous ne sont pas très fiers de ce qui se passe derrière les murs de leur chez-eux avec leur bête.

Un brave trentenaire voulait de l'exotique après avoir, selon lui, tout vécu sexuellement. Ce supermec vivait sa sexualité comme des Jeux olympiques dont le stade aurait été constitué par les quelques centimètres carrés de son périnée. La solitude de l'homme et ses quelques petits centimètres de sexe entraînent un débordement de son imagination et de son système hormonal. Il a voulu se faire faire une fellation par sa chatte. Elle, lucide, ne voulait pas. Alors il a enduit son sexe en érection de pâtée pour chat. La chatte a senti un peu l'arnaque et a envoyé un grand coup de patte. Furibarde du traquenard, elle a planté les griffes dans la bite en érection. Vu la turgescence, le sang s'est écoulé et Apollon est tombé héroïquement dans les pommes. Il a laissé passer quelques jours avant de désinfecter... Ainsi, il est venu consulter pour l'infection de sa verge, dans une douleur effroyable. Une chatte s'était vengée d'une bite.

Cette histoire fit bien rire une amie vétérinaire, qui s'empressa de me conter ses histoires des relations sexuelles entre hommes et animaux. Par exemple : elle reconnaît ces femmes grandes et maigres qui se pointent avec des grands chiens type danois, elles ont une façon passionnelle de les caresser. Toutou, lui, attend, et ses couilles pendouillent à l'air libre. De la léchouille à de véritables pénétrations, rien ne freine cette perversion, et sûrement pas la morale.

Ma collègue me raconta ensuite ce jeune homme qui lui demanda s'il existait des maladies sexuellement transmissibles entre l'homme et le chien. Elle répondit que oui et demanda pourquoi. Le fruste lui répondit que ce n'était pas pour lui mais pour sa femme, et qu'il trouvait « kiffant » de passer après le toutou. Le sexe de sa femme servait en quelque sorte de promenade à l'homme et à son chien... Tous des animaux, en somme.

D'ailleurs, souvenez-vous de ces soldats qui se tapaient des chèvres pendant les guerres. Mais il n'est pas rare que le monde agricole aussi se tape le poney, les chevaux ou les vaches... Ah, l'air de la campagne qui active les hormones... Et la vétérinaire de dénoncer les actes de ces pervers, inconscients des lésions vaginales qu'ils font en se tapant l'animal. D'ailleurs, pour elle, un animal maltraité de la sorte va souvent avec une femme battue ou des enfants maltraités. Les études des profileurs du FBI américain ont toujours montré qu'un tueur en série maltraitait et torturait des animaux avant de passer aux êtres humains.

PÈRE NOËL... À BOIRE !

Les malheurs des gens les soirs de fête font basculer les visages de la joie à la détresse. La maladie ne s'arrête jamais, même pas à Noël.

Revoilà la belle époque de Noël et des sapins à la triste agonie, dans des maisons aux décorations rituelles où le kitsch devient talent, sans oublier le Père Noël. D'ailleurs, j'ai quelques confidences à vous faire, mais cela ne doit pas sortir de cette page. L'obésité du Père Noël témoigne de son alcoolisme et de son insatiable appétit. Il n'a jamais été résident dans un pays froid. Il reste à Paris et n'en sort que pour les fêtes. Il boit des coups dans un vieux bistrot du côté de Pigalle. « Père Boël », comme l'appelle son pote Max, *alias* « m'sieur à ras bord ». C'est lui qui aide le Père à faire le traîneau... Enfin, ils ont ressorti une vieille Simca 1000, car ils ont libéré les rennes un soir, après avoir lu la chronique de Luce Lapin. Mais, avec la neige de la semaine dernière et l'excellent morgon qui leur a été donné par le vieux nounours, ils n'ont jamais pu atteindre le périphérique. Cependant Papa Noël est généreux et, même s'il ne va pas partout, il aime bien que les gens croient en lui. L'autre jour, il s'est même mis en vert pour le Secours populaire, qui a lancé son opération de générosité. Sans oublier les Restos du cœur, la Mie de pain... Jamais les organisations caritatives n'ont été autant sollicitées et la pauvreté n'a été aussi grande en France. Raison de plus, pour ceux qui le peuvent, de se marrer. Et comme dit le Père Noël : « Un dernier à ta santé, par principe de précaution ! »

En entrant dans l'appartement, vers 7 heures du matin, tout était décoré. Le sapin faisait planer une bonne odeur de forêt. Les lumières bleues et blanches scintillaient dans les yeux pleins de larmes des deux ados qui avaient appelé les secours. Dans la chambre, les murs étaient recouverts de photos d'un bonheur passé, de vacances et d'enfants dont les sourires explosaient les visages. La fenêtre regardait la rue et la chute de la neige, et de rares bruits écorchaient le silence. Une femme jeune au teint pâle, lèvres bleutées et paupières closes, avait soufflé son dernier air. Elle n'avait plus de cheveux et sa maigreur témoignait de la dureté du combat qu'elle avait livré contre le cancer. Ses mains tenaient désormais l'air et le silence. À son chevet, son mari, désespéré, était anéanti par la fatalité. Ce père et ses deux enfants savaient bien que ce moment arriverait. La mort est passée chercher la maman et l'épouse. Le garçon nous demande s'il peut mettre le disque que sa mère adorait. La fille apporte du café pour tout le monde. Dix minutes auparavant, personne ne se connaissait, et nous voilà confidents et intimes autour de la table, avec le silence comme meilleur dialogue. Les yeux se croisent et les sourires s'esquissent. Le mari sort de la chambre et serre ses deux enfants dans ses bras. Il me faut remplir le certificat de décès et découvrir qu'à 39 ans elle a quitté une belle vie. Elle ne voulait pas que ses proches soient tristes... C'est raté, mais ils tentent de sauver les apparences.

En sortant, sur le trottoir, il y avait sous la neige un usurpateur du Père Noël qui distribuait des pubs pour des objets inutiles. En plus, je savais que Max et le Père Noël avaient enfin pu faire redémarrer la Simca et commencé à distribuer des songes et des rêves à tout le monde entre deux verres de bourgogne en hurlant « À cheval ! » à chaque démarrage.

Le bien beau secret, c'est qu'être heureux est le seul travail à accomplir. Chacun a son Père Noël. Ne vous en déplaise, l'humour et les rêves aident à tenir la réalité.

SANS FLEURS NI COURONNES, ENTERRONS 2009

L'année a commencé fort, en janvier, avec le rapport de l'Inspection générale de la santé à la suite de la mort d'un homme qui a attendu douze heures un lit de réanimation médicale dans l'Essonne. Le manque de moyens dans les hôpitaux a été souligné. Un an après, rien n'a changé.

Février : la surmortalité est de 6 000 personnes par rapport aux années précédentes. Tout le monde s'en fout. Le projet de loi « Hôpital, patients, santé et territoires » est en débat et prépare la privatisation des hôpitaux. Les finances de la Sécurité sociale plongent et les malades boivent la tasse avec l'augmentation comme jamais du forfait hospitalier et les baisses des remboursements.

En mars, la France passe de la deuxième à la dixième place dans le classement des systèmes de santé européens ! Les auteurs indépendants de ce rapport reprochent à la France la corruption du système de santé, avec les consultations privées dans les hôpitaux publics, les dépassements d'honoraires et la sélection des malades par l'argent.

En avril, les contestataires de la loi Bachelot s'unissent en une manif qui restera sans effet, car l'Élysée retourne un par un les professeurs parisiens. La loi passera par le Sénat sans aucun changement. Concomitamment, les infirmières découvrent leur « ordre », que le gouvernement a créé. Elles sont furieuses, car il faut payer une cotisation. Pourtant, les syndicats les avaient prévenues... Des centaines de milliards d'euros sont donnés aux banques, qui vont recommencer à engraisser leurs traders, mais pas un rond pour le service public hospitalier, qui plonge dans la crise.

En mai, les politiques n'espéraient pas mieux pour faire oublier le KO social : la grippe A. Des millions de victimes prévues par nos experts professeurs, à coups de bouquins et d'interviews. C'est à qui fera les prévisions les plus morbides. Au cours de l'année, plus de 900 sujets seront diffusés aux journaux télé de 20 heures. Du jamais-vu. Ce sont 94 millions de vaccins qui sont achetés, avec des barils entiers de Tamiflu. Plus de 1,5 milliard d'euros – ce qui correspond au déficit des hôpitaux – rien que pour cette grippe A.

Juin : Michael Jackson est tué par son médecin et la terre entière découvre le Diprivan, anesthésique puissant. Soigné par un crétin, il meurt en imbécile. Alors, comme d'habitude, la France fait avec six mois de retard les conneries américaines et, à la fin de l'année, ce sera Johnny qui manquera de mourir après une opération et une infection nosocomiale, dans une clinique pourtant bien classée par *L'Express*... Mais, alors, les classements des journaux seraient inutiles ?

Juillet et août : déficit record de la Sécurité sociale. Entièrement monté de toutes pièces, l'État ne lui payant pas ce qu'il lui doit. Les lits ferment dans des hôpitaux totalement étranglés financièrement, et de très utiles services vont même être détruits, comme la maternité de Saint-Antoine.

Septembre : la fièvre de la grippe A monte par effet médias. Vous devez avoir peur ! Mais un vaccin arrive sur le marché... C'est bien foutu, non ?

Octobre : un plan d'économies et de fermeture de plus de 180 services de chirurgie est annoncé. Les cliniques privées se réjouissent du cadeau, et les Bourses aussi.

Novembre : le statut de praticien hospitalier est dissous, et c'est la fonction publique hospitalière qui perd sa notion de cadre médical. Mais, en attendant, la France invente les centres de vaccination pour la grippe A, qui vont être administrés par des fonctionnaires de tous les corps d'État. Un grand bordel inutile, car tout aurait pu être fait par les médecins de ville, les centres de santé ou les hôpitaux... La France devient un pays en voie de développement des années 1970.

Décembre : pour la première fois, plus de 400 chefs de service des Hôpitaux de Paris s'apprêtent à démissionner, pour protester contre la disparition programmée de 3 000 emplois sur trois ans... En attendant, Obama a fait passer sa réforme de santé.

Et demain ? À vous de deviner...

MANO SOLO EST VENU NOUS VOIR AVANT DE PARTIR

« Dessiner et chanter, c'est la même chose, on ne sait absolument pas ce qui va nous arriver. On se lance et, après, on accompagne son corps vers l'inconnu. Sur scène, pas de crayon ni de gomme, sur le papier, c'est pareil. »

Mano n'est pas mort, car il est mon ami et le passé ne s'accorde pas à l'amitié. Mano est notre ami et celui de *Charlie* ! Il n'était pas malade, il était artiste ! Son œuvre fut bâtie autour de la peur de mourir et de ne plus être. Savant de la création et maître des rêves, ils sont peu à transcender la scène comme il le fit. Ses rimes et ses mots ne se perdront pas, car ils ont le goût de l'amitié, la profondeur de l'amour, la couleur des bons moments, la passion du temps. Mano hurlait ses détresses avec force et fracas. Sans relâche ni pessimisme, il a été le résistant d'un monde à la con.

Écoutez ses chansons, sa grande gueule de poète moderne a chanté Paris comme seuls Fréhel, Trenet et Barbara le faisaient.

Son caractère était difficile, et il en était le premier critique !

Mano nous « laisse le pire, les larmes », et, grâce à ses mots, « il est mort mais rien n'est fini ».

Il va tirer l'oreille à la mort et si un dieu passe par là, soyez-en sûr, Mano va lui piquer sa place ! Enfin !

J'ai rencontré Mano en 2004. Il m'a téléphoné, il était en Italie avec son chien et me décrivait une douleur d'infarctus du myocarde. Son état était grave, mais il avait été viré d'un énième service à l'hôpital Pompidou de Paris, car il avait insulté les médecins ! Alors il était parti là-bas sans soins ! Mano était dans une de ses phases de cache-cache avec lui-même et il ne voulut rentrer à Paris que deux jours plus tard. Je m'inquiétais pour lui, mais je le vis arriver aux urgences très cool, avec son chien et sa compagne. Il fallait l'hospitaliser en urgence, mais il me dit : « Me fais pas chier, je reviens demain. »

Pour soigner Mano, il fallait se calquer sur sa liberté. Son état cardiaque était tel qu'il fallut persuader les chirurgiens de lui faire ses pontages, car ils disaient que son état était trop grave. Tout était prévu, organisé, et les personnels montraient une grande empathie à son égard. Mais, juste avant d'aller au bloc, branle-bas de combat : il s'engueule avec le toubib. J'arrive et Mano me dit : « Je veux pas de cicatrice ! » Sa rigidité céda devant l'espoir de la vie. L'année d'après, j'allais le voir à un concert. Il savait que j'étais dans la salle, alors il a raconté l'histoire devant son public... Je ne savais plus où me mettre. Depuis, je l'ai toujours aidé et soutenu. Il n'avait pas fait de sa maladie un étendard ou une existence mais une bataille qu'il a menée avec force et rage comme je n'ai jamais vu de malade le faire.

Et puis, l'an dernier, il a chanté avec Cabu sur le CD de Noël de *Charlie Hebdo*. Il aimait le journal et en était critique. Chanter avec son père fut un grand bonheur aussi bien à écouter qu'à regarder, car le père et le fils s'aimaient profondément.

Ne croyez pas que Mano nous abandonne, il est la preuve qu'il existe une civilisation pour fondre de l'amour et le garder. Allez, Mano : fais chanter le vent et fais gronder l'orage quand nous n'avancerons plus.

Mano Solo est venu nous voir avant de partir. Il n'est pas mort, il prend quelques instants de repos...

CARREFOUR DE GÉNÉRATIONS

Après cette chronique, j'ai reçu un petit paquet de lettres pour aider le chat. J'ai dû vérifier, c'est la jeune voisine qui s'en était occupée, et, lorsque la dame est rentrée, le chat logeait dans les deux appartements, en passant par les fenêtres extérieures !

Quatre si belles avenues se croisent à ce carrefour en un tumulte bruyant ! Avant, c'étaient les grands cafés qui faisaient les angles de rues, maintenant ce sont des distributeurs et des banques.

La vieille, comme tous les matins, est partie vers 7 heures. A descendu ses quatre étages avec application, sans se séparer de son petit panier roulant en osier et de sa meilleure amie : la canne. Coquette, elle a mis son maquillage, sa bijouterie et son bibi feutré. Et engouffré son frêle corps dans un manteau bien joli des années 1960. Elle a dû arriver sur le pas de son immeuble vers 8 heures. Et en route pour l'aventure des commissions, comme tous les jours ! Elle est toute courbe à cause d'une cyphoscoliose qui n'a pas été traitée dans son enfance des années 1930, alors elle fait un peu « mêlée de rugby » à elle seule : bibi en avant et panier en arrière. Elle franchit des obstacles sans difficulté, comme les trottoirs, contourne les poubelles et autres bittes. La caravane ne s'arrête pas aux importuns ou aux doutes : la route est la même depuis des années sur son faubourg, et même les rares pigeons ne s'envolent pas à son passage, tellement elle fait partie du paysage. Petite pause sur le dernier banc du quartier, et hop ! Telle une fourmi bien chargée, elle repart. Il est 9 h 10 et elle doit traverser le carrefour, un peu comme d'autres traversent le Grand Canyon. Le feu est vert, alors elle patiente en un équilibre que des goujats qualifieraient d'instable. Pfff ! Les pieds écartés, courbure du corps en appui sur la canne, tenue par sa main droite, et déhanché du bassin dans l'axe de la main gauche, qui tient le chariot : vous tenez très bien ! C'est alors que tout vole. Choc générationnel, sans doute, toujours est-il que le jeune homme, iPod dans les oreilles, bonnet posé sur sa tête de beau gosse mal rasé et portable à la main droite, a voulu freiner avec ses rollers, mais la flaque d'eau et la peinture du passage piéton n'ont pas voulu. Le jeune et la vieille sont partis, en une union brutale et généreuse, dans les airs pollués. Tourbillon du jeune, qui tente d'éviter la vieille, mais la canne fait porte-à-faux entre ses jambes. C'est le crac et le cri. La vieille a agrippé le jeune sans lâcher le panier et elle s'est blottie sous le « rolleur », comme pour se protéger. Le carrefour s'est arrêté, le temps que le ballet s'écrase en une fraction de seconde. Les voilà tous deux enlacés sur le bitume, et la foule regarde les grimaces du jeune et écoute le silence de la vieille. Les deux se parlent pour s'excuser l'un l'autre de ne pas avoir pu s'éviter. Aucun des deux ne hurle. Ils restent unis, tellement la fracture du jeune est déplacée à angle droit, et la déformation de la dame typique d'une fracture du col du fémur.

En arrivant sur place, le carrefour n'était plus celui de tous les jours. Sons des sirènes et lumière bleu et jaune des véhicules de secours. Séparer les deux sans douleur n'est pas si simple, car les corps s'immobilisent en cas de fracture, et le moindre mouvement les fait hurler. Un peu d'anesthésie et de bonnes attelles, et les deux corps sont séparés. Lui était pressé d'aller à un rendez-vous pour un job mais va direct au bloc, comme elle.

Il est 10 heures et le carrefour reprend son fonctionnement habituel, telle une chaîne industrielle. Le jeune sortira bien vite de l'hôpital. Mais elle ? Elle n'a plus personne dans sa vie, habite dans un immeuble sans ascenseur et devra avec sa maigre pension payer tous les frais annexes. À son retour de la maison de rééducation, elle reviendra vivre chez elle ! Mais comment, à 87 ans ? Et qui va s'occuper de son chat, resté seul ?

LES TONNEAUX DE LA NUIT

C'est une ode aux ivrognes. Et un salut amical à mes amis Charb, Luz, Bruno, Toulis... Vive le vin et l'amour!

Les vendredis et samedis soir, la France vide ses bouteilles de pinard. Que celui qui n'a pas bu jusqu'au plus profond du tonneau, là où l'ivresse fait découvrir l'illusion d'un monde heureux après les premiers verres, cesse de lire ce tanin de chronique. Hips! La réalité sombre prend des couleurs avec la hausse de l'alcoolémie. N'attendez plus rien que la bouteille suivante, faisant oublier le chômage, la femme qui est partie, les enfants qui vous manquent, les maladies, la solitude qui vole, remplacés par les litrons et les flots du jaja. Celui qui n'attend plus rien de la vie découvre un jour nouveau, rigole de ses peines, efface ses angoisses, devient tellement sûr de lui que déplacer la Terre lui est aussi simple que de marcher sur la Lune... Hips! L'ivresse avance avec le temps. Les gestes sont amples et les propos vulgaires pour les belles, et provocateurs pour les mecs.

Tout passe doucement au fur et à mesure des verres et des bouteilles, et l'euphorie remplace la tristesse. La courbure des lèvres quitte les côtés des mentons pour remonter, comme pour toucher les yeux rougis. Le sourire illumine les joues rosies par la joie, et les chemises et cravates s'en vont avec les taches de vin. La carte bleue devient noire à force de passer dans le boîtier. Ohé !

Ce jeune cadre de banque s'est écroulé dans un virage en sortant du bar. Son petit casque l'a quitté avant la chute et le scooter est parti tout seul. Le voilà sans ses dents de devant, restées dans le caniveau, et avec le nez écrasé. « J'vas ben et gnaba cha traba. » C'est le moment de choix pour appeler tout le répertoire de son portable afin de se donner la prestance du bon cadre dynamique de 24 ans, tout en titubant tel un marin en pleine tempête. Son dernier appel avant extinction de la batterie a été : « Bagna qua ma qua me rappler k'ulé, si tu veux... t'embaz ma 'érie ! Ah merde... est mon chef s'us trompé ! Meerrde ! » C'est alors qu'il a accepté de s'allonger sur le brancard. Et, après un rot épouvantable, il a commencé à s'agiter. Les aides-soignants ont tenté de l'attacher pour qu'il ne tombe pas, mais il est devenu violent. Nous avons fini par le lâcher. Le brave homme a mis alors sa main dans son slip et s'est gratté les organes génitaux, en tenant son sexe érigé sous l'effet de l'ivresse et, sans doute, à cause de la présence des infirmières. Puis le bonhomme s'est mis à ronfler. RRRRZZZZZZ...

Quelques heures après, il fait un grand pipi sur lui. L'alcool est un bien doux diurétique. La pisse chaude lui fait faire un petit sourire. Le personnel le change tout en parlant de la météo et de la violence dans les écoles. Lui ou un autre, ils sont tous pareils, le week-end. Ils lui mettent une grande couche-culotte.

Douze heures après, le brave, redevenu jeune homme, se réveille. Entouré d'autres ivrognes. Le voilà la couche pendante, humilié, debout avec un sac contenant ses vêtements trempés et puant le pipi et le vomi. Ses papiers et sa carte bleue avaient disparu bien avant son arrivée avec les pompiers. Car, mine de rien, il a mobilisé cinq pompiers, autant de flics, un service d'urgences, cinq infirmières, deux médecins, un bilan sanguin, un scanner cérébral... Lui a oublié les insultes au personnel, ses violences... Mais il vient de se voir dans la glace, sans ses dents et le nez enfoncé.

Alors il redevient gentil : « Pomment paire maiffenant ? » Pas facile, car il en a pour un paquet de séances chez le dentiste et de chirurgie maxillo-faciale. Sans oublier la carte bleue, qui s'est envolée... Oups, que cela ne vous empêche pas de faire la fête et de vous amuser. Mais assurez, pour ne pas avoir de larmes aussi inutiles que vos regrets.

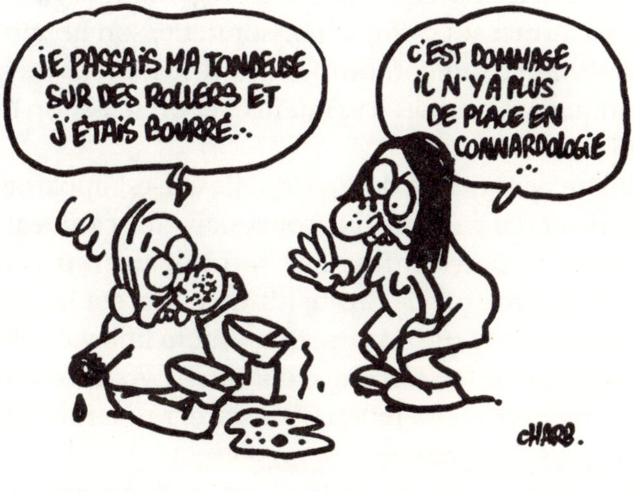
JE PASSAIS MA TONDEUSE SUR DES ROLLERS ET J'ÉTAIS BOURRÉ...
C'EST DOMMAGE, IL N'Y A PLUS DE PLACE EN CONNARDOLOGIE...
CHARB.

HABITER CHEZ SON CHIEN

Le candidat à l'élection présidentielle qui parlera des animaux, des chats, des chiens, des chevaux, aura un sacré paquet de voix en plus !

Tout le quartier connaît cette fenêtre. Cette vieille est devenue une légende derrière son carreau, à faire non de la tête toute la journée en regardant la rue. Cette rue a vu fermer ses cafés, sa poissonnerie, son libraire, son quincaillier et son cordonnier. Un distributeur de billets de banque, un cabinet d'assurances et un sex-shop les ont remplacés.

Nul ne peut dire la date à laquelle elle est apparue dans ce quartier. La rumeur qui court dans les caniveaux dit qu'elle a été pute. Enfin, c'est la rumeur du trottoir de gauche. Le trottoir de droite dit qu'elle a été la caissière du fleuriste de la rue du cimetière. Toute une vie à donner des fleurs pour les cadavres, comment voulez-vous que sa retraite derrière sa fenêtre, à regarder une rue devenue morte, puisse la changer ?

Mais elle ne vit pas seule. Il y a le chien. Plus connu sous le nom de Carlos, en hommage à Carlos Gardel, car elle adorait le tango. Son chien est un caniche blanc dont elle a laissé pousser les poils des oreilles et rasé tout le reste du corps. Il ressemble à un morceau de plâtre avec deux paquets triangulaires de gâteaux de chaque côté de la tête. Ridicule, avec une pointe noire au bout du nez, on dirait un Pierrot de la lune écrasé.

Elle avait ses habitudes : tous les jours, elle sortait juste après la cohue de la rentrée des classes de 8 h 30. Elle avait renoncé à sortir en même temps que la vague des enfants fougueux et des scooters en retard. Une fois, elle avait failli tomber. Elle en parlait tout le temps et avait peur.

Toujours est-il que, le mardi, la boulangère s'est dit : « Tiens, ça fait un moment qu'elle n'est pas venue. » Alors elle a regardé pendant deux jours la fenêtre, pour voir si elle dodelinait au carreau sale. Personne. En parlant à un des voisins ce matin-là, ils se sont dit : « Ah ? » Il a fallu attendre quelques heures pour que l'aéropage se dirige vers la porte de l'appartement. Ils ont entendu le chien aboyer, grogner puis se taire. Ils ont été rejoints par la vieille voisine aux cheveux violets et en robe de chambre depuis dix ans, puis par l'étudiant du dessus en jogging depuis sa naissance. Tous devant le paillasson, comme dans une pièce de Beckett, ils ont réfléchi et ont décidé de téléphoner aux pompiers en s'excusant d'emblée de les déranger.

Le premier secours arriva. En tenue de feu, un pompier monta à la grande échelle comme un agile artiste funambule de la cité. La police bloqua toute la rue. L'animation en bleu et en sirène faisait comme un show ! Le chien hurla de plus belle lorsque le sapeur ouvrit la fenêtre à coups de hache. Le chien lui fit quelques trous dans l'ourlet de l'uniforme.

L'odeur était caractéristique des bactéries, qui avaient commencé un banquet de cadavre en putréfaction. Elle était morte depuis plusieurs jours, dans son sommeil, sur son lit. Les chaussons bien rangés. L'appartement était impeccable de propreté, avec la fameuse chaise au pied de la fenêtre, comme une vigie. Et, partout, les photos du chien, qui semblait avoir hébergé la dame chez lui. La cuisine ? Des piles de sacs de croquettes et des écuelles près de l'évier. La petite entrée ? Des laisses et des sacs pour sa merde. Le petit salon était équipé d'un canapé couvert de poils. Facile d'imaginer la pièce avec le chien se prélassant sur le canapé et la vieille sur sa chaise, qui regardait la rue en faisant non de la tête.

Après avoir signé le certificat de décès qui venait clore, à 80 ans, la vie de Célestine, il fallait s'occuper de Carlos. La voisine semblait connaître ce chien, qu'elle appela et qui rentra chez elle comme si c'était déjà chez lui. S'est-il emparé de l'appartement comme d'autres emménagent ailleurs ? Petite fable d'une civilisation parfois un peu triste.

AUTOMÉDICATION : INTERNET OU LES ÉGOUTS DE LA MÉDECINE

Je ne suis pas contre Internet – qui pourrait l'être ? –, mais autoriser la vente libre de médicaments est stupide. La relation entre un soignant et un malade est un trésor d'humanisme.

Vous pensez qu'un gouvernement devrait s'occuper des plus de 8 millions de pauvres en France, de la flambée des cancers, des problèmes de disparité démographique des professions de santé sur le territoire, etc. Désolé, vous ne serez jamais au gouvernement, à bouffer gras et à voyager en jet privé aux frais du contribuable ! Car, pour être au gouvernement, il faut trouver des idées à la con. Alors Bachelot et ses génies de la pensée néolibérale ont décidé d'autoriser la vente de médicaments sur Internet.

Je crois que c'est une connerie. Le corps n'est pas une simple usine à respirer et à chier, comme l'imagine le monde libéral. Il y a la psyché, l'intrication des maladies. La médecine est une science au service des malades, même si certains médecins ont tendance à préférer l'économie et l'administratif. La médecine n'est pas un système binaire où il faut choisir entre oui et non : il y a le peut-être de la vie. La construction de l'aide aux malades se base sur le diagnostic, le traitement. Les pharmaciens jouent un rôle capital, déchiffrant les hiéroglyphes des médecins, expliquant le traitement et, finalement, surveillant tous ces malades.

Actuellement, sur le Net, plus de 7,2 millions de Français achètent chaque année des produits pour bander, pour maigrir et pour ne pas vieillir. Prendre un médicament est un risque. Un traitement, même anodin, peut entraîner, par exemple, une insuffisance rénale, hépatique, allergique... Libéraliser l'achat, soi-disant parce que l'Europe le demande, c'est tuer l'organisation et la qualité des soins et une part importante de la sécurité sanitaire.

Pour sûr qu'un jour ils vont vous proposer de vous soigner par Internet. Et ce seront des médecins qui le feront ! Les urgences ne sont pas près de voir baisser leur fréquentation par les malades de l'automédication. Là se déploie tout le talent du gouvernement à faire naître des crises et des chaos sociaux. Il sera toujours temps de regretter les pharmacies, les toubibs...

COMME UN MOINEAU

Je ne crois pas que les livres disparaîtront. Un livre, vous l'achetez et il ne vous coûte plus rien, il est sans énergie, sans risque de panne. La numérisation est complémentaire. C'est comme ceux qui ont cru à la fin du théâtre avec l'arrivée du cinéma. Voici un exemple.

Derrière la façade haussmannienne, si belle et prestigieuse, se cache une des facettes du temps qui passe : Augustine, 78 ans, sorte de témoignage de la vie. Ancienne directrice à la poste de l'époque des deux tournées par jour, des guichets toujours ouverts, des uniformes rudes, des catalogues de manufactures et du courrier qui, pour quelques centimes, arrivait le lendemain... Mais ne tombons pas dans la nostalgie, qui nous amène à regretter stérilement le passé et nous fait oublier la nécessaire construction du progrès.

Son appartement est de trois pièces et, avant d'y accéder, il y a un escalier digne d'un sentier du Vercors. Raide, sombre et froid. Mais elle a résisté et n'a jamais quitté son appartement du quatrième sans ascenseur. Pourquoi finir sa vie dans ce trou, comme oubliée de tous, une sorte de cachot ? Sa réponse est philosophique et vous frappe dès que vous êtes chez elle. Dès l'entrée, la littérature vous tombe dessus avec une odeur de Gitane. Il y a des livres partout. Des colonnes formant des statues rayonnantes aux noms d'auteurs connus ou pas. Les poches ont droit à l'entrée, sur des étagères qui montent jusqu'au plafond sale. Dans la cuisine, les piles de bouquins laissent passer un petit chemin jusqu'à l'évier et le réfrigérateur, seuls éléments dont elle se sert. Une étagère porte à elle seule tout Shakespeare et les philosophe grecs ! La cuisinière a disparu sous les ouvrages de théâtre.

Les pompiers se pressent derrière moi et nous arrivons, telle une cordée perdue dans le mont des mots, à une petite salle à manger dont la table n'accueille plus aucune convivialité depuis des années. Sur les deux chaises sont assis des livres qui regardent, admiratifs, une belle vitrine où d'autres livres, dorés et reliés de cuir, semblent habités par Molière, Aragon, La Fontaine, Edmond Rostand, Flaubert... La chambre est à côté, et tout y est comme figé.

Augustine est là, haletante, manquant d'oxygène, dans le coma. C'est une petite femme dans son petit lit, comme un moineau qui ne volerait plus. Elle n'a plus de graisse, un visage tout fin et sans trop de rides, ses mains sont encore belles et tiennent un ouvrage. Elle cherche l'air comme elle peut en ouvrant la bouche. Le tabac a grillé ses poumons depuis des années. Comme dit Myriam, sa voisine depuis plus de cinquante ans : « Son plaisir, c'est de lire en fumant. Alors je la laisse fumer quinze cigarettes par jour, pas plus ! » Elle sourit comme une complice amicale. Pendant que nous nous activons à sauver cette érudite de littérature, la voisine nous explique qu'elles ne se sont jamais quittées. Le mari est mort depuis toujours et les photos de sa famille désormais en poussière ont disparu dans une coulée de romans issus d'un volcan d'auteurs.

Elle n'a jamais arrêté de fumer et elle boit un Ricard le matin et le soir. Tous les jours. Avant, elle descendait boire au troquet, mais il a été remplacé par un magasin de fringues, et puis elle ne pouvait plus monter ces marches. Mais jamais elle n'a voulu quitter son chez-elle. Seul espace pour elle : les livres, toujours, tout le temps... Sa vie tient grâce au papier et à l'encre posée dessus. Ailleurs elle serait morte et se serait sans doute ennuyée dans la mort.

Le traitement commençant à faire effet, elle se réveille un peu et nous parle. Elle ne veut pas partir de chez elle, car elle a peur de ne pas revenir et ses livres comptent plus que tout. Je ne crois pas qu'elle soit démente, ou alors nous le sommes tous. Myriam nous dit qu'elle a près de 7 000 livres, car elle en stocke aussi dans les caves !

Elle a accepté d'aller en réanimation quelques jours, avec la garantie de revenir chez elle. Elle est partie avec quatre livres qui ont dû faire des jaloux dans sa réserve de bouquins. Cinq jours après, elle était chez elle, en pleine forme. Si un jour vous voyez de la lumière tard le soir, avec un nuage qui sent l'anisette et le tabac, ne vous inquiétez pas : la littérature fait une boum au quatrième, et si vous voulez y aller, c'est libre et toujours ouvert.

LA VIEILLE ET LE DÉMON

Il faut profiter des derniers vivants de la Seconde Guerre. Il n'y a pas que des résistants. L'extrême droite est dans le paysage politique depuis toujours. La collaboration a marqué la France et, comme dit souvent Wolinski : « Espérons que la Résistance et le CNR n'ont pas été une parenthèse. »

Vu de la rue, le premier étage n'a qu'une fenêtre ouverte. La concierge attend devant la porte et monte l'escalier spacieux avec une rampe en faux or. Elle explique que la dame a des difficultés à respirer. Elle habite ici depuis toujours, peut-être même qu'ils ont construit l'immeuble autour d'elle, mais c'est une légende urbaine. L'appartement est gigantesque, à faire rêver les mal logés. Il occupe tout l'étage. Les meubles sont volumineux et faits de bois noir austère. Tout est rangé et strict. Les murs sont tous vert-de-gris et les tapis tellement usés qu'il est facile de les confondre avec le plancher. Les pièces sont toutes fermées. La concierge nous explique que la vieille garde tout depuis 1930, les revues, les journaux... Ce sont des archives par tonnes ! Sur une petite table du salon qui n'a plus vu une paire de fesses s'asseoir sur le velours râpé des sièges depuis longtemps, la photo de Pétain et des portraits de vieux soldats avec des moustaches gauloises, pleins de galons et de médailles. Certains sont devenus la poussière même qui recouvre les lieux. Pendant que nous nous occupons de la patiente, la concierge, à l'accent du Portugal, raconte : « Elle est très méchante tout le temps, elle m'insulte, elle est raciste, pingre. Elle n'a plus aucune famille. »

Au plafond, des lustres des années 1920 émettent un faible signal lumineux jaunâtre. La salle de bains est une antiquité, avec le confort de cette époque : pas d'eau chaude, une baignoire magnifique et un poêlon pour chauffer l'eau. Le temps s'est arrêté chez elle, avec ses valises.

Un peu plus loin, la cuisine, qui n'a jamais été refaite depuis bientôt cent ans, avec un four ressemblant à une locomotive à vapeur. Les gamelles en cuivre sont des œuvres d'art et les ustensiles accrochés au mur attendent un festin ou d'autres ripailles qui ne sont jamais venus. L'argenterie est bien noire et les placards vides de toute denrée alimentaire. C'est la concierge qui lui monte la bouffe, « mais elle me paye pas ».

Dans une pièce donnant sur la rue, une chaise regarde la fenêtre. Cette chaise doit être à cette place depuis bien longtemps, tel un phare fixant le dehors et le temps. La vieille se met là depuis toujours, tous les après-midi, et elle regarde la rue. Dans la pénombre qui jouxte la porte du couloir, il y a un berceau en bois comme ceux des musées du Moyen Âge. « C'est le sien, quand elle était enfant. » Elle le garde depuis toujours et a entassé de la mousse dedans. Impossible de savoir pourquoi. Mais l'image est aussi terrifiante qu'un film d'Hitchcock.

Alors la concierge nous raconte l'histoire sordide de cette dame. Pendant l'Occupation, elle était déjà à sa fenêtre et aimait regarder les gens se faire arrêter et arriver au siège de la Gestapo, en face de chez elle, rue de la Pompe, dans le XVIe arrondissement de Paris. Elle était antisémite et le reste, même à la fin de sa vie ! Elle a raconté avoir dénoncé des juifs, ses voisins : hélas, je comprends pourquoi l'appartement est si grand. Elle a échappé à la mort à la Libération car elle était dans un cabinet médical, ne disait jamais rien sur personne et ne faisait pas de politique. Elle n'en fait toujours pas mais insulte tous les étrangers qu'elle voit dans la rue, en marmonnant dans sa bouche, avec son dentier qui s'entrechoque.

Dans un coin, il y a des vieux jouets en bois : un petit tricycle à donner le tétanos à un régiment, une balancelle prête à s'écrouler. Elle a tout gardé de sa vie, même ses haines. Quand on l'a mise sur le brancard, elle a protesté, car l'un d'entre nous est antillais et l'infirmière une belle Marocaine... Même ses vieux yeux distillaient de la haine.

Je me suis souvent demandé ce que j'aurais fait en 1940, si j'aurais eu le courage de Jean Moulin ou de Raymond Aubrac. Je ne sais pas, car je l'ai soignée comme les autres, ni plus ni moins. Quelques jours après, elle est morte.

LA MER, CONTE CONTEMPORAIN

La poésie de Rimbaud avec Sensation*: « Mais l'amour infini me montera dans l'âme / Et j'irai loin, bien loin, comme un bohémien / Par la nature, heureux, comme avec une femme. »*

Marion, au cœur si grand et à l'humanisme à trouver beau le laid, s'est décidée à devenir gériatre. Lorsqu'elle a demandé à rester dans le service de gériatrie de ce bel hôpital parisien, le chef de pôle, qu'elle croyait être son pote, l'a virée, car il voulait avoir la prime sur les objectifs financiers et n'aimait pas sa « marginalité ». Un con devenu chef est un néant.

Sans désespérer, elle est partie travailler dans une maison de retraite. Pas facile de trouver un intérêt dans la routine de vieillards dits « déments ». Chaque jour, la visite à 9 heures avec l'infirmière qui raconte ses douleurs, le jeune brancardier qui rêve d'être footballeur et la cadre sarkozyste... Elle a tenu six mois, critiquant souvent le fait que les vieux étaient posés devant le Journal de 13 heures de TF1, après être passés devant une jardinière de légumes entourée d'une viande d'une race irréelle et de desserts que seule la poubelle accepte d'engloutir. Cet établissement aurait dû s'appeler « La désespérance fleurie ». L'agonie moderne des vieilles gens est une longue attente aux révoltes rêvées.

Un matin, Marion est entrée dans la chambre d'André, 77 ans, ancien professeur de français placé ici en raison de son handicap à la marche après une fracture du fémur. Il habitait au cinquième sans ascenseur, alors on l'a déposé là. Il ne disait rien depuis des mois. L'aide-soignant l'avait surnommé l'« Huître » et ça faisait rire la cadre. Il a attendu d'être seul avec la toubib, l'a regardée et tenté un « Je m'ennuie ». Elle lui a demandé ce qu'il voulait. « Des livres... De l'air... » La cadre lui a tendu un vieux *Paris-Match* et a ouvert la fenêtre... « Ça aurait pu être pire », a murmuré André. Marion s'est marrée et la cadre est partie en jugeant ce pensionnaire irascible, incohérent, et en déclarant qu'il fallait majorer ses calmants.

Notre gériatre n'a pas dormi et a réfléchi jusqu'à l'arrivée au sommet de la montagne de son idée. Le lendemain, elle a bâti le projet avec le directeur de l'établissement, tout aussi enthousiaste : douze vieux volontaires iront revoir la mer ! Un mois de préparatifs et de formalités a été nécessaire pour le voyage. Certains n'avaient plus vu la mer depuis plus de soixante ans ! André décida de lâcher le déambulateur et de reprendre la canne, et la kiné, avant le départ, a redoublé l'exercice.

Le grand jour arriva. Ils ont enlevé robes de chambre et pyjamas pour mettre les beaux habits, comme si *La Java bleue* allait être jouée au bord de la Marne un dimanche. Cela ressemblait à une évacuation sanitaire. Il a fallu installer les plus invalides, prévoir les médicaments, les couches-culottes, les chaises roulantes, les préparations liquides pour les nourrir... Mais Marion avait tout prévu, même la musique dans le bus. Et, dès le premier virage, ça a commencé à papoter comme des mômes, avec souvenirs et potins, petits refrains fredonnés et compliments des hommes à ces dames sur la tenue de leur coiffure. Vues de haut, elles ressemblaient à un déplacement de pelotes de laine colorées !

À l'arrivée, ils ont eu du mal à sortir sur la plage, regardant longuement l'objectif atteint. Une vieille a refusé la chaise roulante et a pris le bras de l'accompagnateur pour aller marcher sur le sable en pleurant en silence. Les douze vieux ont fini sur le sable. André levait ses bras au ciel en marmonnant. Le soir, ils ont mangé à l'auberge et ont bu un verre de vin. Il paraît même qu'ils se sont couchés tard... C'est-à-dire bien après le Journal des régions de la 3, en langage maison de retraite. Le rire est apparu autour de la table lorsque André a chanté puis a proposé d'aller voir les étoiles.

Clopin-clopant, la bande d'instables est partie vers la terrasse. Les vieilles, redevenues femmes, ont rajusté leur coiffe et les hommes se sont occupés de ceux qui ne marchaient pas bien. Sur la terrasse, ils ont regardé le ciel étoilé. Certains ont dû confondre avec les villages de la côte, mais on s'en fout. Ils n'ont pas touché à leurs compléments alimentaires, n'ont pas pris leur calmant pour dormir. Au bout de huit jours, presque tous étaient redevenus continents et plus éveillés. Ils mangeaient tous à table et la télé était éteinte.

Marion en a un peu pleuré à son retour lorsqu'elle m'a raconté son histoire : fière simplement d'avoir fait du bon boulot. André lui a écrit une belle lettre en pleins et déliés pour lui dire que ça avait été son plus beau voyage. Sans doute son dernier, mais le plus merveilleux.

LE JOUR S'EST LEVÉ

De la fermeture des maternités, du manque de place, des restrictions budgétaires, il résulte que nous faisons de plus en plus d'accouchements à domicile.

Par le calme et la torpeur de l'été, Paris change de tempo, de bruit et d'odeur. Travailler la nuit dans Paname, c'est traverser des quartiers devenus tantôt déserts et tantôt villages, ou rencontrer des joyeux rassemblements de touristes bariolés. La Seine est un miroir dans lequel les quais et les façades ont plaisir à se mirer. Rouler dans Paris à ces heures tardives, c'est croiser l'histoire du pays à chaque pavé. Le bleu des gyrophares va si bien au blues des murs, c'est un peu comme dans les décors de films en noir et blanc, avec un Sinatra qui fredonne *Night and Day* juste à l'angle de la rue. Oh, pardon ! C'est un homme ivre qui vomit, et pas un crooner...

Oui, je sais, faire de la poésie lorsqu'on est de garde ou trouver un peu de beau dans le laid est un exercice hasardeux et ridicule. Mais il faut bien mettre un peu de poésie dans l'exercice de l'urgence, sinon le gouffre de la tristesse vous attire. L'été, les malades ne partent pas en vacances et les détresses de toutes sortes se produisent. Et il n'est pas simple de travailler, avec toutes les fermetures de lits dans les cliniques ou les hôpitaux publics. Certains patients se retrouvent bien malgré eux dans des situations périlleuses.

En arrivant devant l'immeuble, le ciel venait juste de poser la lune dans le noir et les étoiles. Il fait chaud, à monter les six étages dans cette cage d'escalier lugubre et étroite. C'est là que je regrette d'avoir abusé du saucisson et du rosé au Festival d'Avignon !

Géraldine va être maman. Sûr que le bébé devait arriver après le 15 août. Mais, en pleine nuit, panique du futur papa, car la clinique est fermée et les maternités publiques « n'ont pas de place ». On sent que la société a envie de le voir, ce bébé... Alors ils ont appelé les secours. C'est un peu angoissant, pour toute l'équipe, d'aller sur un accouchement en cours. Impossible d'évacuer, car la perte des eaux et les contractions annoncent l'arrivée imminente. Depuis toujours, nous naissons. L'émotion se lit sur les visages de l'équipe médicale, comme sur ceux des pompiers. Oh là là ! C'est le moment où tous les soignants ont la sueur au front, les hormones au plus bas, la trouille, l'espoir que tout se passe pour le mieux. Mais, dans un « glong », c'est le papa qui est par terre. Deux pompiers lui relèvent les jambes pendant que sa femme les écarte, et c'est la tête toute flapie du bébé qui va sortir. M'appliquant avec des gants stériles, je n'en mène pas large, me demandant si je ne ferais pas mieux de l'empêcher de sortir, dans ce monde cruel... Mais il vient.

L'arrivée de ma collègue pédiatre, le docteur Céline Farges, permet de renforcer la qualité de l'accouchement, qui à tout moment peut devenir catastrophique. Elle guide la manœuvre en deux temps, trois mouvements. Non, il n'y a pas de John Wayne qui fait chauffer de l'eau chaude, ni de docteur alcoolique des films de John Ford, mais un petit côté rustique qui fait la grandeur de cette situation.

Ah, mais nous apercevons la tête de la petite fille. Incroyable, de voir un tel volume sortir d'un si petit bassin. Le silence. Lourd, pesant, interminable, en attendant le cri. Céline, sans émotion, avec des gestes précis et délicats, agit. Deux petites aspirations et... hop ! La petite fille hurle. Tout le monde est heureux. La machine est partie pour au moins cent ans ! La maman va bien et, pour le geste, nous avons allongé le papa à côté d'elle.

En sortant, il était 5 heures du matin, le jour se levait à peine. « Paris s'éveille », chante Dutronc, et une petite Parisienne vient de débarquer dans un monde que nous devons lui faire beau comme ses rêves. Pas de lambin dans l'équipe, au boulot !

UNE CHEVILLE À L'OPÉRA

Mitterrand a fait la BNF. Merveilleux lieu d'étude et de travail. Qu'est-ce que la gauche sinon la culture et la Sécurité sociale ? En temps de crise, investir dans la culture pour tous et partout équivaut à l'or de l'avenir.

1993, hier donc, j'étais interne aux urgences de l'hôpital Saint-Antoine. Il se faisait tard, et, à cette époque, il n'y avait aucun médecin senior, mais à l'ombre des amis le travail n'est jamais difficile. Nous étions quatre internes seuls aux urgences, mais ça n'était pas le KO d'aujourd'hui, car il y avait plus de structures d'urgences, l'organisation avec la médecine de ville et les dispensaires était plus performante et la misère moins importante.

Après mes quatorze heures de boulot et le rituel de l'apéro dans le bureau du chef, j'allais quitter enfin le service en remontant sur ma vieille pétoire, une Suzuk' 125. Mais, à l'accueil, j'entendis des cris. Deux bonshommes très petits, précieux et bien habillés, vociféraient et gesticulaient. On aurait dit deux cockers aux abois. En début et fin de phrase, ils prononçaient le mot « opéra » avec une voix gutturale et appuyée dans les basses. L'Opéra de la

Bastille, dit Mitterrand, connaissait des débuts compliqués et le troupeau des hyènes journalistiques le fusillait, car il était convenu de tout détruire de la gauche en ce régime de cohabitation. Les braves pompiers arrivèrent alors avec une grande et belle femme en pleurs sur le brancard. Moi, à l'époque, j'étais déjà à tenter de traduire les paroles de Springsteen et à faire le con avec l'accordéon dans mon garage avec des potes aujourd'hui devenu grands. L'Opéra, je ne connaissais pas et je n'y avais jamais foutu mes bottes.

Mais les deux élégants, me voyant passer, m'ont comme plaqué au mur ! « Vite, on vous dit, c'est la cata, le spectacle... Oh là là ! Opéra ! Oh là là ! » Bon, je finis par traduire le langage stressé de ces deux responsables : la grande cantatrice s'était vautrée en descendant d'un des plateaux qui constituaient la scène de l'Opéra de la Bastille, dit « populaire » par François Mitterrand. Ben oui, le père François voulait des opéras, des bibliothèques, de la culture, et aujourd'hui le locataire de l'Élysée se fait des week-ends au Maroc et construire un avion...

Mais revenons à Carmen, car c'était elle ! Ce spectacle était un peu la dernière chance de cet Opéra qui sentait proche le moment de se voir transformé en supermarché. La pression sur les artistes était à son comble et voilà que la cheville laisse tomber Carmen ! L'enjeu nous a intéressés et changeait des habitudes. On a fait la radio bien vite. Une simple entorse, mais aux conséquences redoutables, et le risque pour toute une troupe de ne pas jouer.

En annonçant qu'il n'y avait pas de fracture, les deux gars ont failli faire des petits, mais la cantatrice n'était pas rassurée, car la douleur était bien forte. À l'époque, nous faisions des strappings (contentions de la cheville avec des bandes), mais il fallait les changer toutes les six heures pour qu'ils soient efficaces. Mon bon ami et chef de service trouva la solution et me dépêcha sur place tout en hurlant les airs si connus de cet opéra. Et il chantait très mal. Pour la première fois de ma vie, j'allais m'occuper de la cheville de Carmen. Excusez du peu ! Je n'en étais pas peu fier : l'Assistance publique-Hôpitaux de Paris envoie son Gavroche s'occuper de Carmen, la soliste de cet opéra populaire ! Quel pied !

D'emblée, je découvris un univers de beauté et de travail. Tous ces artistes, le lieu voulu par Mitterrand, les costumes, les musiciens extraordinaires, le chef d'orchestre incroyable... Je n'ai jamais revu autant de monde autour d'un de mes pansements. Le lendemain, j'étais affublé du titre de médecin de Carmen ! Puis, le jour suivant, pour la couturière, devenue un enjeu politique et de polémique, je me trouvais être seul dans la salle à découvrir Carmen. La cheville a tenu et le spectacle a été un succès. Les deux bonshommes m'ont remercié et sont partis tout excités. Lorsque la chanteuse m'a demandé ce qu'elle me devait, j'ai répondu « rien », car elle venait de me faire découvrir un univers magique qui valait plus que tout.

Mon Mitterrand à moi, c'est l'importance de la culture sous toutes ses formes, de l'Opéra de la Bastille à la BNF...

POUR QUELQUES PERLES D'EAU

Ce n'est pas ma faute: si j'avais eu plus de talent, j'aurais fait des romans, des poèmes... tellement de ces choses inaccessibles.

J'en ai vu couler à créer un nouvel océan à l'eau plus claire et plus douce qu'aucune autre. Qu'elles tombent sur le visage tout juste sorti d'un ventre ou des pâles figures fripées par le temps, elles glissent en silence pendant que le corps hurle. De grosses gouttes ou de petits diamants, les larmes sont encore plus universelles que le sang. Il n'y a pas de groupes de larmes comme les groupes sanguins; c'est de l'eau, avec un peu de sel... C'est tout simple de complexité, comme les peines. Les retenir n'est pas chose facile. Si elles décident de sortir prendre l'air, elles partent et montrent au monde le gouffre de la tristesse.

C'est le moment où plus rien ne peut arrêter le flot de larmes, feutré et calme. L'œil, piqué, rouge triste, se remplit comme un bocal à poissons. Elles quittent leur repaire au coin des yeux qui se voilent, le visage déplié de tout masque prend celui du désarroi, sans voile, et aucun détail n'échappe à la goutte qui descend. Les plaies du cœur, de la conscience et de l'inconscience ont un chemin balisé, le même depuis la nuit des temps. La tristesse a son parcours. Comme si elle allait prévenir le cœur, elle descend le long de la joue, de cette bouille fracassée par le désespoir. Qui n'a pas pleuré ne sait pas ce que sont la vie et la valeur des choses. Mais quel est le con qui a dit que « le fort est celui qui ne pleure pas » ? Ce sont le psychopathe, le fou, le méchant qui ne pleurent jamais. La force, c'est de laisser couler la tristesse de ses diamants éternels.

Certaines sont rusées, passent par des tunnels secrets et atterrissent dans le nez, pour en sortir avec la morve. Celles qui tombent du visage ne font pas de taches. Leur transparence ne laisse aucune trace, comme si la tristesse voulait passer inaperçue.

Comme vous, je les ai vues couler sur moi et sur les autres, de tous les âges et tous les visages. Des chevaliers à la triste figure aux princesses terrorisées, des enfants aux douleurs insoutenables, des figures des proches lorsque les mains qu'ils tiennent vacillent en échappant à la vie, ou des vieillards sombrant dans la dépression en pensant aux jours heureux... Tous ont les mêmes larmes. C'est le départ de la fracture sentimentale. Que le deuil commence ! L'autre est parti dans sa mort et celui qui reste agonise déjà dans le désespoir, noyé dans le fleuve des sanglots.

Mais les larmes sont contagieuses et, devant l'effroi, elles s'invitent sur le visage des soignants ou des gens qui regardent. Le rire se communique et les larmes sont contagieuses. Pleurer ! Quelle que soit la couleur de peau, les souffrances sont pareilles. Quelle que soit la maladie, la cause, les larmes sont les mêmes sur tous les visages. Nous avons tous pleuré devant cette mère anéantie d'avoir vu son enfant écrasé par un camion. Les cris se mêlent aux gémissements pendant que les gouttes coulent à flots et que les sanglots sortent à gros bouillons.

Sur mon épaule, cette vieille femme asiatique pleure les mêmes larmes que d'autres, car son mari est mort en allant chercher le pain. Pourtant, tout allait bien... Tout va toujours bien avant que les larmes donnent l'alarme... Et je pleure avec elle devant sa vie qui vient de changer, comme un croc-en-jambe de son destin. Elle s'abandonne au désespoir dans une violence inouïe. Et le cœur saigne de ce sang clair le long du visage, comme pour envoyer des signaux de détresse. Même en ne parlant pas la langue, je comprends la situation. La douleur est une triste langue universelle.

Nous sommes tous étrangers aux détresses des autres, mais la compassion va jusqu'à nous tirer les larmes. Pas simple pour les soignants lorsque le malade qu'ils suivent depuis des années pour un cancer meurt. Même si on nous apprend à ne pas pleurer, à nous protéger, le transfert ou la remémoration de nos tristesses anciennes nous font pleurer, et, paradoxalement, plus je vieillis, moins je m'y fais.

Mais où vont tous ces flots de larmes, vers quel océan ? C'est alors que Charb et Luz m'ont emmené boire un coup...

C'ÉTAIT MIEUX AVANT ?

Finalement, si nous cherchions la joie dans le présent ? La nostalgie est un poison.

Ah, la belle nostalgie, quand elle nous tient... « C'était mieux avant », comme pour lancer une incantation sur notre incapacité à faire mieux qu'au temps passé. Pourtant, en matière de santé, les sciences ont aidé le progrès. Bien entendu, ce progrès est d'autant plus merveilleux qu'il est déconnecté des dividendes reversés aux actionnaires qui se goinfrent de pognon en regardant les malades bouffer des médicaments dangereux... Mais les scandales du Mediator et autres ne doivent pas faire oublier l'amélioration considérable de certaines prises en charge. Laissez-moi vous emmener sur un cas... Mais non, n'ayez pas peur, ça va bien se passer, il n'y aura pas de sang ni de scène épouvantable. Luce Lapin peut être rassurée...

Nous arrivons chez Charles. Cinquante-cinq ans d'une vie banale, avec les excès, les problèmes du chômage, de la séparation et du cœur qui se brise. C'est un peu comme dans le film de Claude Sautet *Vincent, François, Paul et...* Charles, qui, dans les années 1970, aurait été diagnostiqué du même infarctus du myocarde, sauf que les médecins l'auraient mis au lit avec des traitements qui ne sont plus utilisés aujourd'hui.

C'était vraiment pas mieux avant, car, en cette nuit de 2011, en moins d'une demi-heure, nous voici au beau milieu d'une salle de coronarographie – répétez, pour voir! Il est 5 heures du matin et nous sommes dans le service public hospitalier. Son artère est débouchée en deux temps, trois mouvements. Tout simplement. Impensable jadis, au bon temps du temps d'avant. D'accord, la peinture des murs s'est écaillée, les couloirs sont un peu plus sales, il manque du personnel, il y a moins de lits d'hospitalisation qu'avant et l'ascenseur est en panne... C'était peut-être mieux avant côté matériel. Mais, d'un point de vue scientifique, le progrès est incontestable et le Charles a un cœur neuf, vaillant et haut, qui ne se brisera pas d'une larme.

Il y a quarante ans, ils lui auraient serré la main en lui mettant la marque de « cardiaque », lui interdisant de faire quoi que ce soit. C'était pas mieux avant, et pour sûr que si on pouvait y retourner avec ce qu'on sait aujourd'hui, il y a un paquet de cœurs qui n'auraient pas cessé de battre. Mais la science a beau évoluer, elle n'a jamais fait changer la connerie des actionnaires ni des politiques.

L'avoir sorti de cet épisode aigu et urgent ne va pas changer sa vie. Dans le couloir, il n'y a personne, car Charles est divorcé et ne voit plus ses enfants. C'était peut-être mieux avant pour lui, lorsque son épouse était là et les enfants joyeux... Avant que les dettes s'accumulent, lorsqu'il a perdu son emploi. Il m'a demandé quand même d'appeler sa femme, afin de prévenir sans doute la seule personne qui lui reste. Il y en a qui n'ont que les animaux de compagnie. Nous avons de la chance, Apple ne leur a pas encore inventé un portable du style iBébête...

Alors je l'ai appelée, et j'ai eu son répondeur. Une voix enjouée disait : « Salut, salut, bonjour les hirondelles, y a d'la joie, laissez un message. » Et moi de dire : « Heu... C'est le médecin du Samu, votre mari est en réanimation... Rappelez-nous... » Vous devriez vous méfier des objets modernes et des messages qui restent.

Nous avons attendu un peu, pour être certains que le cœur retrouvait une santé. C'est alors qu'une infirmière est entrée et nous a dit : il y a une dame pour le monsieur. Je suis allé voir, et c'étaient les hirondelles ! Pour lui remonter le moral, nous l'avons équipée comme un médecin et elle est entrée. Le Charles a failli en refaire un infarctus ! Heureusement qu'on avait refait son cœur à neuf, en quelque sorte.

Elle... Lui... Cette chronique ne nous concerne plus et on s'en va voir ailleurs si c'était mieux demain. J'en suis certain, et que la nostalgie crève, je ne lui sauverai pas son cœur de chauffe !

UNE VIE AU BOUT DU FIL

C'est la première fois que je sauvais un enfant par téléphone et grâce à son papa. Le bébé va bien et ils vivent très heureux.

La journée se déroulait simplement, dans cette grande salle de régulation du Samu qui reçoit tous les appels au secours. Comme dans tous les départements, entre celle-ci et celle des pompiers, tous les malheurs du pays arrivent. Une sorte de routine, avec la sonnerie des téléphones, les permanenciers qui reçoivent l'appel, plus ou moins aimable, plus ou moins douloureux, de l'accident à la maladie, des jeunes et vieux, des loisirs et du travail... Tout est tout le temps possible. Si besoin, ils déclenchent les secours ou passent l'appel au médecin urgentiste, dit « régulateur ». Sur les oreilles, c'est un casque téléphonique en remplacement du stéthoscope, mais le but est le même : écouter la souffrance de la vie.

Le casque sur les oreilles, donc, le visage éclairé par le soleil de printemps, je m'y colle en ressentant comme une frustration de ne pas être au pied du malade tout en étant très proche de sa douleur par la voix. Les pires sont celles qu'on ne voit pas : ces cris de parents qui découvrent l'enfant pendu, celle des enfants qui retrouvent leur père froid dans le lit au petit matin ou leur mère qui ne respire plus à cause de son cancer. Chaque fois cette supplique, simple et énorme : « Venez. » Ce sont 1 000 appels par jour sur Paris, plus de 20 millions par an en France. Notre job est alors de faire de la sémiologie téléphonique et d'effectuer le « tri ». Tout le monde appelle pour tout, pour rien ou pour le pire, les jeunes, les vieux, les tristes, les riches, les pauvres, les cas très graves et les moins urgents. Dans ces locaux, les drames se jouent par procuration et les scénarios catastrophes ne se voient pas mais s'entendent, ce qui est sans doute encore plus angoissant.

Soudain, dans cette criée des urgences de la ville, la voix de la permanencière s'éraille et la main se lève pour me signaler l'appel qu'elle me bascule aussitôt. Un père gardait son enfant à l'heure de la sieste. Il a voulu aller voir s'il dormait, mais la faucheuse était passée. Il nous a appelés tout de suite, car son bébé était bleu, ne bougeait plus. C'est la mort subite du nouveau-né. Au téléphone, il ne sait quoi faire, son bébé dans ses bras, la voix sidérée par l'effroi. En même temps que les pompiers et l'équipe du Samu partent à fond, il nous faut sauver l'enfant grâce à son père terrorisé. Aller retrouver, au fond de moi, l'énergie de la persuasion et la mettre dans la voix pour le guider dans les gestes.

Ne regardant que ma table et le clavier de l'ordinateur, je suis en fait à côté de lui et j'entends ce père qui appuie sur le corps du bébé, très vite, en même temps que je compte en ponctuant par un : « Maintenant, soufflez dans sa bouche et son nez, et allez, on y va ! Les secours arrivent, on continue ! » Les secondes sont lourdes, la sueur coule sur mon front, le silence s'est fait tout autour, comme pour me donner de la force, et tout repose sur ce téléphone. Soudain il me lance : « Il est moins bleu ! » Au même moment, au loin, j'entends les pin-pon, puis les bruits des bottes qui grimpent les escaliers et qui entrent. Les voix des équipes arrivées dans l'appartement prennent le relais. Le téléphone coupe et je suis comme au milieu du désert à attendre le bus...

C'est alors que mon collègue Benoît rappelle : « C'est bon, il est reparti, on le prend en charge. » La salle de régulation applaudit. C'est con, peut-être, comme réflexe, mais nous étions tous heureux, derrière nos écrans, d'avoir sauvé un enfant. J'ai perdu à peu près deux litres d'eau, mais le petit homme a gardé sa vie. Ce n'est pas moi le héros, mais toute une chaîne de services publics, qui existe grâce à la structuration sociale et aux progrès de la civilisation. Ce n'est pas moi, mais une somme invisible de temps et de progrès.

LES SANGLOTS TRÈS LONGS...

Elle va très bien, cette demoiselle qui a trouvé son damoiseau.

Vous connaissez ces jours où nous nous surprenons à penser, comme Verlaine, à des « violons de l'automne », où les *Fragments d'un discours amoureux* s'assemblent en une triste cohérence de nos malheurs, où l'on comprend les larmes des amis du poème de Desnos qui se sont lâché la main, où nous devenons le Roméo et la Juliette d'un William qui depuis des siècles n'en finit pas de montrer la fragilité du bonheur amoureux. C'est par un de ces jours qu'elle s'est perchée au sommet pour sauter en bas et aller en haut. L'immeuble la tient encore du bout du toit. Elle pleure à grosses larmes et avec des sanglots par vagues. Les secours n'ont pas été simples à déclencher car, pour quelques-uns, la médecine sans sang n'est pas urgente. Finalement, tout le monde est là, de bas en haut.

Elle a enjambé la fenêtre et s'est coincée avec son portable, prête à sauter du septième. La maladie dépressive a emporté tout son libre arbitre. Elle est noyée par ses larmes. Les imbéciles ne comprendront jamais la peine, ils croient que la vie est aussi simple qu'un entraînement de foot, et leurs phrases toutes faites du style : « C'est la vie », « Allez, du courage, c'est rien » ne passent pas car, pour elle, c'est tout ! Du courage, elle en a, mais pour sauter.

Sur la table de son studio, elle a laissé une courte lettre. « Je suis iranienne, mon père est mort. Je suis seule. Il ne m'a jamais aimée. Pardon. » Il n'y a chez elle que son abandon. Face au vide, elle ne dit rien. Les reniflements, ponctués de soupirs appuyés avec des petits « bouh » tout faibles, tout doux, sortent de sa bouche. Au loin, il y a Paris qui vit, le Paris en plein soleil de printemps. Nous sommes trois à tenter d'empêcher la culbute vers sa mort. Les pompiers essayent au péril de leur vie de monter sur le toit pour la retenir. Je ne lui parle plus à elle, mais à celle qu'elle a été et qui est prise au piège de la maladie, à celle qui lutte pour ne pas sauter car il y a un filet d'espoir, toujours, tout le temps, même si ça demande une énergie énorme de lui montrer un chemin autre que celui du cimetière. Je lui tends des clés pour sortir de sa prison, j'offre l'épaule pour poser sa tête trop lourde de ses souffrances, chaque seconde est une victoire sur sa menace de suicide.

Elle regarde au loin, le vent passe dans ses cheveux. Manquait plus que lui pour la faire basculer ! Nous avons peur, mais je parle sans presser le ton comminatoire et... elle commence à parler un peu. Les mots sortent, au prix d'un effort démesuré qu'elle réussit à faire.

Le zinc sous ses pieds commence à montrer des signes de faiblesse. Manquerait plus qu'elle tombe par accident en voulant ne plus sauter. Un petit signe de la tête en guise de oui dans des sanglots, très rythmés, très monotones, et des gémissements du fond de sa souffrance. Elle accepte de nous suivre !

Le pompier, harnaché comme un alpiniste des sommets inaccessibles, entoure son petit abdomen. Elle ne se retourne pas et regarde au loin, comme pour se laisser porter par un espoir inattendu.

Doucement elle est amenée à l'intérieur de son appartement où tout le monde est heureux de la voir revenir. En lui demandant de ne plus faire d'effort et de nous laisser faire, d'accepter de venir avec nous voir les psychiatres, vous pouvez imaginer tout le chemin qu'elle a parcouru en cet après-midi. Elle a été hospitalisée et elle s'est reposée. Récemment, j'ai su par son psychiatre qu'elle avait retrouvé un travail et qu'un amour avait remplacé tous ses maux.

LA FORCE TRÈS SPÉCIALE FRANÇAISE

Les fous voyagent. La mondialisation leur a permis de partir loin. Au Samu de Paris, il y a en permanence environ vingt dossiers de fous en pleine crise à rapatrier de toute la Terre... comme celui-là !

Depuis longtemps, Jean délire. Doucement, sûrement, la maladie mentale l'a envahi. L'échec de toutes les tentatives de formation professionnelle ont fait suite à son échec scolaire. Son entourage a fini par l'abandonner. Au départ, il a dû se faire traiter de menteur, puis de manipulateur, puis de dingue à carrément fêlé, taré et fou. Il présente un aspect plutôt singulier ou, comme diraient les milieux branchés parisiens, un style. Avec sa trentaine bedonnante, ses cheveux gras en casque, sa barbiche, ses bottes de jardin vertes, son pantalon bien grand remonté à la poitrine, sa casquette de militaire « capitonnée d'aluminium à cause des rayons cosmiques » et son tee-shirt usé et troué marqué « FBI », il ne fait pas fou : il l'est.

Les fous d'aujourd'hui ne sont pas ceux d'hier. Ils se sont emparés des technologies modernes. Un délirant, un schizophrène, un maniaco-dépressif est sur Facebook, sur Twitter… Et c'est pour lui un paradis. Le malade mental devient un cyberfou, sur les réseaux dits sociaux il peut utiliser des personnages, inventer des jeux imaginaires. Jean passait des heures, des jours sur Internet, sous diverses identités, jusqu'au jour où… À force d'entendre parler d'Al-Qaida, du terrorisme, des victimes, de voir les images à la télé, partout, tout le temps, il a annoncé à ses thérapeutes : « Je vais aller combattre Al-Qaida. » Ah ! Et personne ne l'a cru.

Un jour, il obtient une permission de sortir des murs de son centre psychiatrique. Qu'a-t-il fait ? Il a annoncé sur Internet, tel le débarquement du 6 juin 1944, qu'il partait ! Il a acheté son billet d'avion, il est allé à l'aéroport, et l'oiseau rare s'est envolé pour le désert du Mali. Arrivé là-bas, il a marché seul vers le nord pour en découdre avec Al-Qaida.

La traque de petit Jean a duré un temps certain. Les gens ont été gentils avec lui, il n'a pas été blessé, même les terroristes l'ont laissé tranquille. Ils n'ont pas voulu le prendre comme otage, ce qui est dommage, car ils auraient alors tous renoncé à leur guerre tellement il aurait perturbé leur fonctionnement ! Des villageois l'ont amené à la gendarmerie du coin du désert, très loin, et il a mis quinze jours à revenir à l'ambassade de France. À part des châteaux de sable, il n'a rien détruit du tout. Fatigué, amaigri, mais toujours aussi délirant.

Le Quai d'Orsay se charge de ramener les Français fous dans l'Hexagone après un avis médical. Un petit nombre de ces Français se baladent sur la planète, finissent leur promenade dans les services d'urgences de tous les pays et sont rapatriés après avoir reçu de bonnes doses de calmants. Devant organiser le retour de Jean, notre force spéciale française, j'ai téléphoné à l'hôpital psychiatrique de son secteur. J'ai juste eu besoin de dire son prénom à l'infirmière : « Jean !! Oh ! Il est là-bas ??? Nan !!! » Et je l'entends hurler : « Céciile ! On a retrouvé M. Jean. Il l'a fait ! » Tout le centre psychiatrique le cherchait depuis trois mois et lui, l'homme à la folie honnête et décisive, avait donné corps à son délire : aller combattre Al-Qaida en plein désert.

Il n'a fait de mal à personne. Son univers, sa pensée, ses conversations avec ses amis imaginaires, ses combats et ses interprétations de tout ce qu'il entend et lit sur la Toile remplissent son cerveau kaléidoscopique. Il est un fou contemporain. Le monde d'Internet est un pays providentiel pour la folie. Sans doute est-il en train de raconter son attaque aux autres malades et, qui sait, peut-être qu'elle fera sourire les grands dépressifs et que ce sera sa victoire.

À toutes fins utiles, j'ai vérifié, ça ne peut pas être lui qui a tué Ben Laden, il a un alibi : il écoutait son ami imaginaire au pied d'un réverbère.

LES CULOTTES PASSENT ET LES TRACES RESTENT

Le procès d'Outreau n'a rien changé au risque de tomber dans la rumeur.

Le médecin de cette petite ville de banlieue était bien sympathique. Dynamique, présent, sérieux, avec l'image du notable, socialiste dans la vie, radical à table et de droite au volant : le bon médecin de famille ! Il était un ami de mon père, et moi je l'aimais bien car il tentait sans succès de me soigner mon acné et mes angoisses, mais, l'un n'allant pas sans les autres, il n'y arrivait pas, ce qui me le rendait encore plus sympathique. Un jour, coup de théâtre : les gendarmes viennent l'arrêter dans son cabinet devant ses malades. Tempête sur la ville : le médecin arrêté au vu et au su de tout le monde. La presse locale, à la façon du *Washington Post,* s'empare du sujet. Les betteraves de Seine-et-Marne en parlaient entre elles et le blé en perdait ses épis. Il était allé voir une dame à son domicile qui lui avait demandé une consultation en urgence. Il ne s'était pas dérobé à sa mission. À l'arrivée, elle l'attendait nue sous son peignoir, seule dans son petit pavillon. Très chaleureuse, elle lui avait proposé de boire un coup ; elle avait mal au ventre, puis partout... tout et n'importe quoi. Il l'examina, sans omettre les touchers pelvien, rectal et vaginal, qui font partie de l'examen clinique. Ils aident au diagnostic et éliminent, entre autres, l'appendicite, une torsion des annexes, une grossesse extra-utérine... Il resta un long moment, et elle téléphona à quelqu'un pour lui dire que le docteur était là. Il lui fit une ordonnance. Il partit. Quelques heures après, il avait les menottes. Elle avait porté plainte pour viol.

Les quarante-huit heures et la une des journaux locaux, en ce début des années 1980, ont enterré sa réputation dans la terre de la Brie, son passé, son présent, son couple et son futur. Ce n'était pas l'époque des prélèvements ADN... La jeune femme avait monté son coup avec perversion et machiavélisme. Elle en voulait aux médecins et aux psychiatres de la mort de son père... Bref, le pauvre toubib en est sorti blanchi mais bien noir dans sa tête ! Elle est entrée en hôpital psychiatrique. Le brave docteur est devenu alcoolique. Il a bien essayé de reprendre, mais la rumeur était devenue sa compagne à chaque coin de rue, avec le « Vous savez... », et la bouteille, sa meilleure amie. Il en est mort.

Au début des années 1990, dans un hôpital parisien, une femme totalement ivre est arrivée aux urgences. Toute jeune, visage de rebelle, la beauté cachée par la violence intériorisée de ses désespoirs et sa crasse ! Elle puait à faire fuir tout chien renifleur ou tout insecte. Le personnel l'a prise en charge, a jeté ses affaires et l'a lavée et habillée de neuf. Le médecin a fini par venir l'examiner. Elle est sortie rapidement des urgences et a couru au commissariat y porter plainte pour viol. Accusation terrible pour un crime épouvantable. La police judiciaire n'a pas fait de détail et est venue arrêter le médecin en plein milieu des urgences. Tollé général, car il était aimé de toute l'équipe, irréprochable, compétent et gentil. Tous ses proches ont téléphoné à leurs connaissances influentes pour le sortir de garde à vue, crié au racisme car il était d'origine étrangère, hurlé contre la femme, devenue « la folle, l'hystérique, la SDF... », les patrons de l'hôpital ont appelé les ministères. Lors de la confrontation, la jeune femme n'a pas su le reconnaître. Elle est redevenue rebelle et s'est tirée en insultant tout le monde ! Et tout le monde était content. L'affaire s'est arrêtée là. La jeune fille a été rendue à sa vinasse, dans la rue, dans sa boue, et a disparu. Quelques mois après, ce médecin a été arrêté pour viols en série, prouvés par l'ADN.

Vous savez bien que ceci n'a rien à voir avec l'actualité du moment et que la recherche de la vérité est complexe. Les temps de la médecine, du malade, de l'accusé, de la victime, de la police et de la justice ne sont pas les mêmes. Mais nous sommes tous confrontés à la même merde, à cette pourriture qu'est la rumeur.

SAMEDI 14 MAI 2011

C'est le récit de ma première rencontre avec Stéphane Hessel. Quel bonheur !

Le plateau des Glières est un lieu de résistance. Cet endroit de la Savoie a connu un massacre, commis par les nazis contre les partisans, qui s'étaient structurés en armée dès 1941. Depuis 2007, ce lieu s'anime deux fois par an. Une fois pour faire croire que le président de la République s'intéresse à l'histoire et une seconde fois à l'occasion du rassemblement organisé par l'association Citoyens résistants. Des personnalités comme Raymond Aubrac, Daniel Cordier viennent y expliquer la pensée humaniste, l'importance des luttes et la pensée politique du Conseil national de la Résistance. Du lourd. C'est donc en ce lieu historique que cette année, avec Gérard Mordillat, je me suis rendu pour participer à des débats citoyens.

En ce samedi, tout le monde parlait résistance et politique. La route sinueuse et le côté bateau en pleine tempête de la voiture nous ont fait regretter les cafés-croissants à plus de 10 euros du TGV, qui avait une heure de retard. Mais nous sommes bien arrivés, dans une ambiance chaleureuse. Les débats furent passionnants.

Je devais repartir le soir même et celui qui allait m'emmener à la gare me dit que j'allais voyager avec Stéphane Hessel et l'économiste et philosophe Frédéric Lordon. Sous la pluie, je vis arriver le bon Hessel, dont j'ai depuis lu l'ouvrage avec admiration. Avec sa démarche malhabile, comme un pantin libéré de ses fils, il s'assit dans la voiture et s'excusa d'être en retard en expliquant qu'il ne comprenait pas l'intérêt des autographes ! Nous, nous l'écoutions en trouvant que les kilomètres étaient bien courts.

Il parlait et trouvait de l'intérêt en toute chose. Il nous raconta son livre *Indignez-vous !,* dont l'idée était née au cours d'un rassemblement antérieur, en ce même lieu. D'abord imprimé à 8000 exemplaires, il en est à plus de 3 millions vendus en France et a été traduit dans 25 langues !

Arrivés à la gare de Bellegarde, nous attendions sur le quai. Soudain, le sourire en coin et les yeux clos, il lâcha : « La vie commence à 90 ans. » Il s'intéressa au passé de Frédéric et au mien et à nos présents avec une politesse et un phrasé d'une musicalité proche de Mozart...

Il nous racontait sa jeunesse encore active, sa douleur dans les camps de concentration en 1940 et son engagement pour la paix, lorsqu'elle est arrivée : elle, l'allure vulgaire, le regard hagard, le visage vultueux sous sa teinture de cheveux orange, légèrement boudinée dans ses vêtements de cuir, avec sa valise à roulettes bruyante, comme les caravanes de Reiser. Sans un bonjour ni un sourire, elle lança à Hessel : « J'aime pas ce que vous racontez sur la Palestine dans votre bouquin. » Et lui... sur ce quai de la gare, entre chien et loup, sous la pluie et le froid de Savoie, il lui tint ce discours : « Oh, madame ! Comme c'est gentil de m'avoir reconnu. Vous savez, à 93 ans, être abordé par une belle femme est rare, et c'est un cadeau ; si vous me le permettez, je vais vous réciter un poème de

Rimbaud !!! » Sans hésitation, Hessel a déclamé *Sensation* : « Par les soirs bleus d'été, j'irai dans les sentiers... par la nature, heureux, comme avec une femme... » La dame a en quelque sorte explosé ! Elle a cligné les yeux, comme éblouie, s'est excusée et est repartie, son ventre devant, sa valise derrière et peu de chose entre.

Nous sommes restés médusés. Dans le TGV, le contrôleur nous a accueillis avec une générosité et une convivialité rares. Hessel a récité, parlé avec tous les gens qui passaient le saluer. Et le train, hélas ! cette fois, est arrivé à l'heure ! Sur le quai, il est parti. Mais j'ai l'impression d'y être encore... La résistance d'aujourd'hui est en chacun de nous, il ne faut pas désespérer, même si c'est difficile. C'est, je crois, ce qu'il a voulu nous dire...

IL NE SE PASSE RIEN… PRESQUE RIEN

C'est une histoire qui finit bien.

La famille s'était préparée pour Euro Disney. Tous les quatre sont dans l'excitation d'être à Paris, pour la première étape vers le pays des enfants et de la carte bleue. Le brave homme et valeureux papa, la belle jeune femme et mère attentive ont pris un petit hôtel pour limiter la casse du compte en banque. Maria, 3 ans, et Max, 6 ans, sont heureux dans cette grande vadrouille. Il est 20 heures et ils s'installent à table dans ce petit resto avec vue sur Notre-Dame, pour que les enfants cherchent les personnages de Victor Hugo.

Ce soir-là, j'ai enchaîné la nuit après une journée de travail. La fatigue est partout à cause du rythme, du stress, des tournées dans l'ambulance au son du pin-pon à 100 décibels, des montées d'étages quatre à quatre pour tenter de sauver des gens de toutes sortes.

Nous sommes dans la salle de garde du Samu et mangeons le mauvais gras et le sucré que l'hôpital nous octroie. Autour de la table, nous tentons de mettre un brin d'humour dans la violence sociale, les drames de la vie, nos interventions. Faut bien tenir. Tous en blanc et les visages rendus jaunâtres par les néons, nous attendons la sonnerie des bips pour partir en intervention. Deux étudiants se draguent dans le coin, un gars raconte les résultats du foot. Moi j'écoute deux piafs et un pigeon sur le bout de mur qui montre la résistance de la nature à la ville, en pensant aux textes de François Morel... Paris semble calme. Ma fatigue et moi allons dans mon bureau en mode pilotage automatique pour tenter d'écrire un peu.

Dans le restaurant sans prétention, la famille est attablée, les enfants rêvent au lendemain, il ne se passe rien... Soudain le père regarde sa femme, s'affaisse sur sa chaise et s'écroule à terre. Plus de son, plus d'image. Les enfants rigolent de voir papa faire l'idiot. Sa femme l'appelle, puis hurle. Alerte et panique ! Un jeune homme d'une table à côté commence le massage cardiaque, le patron appelle la police avant le Samu, car l'époque est à la peur irrationnelle.

De l'autre côté de Paname, mon bip sonne et précise : ACR (arrêt cardio-respiratoire). Je cours à fond dans les escaliers, ma fatigue est restée devant le bureau. Nous sommes déjà dans l'ambulance, dont le pilote aurait dû travailler chez Rémy Julienne. Je regrette d'avoir mangé. Nous voilà devant les yeux ronds des gamins et humides de la mère.

Les collègues pompiers font le massage, et moi je m'allonge à côté de lui. Cet inconnu devient ma bataille, ma raison d'avoir fait ces études, d'être dans le service public. Sur ce carrelage, il est entre la vie et la mort, et autour de nous les gens continuent à bouffer. Les flics dehors empêchent les badauds de baguenauder. Le taulier nous demande de ne pas faire « tout ce cirque », car il « travaille » ! Je ne sais pas qui a dit : « On t'emmerde ! », mais c'est moi qui ai dit : « Exactement ! » Les pompiers massent sa poitrine, et moi je lui ai mis un tube pour qu'il respire. L'infirmière a posé la perfusion et les drogues passent. Tout va vite, mais ça paraît une éternité. À force de masser son thorax les poumons saignent, et je me retrouve d'un coup avec son sang sur la figure. Dans une pièce à côté, la femme est sidérée, avec un môme sur chaque genou. Ils ne nous regardent pas mais entendent... La situation devient épouvantable, mais je ne cède pas, comme beaucoup de mes collègues dans ces cas-là, on se bat contre la mort, et j'ai la force !

Le temps est comme figé. Je suis allongé sur le carrelage de ce petit resto parisien, à côté de la tête de ce jeune homme. Chaque seconde qui passe l'éloigne de la vie. Nous nous battons, encore et toujours, *mano a mano*, contre la mort. Il y a quelques années on aurait arrêté depuis longtemps, mais les récents progrès sur l'arrêt cardiaque avec la pose de la circulation extracorporelle peuvent donner de très bons résultats. Alors il faut y croire. Les pompiers compressent son thorax, un peu comme d'autres font des pompes. L'infirmière passe l'adrénaline... On attend que le scope (le matériel de surveillance cardiaque) se mette à faire bip-bip... Mais il reste plat comme une ligne d'horizon morne. J'ai peur pour lui, pour eux, mais il ne faut pas se laisser submerger par les sentiments, sinon je sais qu'on perd pied dans la panique.

Le restaurateur continue de balancer des réflexions bien pourries – « Moi je te foutrais tout ce petit monde dehors, avec leur connerie » –, mais personne ne répond à ce cerveau vide.

Je vais dans la pièce à côté voir l'épouse. Je lui prends la main, elle me dit qu'il n'a « aucun souci »... Nous continuons, mais la mort ne veut pas le lâcher. Ben moi je lâche pas l'affaire non plus, bien que des réflexions sourdes arrivent, au bout de quarante-cinq minutes de cette réanimation, avec des soupirs de l'équipe de secours. Mais, dans les yeux de Maria et Max, il y a l'envie de revoir leur père, pour que la fête continue. La fatigue me fait douter, car être motivé est une concentration. L'ambulancier a envie de mettre le taulier dans une gamelle en cuisine ; les clients du resto continuent de se goinfrer et commencent les bonnes grosses blagues d'ivresse.

Pour me protéger du doute, du regard des autres, de l'interprétation, je demande à mon collègue Jean-Seb de venir me renforcer. Ça n'est pas un acte d'incompétence que d'appeler quelqu'un pour un coup de main. Rompre la solitude afin de me redonner de la force. La mort est très douée pour entraîner tout un entourage vers le néant et le renoncement. Fuir les phrases du style : « Tu as fait ce que tu as pu. » « On a tout fait. »

Soudain, tout s'est compliqué, du sang partout, il entrait dans une surcomplication, car une agonie peut toujours être pire... Ne me demandez pas pourquoi je n'avais pas envie qu'il parte. Et, au bout d'une heure dix minutes et quelques secondes, le cœur a recommencé à battre. J'ai crié un « yep », mais c'est mon côté primitif ! Le cœur était reparti, mais le cerveau ?

Avant de quitter le service, j'ai parlé à ses deux enfants, qui ne comprenaient pas bien ce qui se passait mais étaient bien heureux d'avoir fait un tour dans la bagnole des flics. L'un d'eux m'a dit : « C'est toi qui as fait dormir mon popa... Moi je vais marcher doucement pour pas faire de bruit pour qu'il fasse bien dodo. » Simple et efficace.

Quelques jours après, hélas, et comme souvent, le diagnostic de mort cérébrale a été posé... Sa femme a demandé d'attendre encore un peu avant de donner les organes. N'ayez pas peur, car, de toute façon, les toubibs auraient attendu ce délai.

Le lendemain, il a bougé un peu, puis beaucoup... Il s'est réveillé sans aucune séquelle. Quelques jours après, il est reparti là-bas, vers le nord, avec le traitement qui convenait. Je ne les ai jamais revus. Bon, certes, il faudra quand même qu'un jour il se farcisse Mickey et le pays de la carte bleue, et pour ses enfants ce sera la grande fête. Ils ne me doivent rien. Je ne suis pas un héros. C'est le service public, l'application rigoureuse de la mission d'intérêt général... C'est la société qui l'a sauvé, nous on a fait notre job. Et, même si ce n'est pas à la mode dans cette époque d'égoïsme, on est un peu fier de le faire et d'être comme ça.

RELIGION À LA CARTE

Les fêtes religieuses de toutes sortes ont toutes des conséquences médicales pour certains croyants. Ainsi croire peut entraîner un risque vital.

Quels drôles de paradoxes, toutes ces fêtes religieuses ! Nous connaissions les effets de Noël et de la consommation de fruits de mer, de bon beurre salé, de repas riches qui, d'un coup, collent le chrétien cardiaque en réanimation cardiologique. La religion qui crée ses fêtes et aggrave les maladies. Le ramadan se termine et le Coran est formel : les malades, les travailleurs, les soignants n'ont pas à faire de jeûne... Mais l'intégrisme ou la mauvaise interprétation sont passés par là, et le ramadan devient la question des malaises en tous genres : « Vous faites le ramadan ? » Pour les jeunes ou les vieux en bonne santé, le jeûne pendant la journée est sans conséquence. Mais pas pour les malades.

Mohamed est diabétique. Son endocrinologue lui a expliqué, preuves à l'appui : il doit se soigner, manger, il n'y a pas de problème. Mais le voilà qui veut quand même faire le ramadan et qui s'injecte son insuline sans manger. Le coma a été radical. Avec les équipes médicales et les pompiers arrivés dans cet immeuble insalubre et tout petit, nous l'avons perfusé et resucré, mais ce fut plus compliqué car, au bout de ces quelques jours de jeûne, tout son équilibre physiologique était bousculé. Il a fallu la nacelle posée sur la grande échelle pour le descendre, car il était impossible de passer dans le petit escalier. Ce n'est pas un argument pour dire que les musulmans sont méchants ou inconscients... C'est seulement que ce brave homme ne connaissait pas suffisamment sa religion et qu'il a, par conséquent, risqué sa vie inutilement.

Pareil pour la belle Farida, qui n'y est pas allée par quatre chemins : arrêt complet de son traitement cardiaque. Dans la frénésie de la fête, après deux jours, elle a senti le malaise. La dignité l'a emporté sur le mal. Elle s'est excusée et est allée se rafraîchir dans la salle de bains. Pour être froide, elle l'a été, mais, hélas, définitivement ! C'est en voyant de l'eau sous sa porte que toute la famille s'est affolée. Impossible de la sortir de son arrêt cardiaque. Pourtant, son mari nous a expliqué que tout le monde lui avait dit qu'elle devait prendre son traitement... Mais la croyance a tout emporté.

Comme pour ceux qui se jurent fidélité devant Dieu dans les églises à 16 heures et qui trompent leur moitié le soir même pendant la fête, il y a aussi les croyants moins le quart, pas tout à fait à l'heure sur l'horloge des honnêtes. Ainsi, ce supercroyant qui refusait de faire son travail, car « c'est le ramadan » par-ci, « le ramadan » par-là. Évidemment, tous ses collègues ont commencé à vouloir lui faire bouffer sa croyance. Jusqu'au moment où, avant le coucher du soleil, en sortant du boulot, l'une d'entre eux voit l'intégriste à une belle table d'un café en train de boire une bonne bière avec une cigarette... C'est un peu le ramadan et la pratique du Coran à la carte. La collègue lui a passé un savon et le lendemain, tout en respectant sa religion, il a dû respecter les autres et leur travail.

Y a-t-il d'ailleurs une demi-mesure dans les religions et leurs croyants ? Croire pour avoir tout pour sa gueule est un peu facile. Se donner une bonne image morale et, le reste du temps, mépriser les seules lois qui conviennent à notre société laïque : les lois de la république.

AUTANT DE VIEUX EMPORTE LE TEMPS

Il est inutile de regretter le passé. Odette pourrait vous en parler, du temps qui passe et de ses regrets, où elle n'avait rien d'autre que le facteur pour espérer une lettre d'amour. Et Geneviève, qui a cassé son dos à laver au lavoir, tous les jours par tous les temps, et le brave Lulu, qui a eu les poumons rongés par le charbon pour chauffer la maison et faire cuire la pitance... S'ajoute désormais une bataille : comprendre les notices de fonctionnement des appareils achetés.

Tous se demandent à quoi a pu servir le fait de leur enlever leur vieux téléphone qui marchait très bien pour des merdes incompréhensibles... D'autant que nous n'utilisons que 10 à 20 % de la capacité des appareils que nous achetons et qu'il y a plus d'électronique dans votre montre qu'il y en avait dans la fusée qui a permis de marcher sur la Lune !

Tous les médecins, infirmières ou kinés qui font des visites à domicile deviennent des aides à l'installation des téléphones, télévisions, connexions Internet ou appareils électroménagers. Des générations entières sont énervées, voire même déprimées, car, depuis la TNT, la télé ne fonctionne plus.

Odette n'a plus de téléphone car il ne fonctionne plus, et elle s'étonne: « Quel chargeur ? » Sans oublier Josette, qui a mangé froid pendant plusieurs jours car elle n'arrivait pas à faire démarrer la plaque à induction qu'un malin lui a vendue. À 82 ans, comment voulez-vous comprendre ces merdiers modernes, elle qui a passé sa vie avec les manettes du gaz ! Savoir lancer cette cuisson ne doit pas être plus compliqué que piloter un hélicoptère. D'autant que tout est en anglais, et que Josette ne parle que français et son patois basque. Les vieux sont aussi pris au piège des abonnements et autres contrats où il faut un microscope électronique pour voir le petit alinéa qui va les voler...

Aujourd'hui, ils rêvent d'un Clark Gable qui satelliserait son iPhone pour les yeux d'une étoile qu'il serait bien incapable de joindre. Ils imaginent sans doute un Lino Ventura, un Francis Blanche ou d'autres tontons flingueurs qui auraient vite fait de déménager et virer tout le magasin de l'opérateur téléphonique qui leur vend de l'ADSL. Ah, le bourre-pif que mettrait un André Pousse au vendeur qui ne pige pas que lui ne comprend pas, à 80 ans, que le téléphone ne sonne plus comme avant ! Imaginez un peu un Gabin pas content, face à la notice d'un micro-ondes, et qui finit par manger froid car le four se pilote comme un A380.

Quant aux vieilles qui tentent de comprendre les billetteries automatiques de la SNCF, une Françoise Rosay ou une divine Arletty leur dirait: « Hé, môme, est-ce que j'ai une gueule de haut débit ? » Ou encore Louis de Funès ou Jacques Tati tentant de faire marcher les nouvelles machines à laver: « Je *put in on but* ne marche pas enfin ! » Ils rêvent du regard de Louis Jouvet dans *Knock*, se posant sur la ville de lumière et lançant: « Derrière chaque appareil ménager, il y a un divorce, une dépression ou un marteau qui sommeille. »

Dans cette histoire du modernisme technologique, nous sommes tous vieux !

Odette est morte quelques mois après. A-t-elle réussi à se servir de son portable ? Nul ne le sait... En tout cas, là où elle est, elle semble s'en passer. Le nombre de personnes âgées ou de handicapés ou de personnes autres qui se font berner par les vendeurs de téléphone et d'Internet est inquiétant. Régulièrement les associations de consommateurs protestent, et il y a de quoi, contre les opérateurs. En même temps, regardez comment la société s'est approprié et possède toutes ces nouvelles technologies en moins de vingt ans ! C'est formidable et passionnant !

LISBONNE À PARIS

Alfrado a 92 ans. Un sacré bonhomme, qui vit à Paris depuis son arrivée du Portugal, il y a si longtemps que plus personne ne sait. Il fait partie du quartier et connaît tout et tout le monde. De père en fils et de mère en fille, ils sont concierges, et, de génération en génération, ils ont grimpé les étages de l'immeuble. Un petit immeuble cossu, sans ascenseur, de qualité très moyenne, comme la plupart des habitations parisiennes.

L'autre matin, Alfrado a descendu le sac-poubelle de son cinquième étage. Arrivé au rez-de-chaussée, il s'est écroulé. La crise cardiaque, comme il est d'usage de dire entre concierges. Tiago, son fils de 62 ans, ayant entendu un « vladamdam » suivi d'un silence, est descendu en courant du quatrième étage, car il sait que son père a une insuffisance cardiaque. Il est arrivé dans la petite cour intérieure et il l'a vu allongé sur le ventre, près des poubelles, tentant de respirer comme une carpe sortie de l'eau. Il s'est affolé et, comme un sprinter, il est remonté chercher son fils au troisième. Et les voilà qui redescendent en courant et hurlant.

Mais la dernière fois que Tiago a fait un effort, c'était à son match de foot au service militaire. Depuis, le temps a passé, et, tout doucement, sa santé est devenue précaire... Son fils, Batista, en voyant le corps de son grand-père, a tout de suite compris. Il a téléphoné aux pompiers. Puis, se retournant vers son père, il l'a vu à son tour s'écrouler. Près des poubelles, le père et le fils sont en arrêt cardiaque. L'un à cause d'un effort, l'autre par l'effort et l'émotion. Le stress tue.

« Mon grand-père et mon père sont dans le coma tous les deux ! » a crié Tiago. C'est très rare, mais tout le monde l'a cru et les moyens ont été envoyés. Mais comment faire, pour lui ? Il a dû choisir qui secourir : son père ou son grand-père. Il a opté pour son père et il a bien fait, car nous réussissons très souvent à rattraper les personnes qui font un arrêt cardiaque et qui sont tout de suite massées. C'est ainsi qu'en attendant l'arrivée des médecins urgentistes Batista a fait un massage cardiaque en appuyant sur le thorax de son père Tiago à chaque seconde, tout en regardant son grand-père, Alfrado, que la mort avait déjà emporté depuis plus de trente minutes.

Pendant ce temps, d'étage en étage, l'affolement a gagné tout le monde, et surtout les compagnes. L'une a lancé un seau d'eau sur Alfrado sans trop savoir pourquoi... Les médecins ont réussi rapidement à faire repartir Tiago. Batista a commencé à parler à toute la famille qui se rassemblait.

Les regroupements ne sont plus comme avant, où les gens se parlaient et s'écoutaient. Désormais, tout le monde téléphone et plus personne ne se parle en face. C'est toujours drôle de voir des gens se mettre en groupe et téléphoner... à d'autres. Sur les scènes d'urgences, soit les gens vous filment, soit ils téléphonent. Mais ils ne se parlent plus, ce qui est pourtant la première chose à faire en cas de choc psychologique.

Tiago a été emmené en moins de quinze minutes, directement sur une table d'intervention pour lui déboucher les artères coronaires. Il n'est pas encore certain que son cerveau s'en soit sorti, mais son cœur est reparti.

Pendant ce temps, la famille est un peu perdue, entre le deuil du grand-père, qui a été allongé dans son ancienne loge de concierge au rez-de-chaussée de l'immeuble, et Tiago, qui est entre la vie et la mort. Tout le monde attendait sans nervosité, avec une grande sérénité, jusqu'à ce qu'une dame venue les voir rate la marche d'entrée et s'écroule dans les poubelles... Elle s'est mise à hurler. Toute l'assemblée l'a regardée silencieusement, un peu comme si elle exagérait. Mais pas du tout : on diagnostiquera une belle fracture du fémur !

C'est ainsi, dans les immeubles à Paris : on ne fait pas les choses à moitié. Les secours sont donc revenus une seconde fois. Et elle va bien depuis son opération.

Les deux survivants de cette histoire sont toujours en vie. Ce qui est intrigant, c'est le cumul des drames lors d'une catastrophe. La faute à pas de chance ou le hasard des incidents qui se poussent les uns les autres par une logique d'échec.

SON CÔTÉ PUNK

Il était non pas une fois, mais plusieurs, des personnes âgées aux urgences. Si vous les regardez comme des vieux, vous ne verrez que la chair en gelée, les cheveux colorés à faire rougir un punk, la mémoire en plein « bug » informatique, le corps hésitant au moindre geste, les regrets accumulés... Mais si vous les regardez comme des personnes qui ont traversé toute une vie, vous verrez bien d'autres choses.

Géraldine a vécu toute sa vie dans le faubourg Saint-Antoine, avec son mari, menuisier. Depuis très longtemps, ce quartier est celui du bois, du meuble... Ils avaient un beau petit magasin. Dès son arrivée aux urgences, elle nous dit que son hôpital a bien changé. La dernière fois qu'elle y était venue, c'est parce que « Robert s'était foutu un coup de ciseau à bois dans la pogne ».

Ils ont tout vécu dans ce faubourg où « il y avait de la vie parce que les troquets étaient ouverts tout le temps ». On les imagine debout, devant le zinc, à quelques mètres du tumulte « des usines à fabriquer les meubles, des camions qui déchargeaient le bois et qui croisaient les charrettes de légumes du marché Aligre ».

Avec son Bébert, elle a connu la Libération et toutes les manifs de Bastille à Nation. Quelques pages de l'histoire de Paris ont été tournées devant ses fenêtres. « C'était bien », dit-elle en conclusion, avec ses yeux qui ne regardent plus rien. Elle a 88 ans. Depuis quelque temps, plus rien ne va, Bébert est parti en fumée à force de trop en faire, et elle est seule. Comme elle ne vit que dans son passé, elle est un peu perdue.

Un à un, les magasins de bois et de meubles ont fermé, les ateliers sont devenus des endroits branchés, des boutiques de fringues pour les jeunes, et le luxe est entré dans ce faubourg populaire. Le café où elle allait manger le midi a fermé, lui aussi, et les restaurateurs chinois n'ont pas accepté de lui cuisiner ce qu'elle aimait. Elle a bien cherché ailleurs, mais la boulangerie de madame Odette a disparu aussi. Elle nous parle de son état de santé comme d'une chute, parallèle à la lente extinction de la vie de sa rue, lorsque les boutiques de première nécessité et les lieux de convivialité ont fait place aux banques, agences d'assurances et magasins de chaussures qu'elle n'a pas les moyens de s'acheter.

Elle mesure à peine un mètre trente, la tête semble être tombée sur son ventre, mais elle a une voix qui laisse encore poindre une gouaille d'une autre époque. Elle est arrivée toute recroquevillée sur son brancard, avec une valise en carton bouilli sortie de *La Traversée de Paris*. Nous n'avons rien trouvé d'anormal. Simplement, elle n'arrivait plus à vivre seule. Une jeune femme, sa voisine, l'accompagnait, nous expliquant que, la nuit venue, elle sortait de chez elle et appelait « Bébert ? ». L'autre soir, elle voulait ouvrir la grille de son ancien magasin...

Au petit matin, elle est morte, sans bruit. Un peu comme si elle avait tout prévu. Le faubourg n'a pas bronché, même pas une minute de silence, le vent frais a continué de souffler. Tout le monde se fout que Géraldine soit maintenant un cadavre que peu de monde viendra réclamer à la morgue de l'hôpital. Le midi, en allant manger à La Liberté, un des petits troquets du coin, j'ai pensé à elle et à ce monde moderne qu'elle avait décidé de quitter. Elle n'aurait pas aimé cette journée où les gens ne chevauchent plus Paris, où les bruits sont différents, où la solitude est de plus en plus présente.

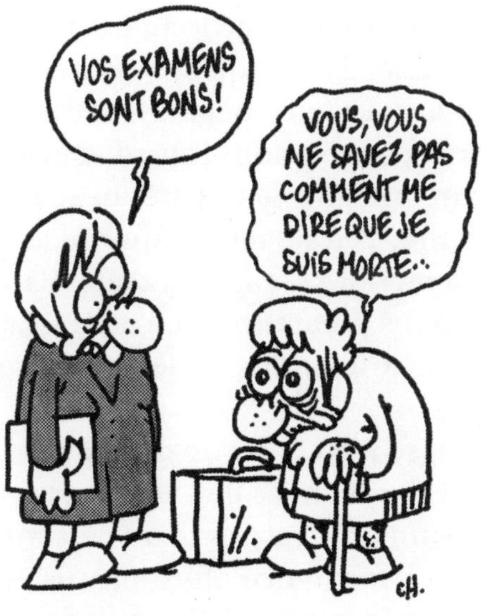
VOS EXAMENS SONT BONS !
VOUS, VOUS NE SAVEZ PAS COMMENT ME DIRE QUE JE SUIS MORTE...
CH.

LUCIE & RAYMOND

C'était en octobre 2003, nous venions de sortir de la canicule. Un ami médecin très proche de Lucie et de Raymond Aubrac m'a dit qu'ils avaient salué mon engagement. Ce salut m'a encouragé à leur envoyer mon premier livre, *Urgentiste*, éditions Fayard. Quelques semaines plus tard, ils m'ont adressé une très belle lettre tapée à la machine à écrire. Peu de temps après, j'ai eu l'honneur d'être invité à prendre le café chez eux. Ils vivaient dans un immeuble sans prétention, rue de la Glacière, à Paris, et leur intérieur resplendissait de culture, d'histoire, de leur famille.

Dès l'entrée, ce n'était pas un couple comme les autres que vous rencontriez, mais de l'amour pur, des militants de la vie, des humanistes. Ces deux personnes n'avaient pas l'âge de leur apparence physique, ils étaient encore dans la passion amoureuse et la conquête du savoir, dans la résistance, avec une honnêteté intellectuelle rare. Dans leur regard, vous aviez réuni toute la France, cette France que j'aime, faite de culture, de générosité, de combat, de droits de l'homme, de siècle des Lumières, de biens communs. Je crois bien que ce jour-là j'ai battu le record des lieux communs et banalités à la minute, tellement j'étais heureux de leur avoir parlé.

Lors du dernier numéro de 2005, ils ont accepté une interview pour *Charlie Hebdo*. Nous sommes allés, Philippe Val, Jean-Luc Hees, Cabu et moi, les rencontrer pour évoquer le parallèle entre la crise et la montée des extrêmes droites dans le monde. La France sortait sonnée du 21 avril 2002. En trois heures, nous avons eu une leçon d'optimisme, de résistance, d'histoire et d'amour. Ils ont raconté leurs souvenirs, leurs combats, et Lucie en voulait au journal *Libération* d'avoir mis en cause Raymond lors de l'arrestation de Jean Moulin.

Lucie n'arrêtait pas de nous parler de l'importance de l'école, elle était furieuse de la privatisation de l'énergie. Raymond nous racontait la Résistance, Jean Moulin. Il disait qu'il avait sans doute tué le plus grand nombre de nazis à la fin de la guerre, car à la Libération il avait été chargé du déminage de la France et il avait employé les prisonniers SS.

À l'été 2010, du temps où j'écrivais les agonies des gens dits célèbres pour notre journal, je m'étais mis en tête de raconter la mort de Jean Moulin. Après des semaines de travail, j'avais fini mon texte. J'ai demandé à Raymond Aubrac de pouvoir le lui lire. Charb est venu avec moi. J'ai lu avec beaucoup d'émotion le texte. Raymond m'a corrigé des détails, ce qu'il avait vu, entendu… Nous avons bu du café, il fumait sa pipe et me demandait des nouvelles du service public hospitalier, il était au courant de toute l'actualité. J'ai montré le dessin de Luz qui représentait la face d'un SS sans visage mais avec une énorme bouche qui écrasait un homme supplicié. Raymond a pris le dessin et m'a dit : « C'était ça ! »

L'année suivante, j'ai revu Raymond plusieurs fois, Lucie lui manquait beaucoup. « Je continue, moins bien qu'elle, le chemin que nous avons commencé avec Lucie.

Jusqu'où ? » m'a-t-il écrit dans la dernière lettre qu'il m'a adressée. Ce chemin, c'était le leur, c'est le nôtre, c'est le mien.

Les deux se sont rejoints, je ne sais où, mais ils sont ensemble. Il serait bon qu'un jour Lucie et Raymond Aubrac reprennent la route pour aller au Panthéon, bien qu'ils soient déjà entrés dans celui de l'humanité.

LES BOULES DE NOËL

La bite, la queue, le zizi, la zigounette, la teube... Tant de noms pour cette petite chose si sensible, une magie de physiologie, de l'horlogerie fine de la nature. L'intimité des hommes est parfois très curieuse, et le sexe, tel un obélisque, voudrait être en granit. Mais c'est alors que le mâle viril devient un ballot.

En ces fêtes de fin d'année, tout le monde prépare ses hormones sexuelles pour pouvoir jouer avec son petit corps. S'il y a bien un domaine qui doit rester bête et rigolo, c'est le sexe. Bête, dans le sens primitif de la partie de gymnastique qui demeure la même depuis la nuit des temps. Rigolo, car c'est toujours le même acte d'accouplement, de l'homme des cavernes à la femme tendance (je ne vise personne).

Mais le sexe, comme l'amour, passionne le commerce. Point de séduction en cette fin d'année sans portable, iPod, tenue vestimentaire à la mode, sans les clichés branchés de la séduction, comme le voyage en bord de mer ou le bon resto. J'imagine que notre Cro-Magnon adorait ramener de la bidoche à la belle...

Mais si le jeunisme l'emporte, rappelons quand même le travail réalisé par l'Inserm en 2007 sur la sexualité des plus de 50 ans. Depuis 1992, la sexualité orale, de la fellation au cunnilingus, s'est quasi généralisée. À cette époque, 48 % des femmes de 55 à 69 ans disaient n'avoir jamais pratiqué la fellation. Aujourd'hui, la proportion de celles qui l'ignorent n'est plus que de 29 %. À quand les maisons de retraite avec des backrooms ?

Ce n'est pas le cas de la pénétration anale, qui reste une pratique minoritaire – heureusement, car nous manquerons sans doute de proctologues dans les années qui viennent… En 1992, seulement 24 % des femmes et 30 % des hommes déclaraient en avoir fait l'expérience, ils sont désormais respectivement 37 % et 45 %.

En revanche, après cinquante ans, plus d'un homme sur quatre a eu au moins un rapport sexuel payé dans sa vie. La prostitution a la vie dure. Tout comme les viols, qui ne diminuent pas, même s'ils sont désormais qualifiés de crime par la loi.

La connerie n'a pas baissé non plus. L'autre jour, un urgentiste a reçu un jeune homme qui n'était plus que douleur. Depuis plus de vingt-quatre heures, le bout de son sexe était privé de flux sanguin par un garrot. Par un « cockring », ou anneau de queue, ou anneau pénien. C'est un petit anneau rigide qui se place sous le gland avant l'érection. Lors de l'érection, le sang est bloqué, ce qui permettrait une érection plus longue… Enfin presque. Car le jeu tourne souvent mal. Le bonhomme a bandé si bien que le sang est resté bloqué et a déclenché une nécrose. Quand il est arrivé, à la place d'un joli bout rose, il avait un morceau de charbon. Les urologues n'ont pas pu faire autrement que de le lui couper. Le jeu sexuel de ce jeune s'est terminé par l'amputation de son gland. L'homme rêve d'une virilité d'airain, mais oublie que le pénis est une petite chose fragile et difficile à réparer. C'est comme celui qui avait décidé de s'enfoncer un crayon de couleur dans le canal de l'urètre. Le carnage fut tel qu'il ne pourra plus jouer avec sa queue. Pour se consoler, il pourra faire de beaux dessins.

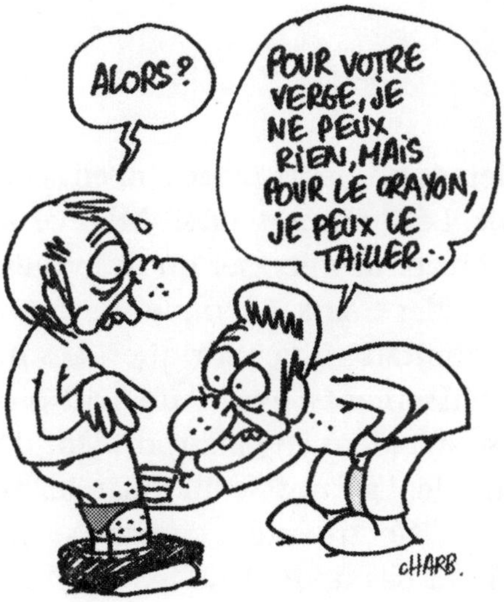
ALORS ?
POUR VOTRE VERGE, JE NE PEUX RIEN, MAIS POUR LE CRAYON, JE PEUX LE TAILLER...
CHARB.

SON NOM EST PERSONNE

Les baleines ont leurs plages où elles échouent pour mourir. Les hommes aussi. Mais ce sont des tours d'où ils sautent pour s'écraser ou des voies ferrées pour être broyés par des trains. Exemple : les stations de métro proches des hôpitaux psychiatriques. Les malades suivis dans ces établissements, avec leurs pathologies souvent complexes, se suicident en balançant leur désespoir entre ballast et ferraille. La carcasse du fou, elle, est alors déchiquetée, broyée, électrocutée, comme si de rien n'était. D'ailleurs, il n'a pas d'identité, le fou, il ne sent rien, il n'est rien pour personne. Et personne il est devenu.

Celui-ci doit avoir 25 ans. Il ressemble aux dessins de Robinson Crusoé, mais lui, son île perdue au milieu des mers, c'est sa petite tête paumée au milieu de la société. Il ne sait pas qui il est, ce qu'il faut faire, ce qu'il doit faire. Il a passé son enfance de placement en foyer, de centre spécialisé en hôpital. Sans famille, sans parents, les seules personnes qui ont été attentives à lui avaient toujours des blouses blanches. Sans aucune formation professionnelle, sans même savoir lire ni écrire, il est plus qu'exclu : il n'est rien et personne ne le remarque. Seul le vent lui caresse les cheveux et les bruits de la ville lui parlent, il est planté sur le quai du métro jouxtant l'hôpital psychiatrique. Même l'agent de la RATP ne le contrôle plus tellement il sait qu'il n'a pas d'argent ni de papiers.

La jeune fille de la sandwicherie lui laisse les invendus le soir pour qu'il mange, car il se fait toujours taper par les autres SDF ou par les jeunes crétins bourrés et lâches. Elle a sans le savoir réussi à lui fixer un repère dans son désert de la ville. Les nuits où la ville festoie, ils le laissent dans le local à poubelles qui ferme à clé pour qu'il y soit en sécurité, des fois que des jeunes se changeraient en barbares et le battent sans raison. Comme la fois où des supporters d'un match de foot lui ont jeté son sac où il avait ses trésors découverts dans les poubelles du quartier, glanés sur le bitume ou trouvés dans le caniveau.

C'est vers le mois de janvier qu'il a arrêté d'aller voir les équipes du centre médico-psychologique. Tout doucement, il est comme entré en lui-même. Il a maigri et, comme pour se fondre dans le décor du métro, sa couleur de peau est devenue grisâtre, sa barbe longue et ses cheveux sales, en dreadlocks.

Le matin, à l'ouverture des grilles du métro, il est entré sans rien dire. Elle lui a tendu un gobelet de café, mais il a fui. Il a passé sa matinée assis sur un banc du quai, s'approchant dès que la rame arrivait, comme pour répéter le saut. La guichetière de la station a tout vu sur son écran de surveillance. Soudain, elle l'a vu disparaître sous le métro de 14 h 37. Le conducteur a entendu un bruit sourd et lourd, une dame a crié : « Oh, mon Dieu ! » Mais ce n'était pas lui, c'était personne qui avait réussi à sauter sous le métro.

Entre les voies et la ligne électrique avec ses centaines de volts qui a été coupée, me voilà à quatre pattes sous le métro avec les pompiers. Le corps de personne est coincé sur le ventre, la moitié écrasée entre rails, roue, ferraille, boulons. Il ne dit rien malgré une douleur sans doute atroce, mais, entre lui et son corps, c'est l'incompréhension depuis sa naissance. La douleur, il ne l'écoute pas. Une heure déjà sous le wagon, sur ces voies du métro où je suis passé plus d'une fois. La manœuvre est compliquée et prend du temps, toutes les stations sont arrêtées, des milliers de passagers doivent nous maudire. La sortie se fait enfin, bien qu'il réclame qu'on lui fiche la paix. Seuls les fous peuvent bouger les membres fracturés sans hurler et en jetant un regard de zombie : « Hé, alors, j'fais kes ke j'veux ! »

Il a fini par me dire son prénom, « Philippe », et a accepté l'injection de morphine, car même s'il jurait ne pas avoir mal, l'écrasement de ses membres était atroce.

Il s'en est sorti ! Aux dernières nouvelles, la reprise de son traitement par neuroleptiques l'a calmé. Ses amis imaginaires qui l'ont poussé à sauter ne l'embêtent plus. Les voix qui lui parlaient des méchants se sont tues. Les chirurgiens ont tout fait pour ne pas l'amputer, et les opérations semblent tenir leurs promesses. Maintenant, que va-t-il faire, qui va s'occuper de lui en dehors des soignants ? Personne...

Impossible de savoir ce qu'est devenu cet homme. Les malades psychiatriques chroniques sont des fantômes dans les villes. Ils apparaissent, disparaissent au vent mauvais de leur folie. C'est pas faute de l'avoir aidé, de l'avoir secouru. Il est quelque part ou peut-être dans une fosse commune avec les indigents. À moins qu'il ne soit réinséré dans la société avec un travail adapté... Qui sait ?

L'ENNUI

Il est arrivé, sournois comme un serpent redoutable. Lent et silencieux, avec une progression précise et perverse. Il avance dans les moindres recoins pour atteindre son but. Et d'un coup d'un seul, je sens comme une morsure et une violente douleur profonde et indéfinissable. Il est temps de reconnaître cet affreux diagnostic : l'ennui. Je m'ennuie ! C'est con, je sais, je n'ai pas de quoi éprouver ce sentiment funeste et sombre. J'ai un métier passionnant, valorisant, exaltant, séduisant : je soigne, j'essaye de sauver des humains, de faire le bien pas trop mal... mais voilà, c'est comme une étagère Ikea qui s'effondre malgré deux jours de construction : je suis las.

Les journées ont beau être harassantes, épuisantes, une sorte de course pour regagner mon lit entre le top de départ par le journal de 7 heures et le stop d'arrivée avec le journal de la nuit. Entre-temps, « pas le temps de s'ennuyer », me disent les journalistes dans les émissions pour la promo du livre. « Et comment faites-vous ? » « Mais où prenez-vous tout le temps ? » « Vous travaillez encore à l'hôpital ? » « Vous écrivez quand ? »... Je suis sans doute fatigué de tout, de toutes ces questions qui sont toujours les mêmes. J'ai donc bien été piqué, et le venin de l'ennui commence sa destruction du moral.

Alors la fatigue détourne mon regard et mes yeux ne voient plus rien que l'insupportable, la péjoration, les inquiétudes, mais travailler dans la santé est justement avoir le labeur dans le terrain des peines de l'humanité. Je suis pris comme à mon propre piège... Vite, je dois lutter et retrouver du courage, du sourire, du soleil ! Mais alors je serais en train de lâcher la corde, de passer à trépas ou, pire, de trouver tout tellement fastidieux et écœurant que je sombrerais dans le côté noir de la force, avec son prélude, l'ennui ?

Le doute m'envahit et, en prenant mon poste en régulation, je me mets au travail. Je regarde l'heure : 7 h 58, et déjà le deuxième verre de mauvais café du distributeur à l'affiche désespérante marquée en gros « Bonne journée ». Suis vraiment pas un super-héros... L'ascenseur est encore en panne, alors je me demande combien de temps je perds à attendre des choses inutiles, mais qu'est-ce que l'inutilité ? Et les demandes pleuvent avec un rythme soutenu et tellement banal entre les infarctus, les défenestrés, les mômes morts dans un accident de voiture, les fins de vie, les vieilles qui découvrent leur mari froid et les mamans qui ont peur que leur enfant soit trop chaud... Ils sont où, les super-héros : Batman, Iron Man, Spiderman, Wonder Woman... Bénabar, Josiane Balasko, Jean-François Piège, Mona Achache, François Morel... heu, pardon, ce sont mes amis et héros mais ne je savais pas comment les placer dans ce livre, et de toute façon ils ne répondent pas à mes SMS... J'ai l'impression d'avoir soulevé une montagne et il n'est que 8 h 27 ! Qui a arrêté le temps, qui m'a mis des chaussures en plomb et un cerveau dans le brouillard ? J'en suis certain, le poison barbant est en moi, et il est 9 heures, et... rien... J'essaye de me concentrer sur le souci de l'infirmière qui ne rentre plus dans son jean mais je n'arrive même pas à faire une blague de mauvais goût du genre : « Fais une chimio et tu perdras 10 kilos... » Je ne suis plus là.

C'est alors que cette vieille dame téléphone car elle a du mal à respirer. Avec une voix haletante, calme et douce, elle me tient à peu près ce discours : « Alors excusez-moi de vous déranger, mais j'ai du mal à respirer, voyez-vous, je vis seule, je suis encore très jeune malgré mes 87 ans, je sors plus de chez moi, voyez-vous, et je m'ennuie... » Et là ! Comment dire ? Ce fut comme une grande baffe : mais quel petit prétentieux gâté je fais. Elle, elle est emprisonnée chez elle par les barreaux de la dégénérescence de son corps, la prison la plus dure qui soit sans possibilité de s'évader, et moi, je m'ennuierais ? Pas question. Cette dame a agi comme un antidote, elle est peut-être la Wonder Woman âgée, et même si la sempiternelle phrase de « Ça pourrait être pire » ou « Tu vois pas la chance que tu as » ne fonctionne pas sur moi, cette petite vieille a agi comme un coup de pied au cul. *Carpe diem*, disait l'autre, le bonheur est un travail, sans doute une lutte contre soi-même : sans doute ! Alors le poison de l'ennui s'est estompé, neutralisé, évacué. Le soir venu, j'ai cassé le rythme du boulot-trajet-dodo et suis allé boire un coup avec des bons amis, mes super-héros, puis j'ai téléphoné à celles et ceux dont je n'avais plus de nouvelles. J'ai écrit le mot « ensemble » dans ma petite tête ! Pourquoi pas vous ?

Les questions sociales du nouveau millénaire ne peuvent être posées comme au XIXe siècle. L'espérance de vie, les maladies, la liberté, les possibilités, tout a changé. En médecine, la réforme urgente est celle de la validation des acquis et de l'expérience professionnelle. Avec la crise démographique, il va falloir offrir la possibilité à des médecins de dépasser l'âge de la retraite mais aussi de parler des conditions de travail comme le travail alterné jour et nuit. Heureusement que j'ai l'écriture et cette chance merveilleuse que vous me lisiez... Du fond du cœur, merci !

LE ROMANTISME NE VOLERA JAMAIS HAUT

Cette chronique va vous rassurer définitivement : l'amour et le romantisme ne sont pas morts ! La belle Julia a tout raconté au pied de l'immeuble. Elle est assise sur la marche de l'ambulance à côté d'un beau pommier du japon en fleur. Il est tôt, en ce matin de printemps, la nuit plie ses décors sombres et le soleil se lève dans une joie hystérique, comme si c'était la première fois, avec des oiseaux qui gazouillent pour fêter l'impossible renouveau. Nul ne sait si les oiseaux, avec leur petite tête de moineau, se foutent de la gueule du soleil, chantent des chansons paillardes ou des hymnes à l'amour. Mais Julia, malgré cette allégresse du matin, pleure comme des cailloux en racontant sa rencontre avec Denis, un beau mec presque à la quarantaine, avec tous les standards rituels et codes de la mode actuelle. Négligé à souhait, mais aux fringues repassées par sa maman. Elle l'aime, avec son petit chapeau, son scooter, ses lunettes, son iPhone pour iDon Juan version 2012.

Dans cette soirée improvisée au bord de l'eau entre potes, ça a été le coup de foudre entre eux deux ! Ils ont parlé et bu comme des assoiffés sortant du désert.

Il venait d'avoir un job dans une boîte de communication et connaissait beaucoup de gens dans ce milieu. Elle a été éblouie par le feu d'artifice et de beauté du dandy. Elle a tenté de résister mais, en quelques heures, ils n'étaient plus que tous les deux sur Terre ! Pour une fois qu'elle pouvait parler de la musique baroque et de son attirance pour les peintures de l'école flamande, et lui de Bowie et de la civilisation maya. Toute la soirée ils ont fait semblant de se perdre dans cette foule d'amis pour mieux se retrouver et entamer des sujets pour tomber d'accord dans des rires à changer la nuit en arc-en-ciel !

Après, il y a eu le tête-à-tête à un mètre, les rires au moindre mot, puis les mots doux à 50 centimètres, puis les regards et soupirs au millimètre... et le premier baiser ! Le meilleur, le plus beau. Après, ce sont les mains, les pieds et le bouillonnement intérieur avec les hormones sexuelles qui se sont invitées dans la danse. Ils ont fait du scooter dans Paris, ils se sont enlacés sur le pont des Arts, ont couru bêtement dans le Louvre, il a plongé dans une fontaine, au milieu de leurs fous rires. Alors il fallait bien se changer, alors elle l'a raccompagné chez lui. OK ! Vous avez raison ! Il avait déjà dû faire ce coup-là aux précédentes, mais cette danse de séduction avait fonctionné, alors pourquoi lui en vouloir ? Arrivés chez lui, ils ont vidé une bonne bouteille et fait l'amour, horizontalement, verticalement, dessous, dessus, etc. En récupérant de ces premières étreintes, il a encore fait le charmeur et lui a proposé d'aller sur le toit en zinc car son château était sous les toits. Elle a trouvé ça tellement beau qu'elle a dit oui, sans hésiter. Les Parisiens ont les aventures qu'ils peuvent, même si c'est sur les toits qu'ils se croient encore un peu libres. Ils ont regardé les rares étoiles encore visibles au-dessus du dôme de lumière de la ville et ils ont refait l'amour comme de juste. Tout heureux, il s'est relevé, fier du bonheur d'amant accompli, a fait une pirouette pour la faire rire... et il a glissé.

Les moineaux sont peut-être bêtes, avec leur petit cerveau, mais eux, ils volent. Lui ? Non. Il n'a pas crié, probablement surpris par la bêtise de la chute. Tout en riant de la pirouette de son amoureux, elle a entendu comme un gros sac tombé au loin, tout en bas de l'immeuble. Elle a appelé. Denis avait bien décollé, mais mal atterri aussitôt. Elle a fini par s'approcher du bord du toit, mais il n'y avait personne. En bas, dans la rue déserte, le cadavre du bel amant était en vrac et déjà monté plus haut que le septième ciel. Elle a très vite récupéré de son ivresse et elle a téléphoné à tous les services publics de secours. Mais, de six étages, les chutes sont toujours mortelles. Faire l'amour avec les organes génitaux à l'air pur et le nez dans les étoiles est formidable, mais pas sur le toit des immeubles, qui ne feront pas glisser que les appareils reproducteurs, mais aussi les amants !

Certes, le romantisme n'est pas mort, mais il a perdu un de ses militants, qui au champ d'amour il a vécu pleinement... et bêtement !

Lorsqu'il y a de tels événements, désormais, les personnes impliquées sont éventuellement suivies par les psychiatres et psychologues des cellules médico-psychologiques. La jeune fille qui a vu ce pauvre garçon mourir sous ses yeux a mis plus d'une année à s'en sortir. Comme souvent, elle a fini par ne plus venir aux rendez-vous du psychiatre et un autre drame a remplacé notre préoccupation de son état. Une chose est sûre, c'est que la crise sociale et les conduites addictives qui en découlent engendrent des détresses psychologiques monstres.

DE L'AUTRE CÔTÉ DU MIROIR

Le médecin malade, c'est comme l'histoire de l'arroseur arrosé, du cordonnier mal chaussé et du plombier avec une fuite d'eau chez lui, du maçon à la maison qui s'écroule. La seule chose dont je me souvienne, c'est le « klong cratch ». Et me voilà par terre. Ma moto pliée à l'autre bout de l'avenue et mon pied en vrac. La douleur a été immédiate ! La botte de moto s'étant coincée dans la voiture d'entreprise, j'ai arraché tout le pare-chocs. En fait, le livreur a voulu faire demi-tour malgré l'interdiction, tout en regardant son GPS, le portable vissé à l'oreille, sans contrôler les rétroviseurs ni mettre son clignotant, et il n'a pas vu ma bécane.

Heureusement, il n'a pas fui. Il s'est arrêté, s'excusant déjà. À quelques mètres, deux contractuelles à l'allure nonchalante sont arrivées sans se presser, comme si la contravention les attirait plus qu'un blessé. C'est fou ce que les voitures peuvent passer près de vous lorsque vous êtes sur le bitume... Sans attendre la police, qui a appris à se déplacer chez les limaces, j'ai claudiqué jusqu'au trottoir. Puis trois sapeurs-pompiers sont arrivés, disciplinés, ordonnés. J'ai eu l'impression que mon pied se changeait en pastèque, coincé dans la botte. La douleur était atroce.

C'est le motif le plus commun des consultations aux urgences, et me voilà blessé, victime comme tant d'autres. Quelle ingratitude, ce destin : moi qui suis allé chercher tant et tant de malades, qui milite pour des services d'urgences de qualité, pour le service public, me voilà tombé par terre.

Mais de la position verticale à horizontale, la vision du monde est différente. Une fois faite la prise en charge par les secours, me voici sur le brancard, sans infos, mais avec des pompiers qui parlent de cul en regardant passer une cycliste, une dame pressée et une femme qui lit un livre... Certains sapeurs-pompiers de Paris ont des sujets de conversation qui ressemblent à leur équipe de gymnastique qui a été dissoute pour bizutage et comportements pas très normaux pour des soldats du feu.

Arrivés aux urgences, ils me posent avec adresse et compétence sur un brancard, parmi une assemblée de malades assis, debout ou couchés, gémissant, râlant, souriant, dormant, vomissant, souffrant. Je ne suis qu'un malade avec mon pied énorme dans ma botte, et c'est seulement au bout d'une heure qu'une sympathique infirmière, seule pour toutes les arrivées, vient me voir et me reconnaît... Mais la notoriété ne change rien à ma douleur.

Au bout de trois heures, un collègue est arrivé et a fait poser une perfusion pour me calmer. Les cheveux pas coiffés, les cernes, l'odeur de tabac de ses vêtements, l'allure blasée et résignée, comme si la souffrance du monde campait sur son dos, il est arrivé en ne me regardant pas car il tapait sur son ordinateur. Les médecins regardent des écrans, désormais, et moins les malades. C'est en lisant mon nom qu'il a fait le rapprochement. Pas bête ! Il s'est empressé de me parler du grand drame de son service d'urgences : manque de personnel, manque de lits, saturation du système... Son problème, ce n'est pas l'affluence des gens, des malades, des usagers du service public, mais bel et bien les moyens et l'organisation qui ne sont plus en adéquation avec la mission de service public.

Il m'a parlé de la dame qui a fait un infarctus il y a quelques jours et dont aucune réanimation ne veut, des six tentatives de suicide qui dorment à côté des mecs bourrés, des blessés avec des fractures qui partent en clinique privée car les chirurgiens de garde y travaillent et refusent d'opérer à l'hôpital public... Ce n'est qu'après sa description, que je connais bien, qu'il s'est décidé à enlever ma botte. Sans aucun antalgique, j'ai serré les barres du brancard et les dents, les fesses et les muscles ! Mon orteil était luxé. Et mon collègue, sans hésiter, l'a réduit. En cet instant, je suis devenu le loup de Tex Avery, le coyote qui vient de sauter sur la dynamite de Bip Bip, John Wayne qui résiste à la balle dans *La Prisonnière du désert*... Il a osé ! Et il a bien fait. En un crac, mon orteil a rejoint sa bande d'os du pied dans un soulagement de tout mon être.

Évidemment, toute l'équipe a défilé et s'est marrée de voir l'urgentiste « le plus célèbre de France, le docteur Soleil... » aux urgences. Nous avons bien rigolé et... la douleur est passée quelques jours après. Elle m'a permis de voir la prise en charge médicale avec les yeux d'un malade. Même si je la connais par cœur, ce regard est différent et ô combien important. C'est à ce moment-là que je me suis dit qu'il fallait encore se battre et surveiller l'évolution du service public hospitalier. Car le changement n'est pas pour maintenant... Demain ? Peut-être... Plus tard ? Sans doute...

On ne nous apprend pas à être malade. Les médecins font médecine sans doute par peur profonde de la maladie et de la mort. Les plus grands hypocondriaques sont les médecins car ils ont libre accès à tous les examens, et paradoxalement ils ne se soignent souvent pas très bien lorsqu'ils sont malades. Enfin : l'espérance de vie des médecins est la plus faible des cadres !

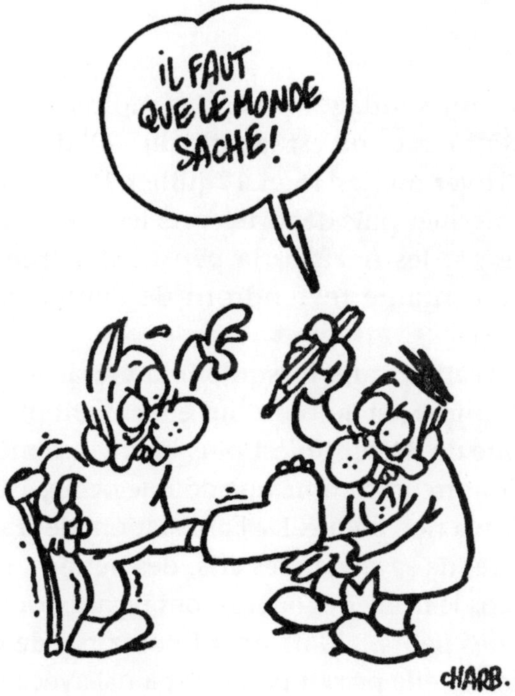

AU PAYS D'ALZHEIMER

Selon un sondage : 60 % des moins de 34 ans ne savent pas ce qu'est la rafle du Vél' d'Hiv', le vélodrome d'Hiver où, les 16 et 17 juillet 1942, 13 152 Juifs ont été enfermés puis déportés vers les camps de la mort organisée par les nazis et la pensée d'extrême droite. Seule une centaine reviendront de l'enfer, mais dans quel état.

Marie avait 15 ans lorsqu'elle a été arrêtée par des policiers français, et aujourd'hui elle ne sait plus son âge. La mémoire du présent n'est plus là, mais sa mémoire du passé, de l'horreur, comme une double peine, est bien présente. Elle n'a rien oublié. De l'arrestation, de la séparation de son père, de sa mère, des cris, des pendus, des appels debout dans le froid, des odeurs, des regards, des viols, des tortures, des peurs… Mais ne lui posez pas de questions sur le présent, elle ne sait pas. C'est ainsi avec les troubles de mémoire des vieux : comme si le présent n'avait plus d'importance. Mais du passé, ils se souviennent.

Aujourd'hui, Marie est sur un brancard des urgences, avec la peau sur les os, atteinte d'une longue maladie, son ultime combat, contre elle-même et pour elle-même, pour rester encore en vie. Mais elle semble s'éteindre et elle n'en peut plus, comme un dernier rappel sur la scène de son théâtre dans une pièce si difficile à jouer, et dont tenir le rôle principal est un effort.

Depuis quelque temps, elle est lasse de tout. Ses enfants, petits et grands, l'entourent et sentent que la fin est proche. Son cœur s'est mis à battre moins fort, l'eau est entrée par les poumons doucement, comme un bateau qui prend l'eau. Elle a toujours lutté contre l'oubli car, dès son retour des camps, il fallait dire ce qui s'était passé là-bas, raconter l'enfer et ce que les hommes avaient laissé faire à force de serrer la main de l'extrême droite. Elle allait expliquer dans les écoles, tout le temps, avec toutes les associations de déportés, Juifs ou pas. Il y a encore quelques semaines, elle accompagnait un voyage à Auschwitz-Birkenau.

Elle est dans les draps jaunes de l'Assistance publique-Hôpitaux de Paris et commence à raconter ses souvenirs, comme l'orchestre des prisonniers qui jouait lors de leur entrée dans Auschwitz, et le bordel pour les nazis dans la baraque à gauche. Elle y a échappé malgré sa beauté, car elle savait taper à la machine et parler trois langues grâce à sa mère qui était institutrice. Alors ils l'ont fait travailler à l'administration, mais c'était horrible tous les jours.

Sur le brancard, au milieu de tous les malades décharnés ou en sang qui attendent, elle ne s'arrête pas. Les soignants et médecins des urgences jouent toujours un peu les blasés pour gagner en recul par rapport à la réalité et ainsi se protéger. Mais là, ils sont venus progressivement, toutes et tous, l'écouter. Elle parle comme s'il fallait garder le cap jusqu'au bout. Il y a une solennité dans ce box des urgences, et les propos de cette femme au bord de la mort sont plus précieux que tout.

Elle décrit l'époque tragiquement et son père qui « sentait le fagot en regardant certains de ses voisins » de la rue des Pyrénées. Pourtant le XXe arrondissement de Paris était très solidaire et résistant, mais ils avaient peur des trahisons et des dénonciations. De retour de l'enfer, elle nous explique que pas un jour, pas une nuit ne s'est écoulé sans qu'elle y ait pensé. En 1945, il n'y avait pas de soutien psychologique ni de prise en charge. Alors les victimes faisaient comme elles pouvaient. Beaucoup se sont suicidées sans qu'on connaisse le chiffre exact. La question de savoir pourquoi elle s'en est sortie et pas les autres tourne en boucle dans sa tête depuis plus de soixante années ! Pas un repas sans penser aux privations qu'elle avait vécues. Pas une fois dans sa vie elle n'a eu confiance dans la police.

Personne ne peut mesurer ce qu'elle a vécu dans cet enfer, le point zéro de tout. Mais attention, pour elle, il n'y a pas de barbarie au-dessus d'une autre. Elle se souvient des tziganes qui chantaient le soir, des homosexuels, des communistes, des enfants, des vieux, des handicapés... de l'odeur de brûlé qui pesait tout le temps.

Ses héros sont ces soldats russes de 20 ans, presque son âge à l'époque, qui sont arrivés pour libérer le camp. Elle faisait petite vieille, la peau sur les os, la tuberculose dans les poumons, son crâne rasé, son tatouage qu'elle a encore aujourd'hui. Elle ne l'a jamais effacé pour toujours expliquer ce qu'il représente.

Marie s'est éteinte entourée des siens il y a quelques années, à la même date, jour pour jour, que celle de son arrestation.

Il est fréquent de rencontrer des victimes des camps de concentration nazis. C'est à chaque fois une interpellation. Je ne peux que vous encourager, si ce n'est pas fait, à aller sur les sites des camps d'extermination en Pologne ou en Allemagne : vous y verrez l'enfer et comprendrez ce qu'ont vécu les survivants. À notre époque d'amnésie et de doute, il est des déplacements nécessaires pour ne pas revoir l'enfer.

UN TOURNEVIS POUR SAUVER DES VIES

Trois ans après, le nombre de techniciens et ouvriers travaillant dans les hôpitaux a chuté. Remplacés par des entreprises qui souvent font faillite. La dégradation du fonctionnement des hôpitaux publics au quotidien est palpable. Garder un corps d'ouvriers est une sécurité pour les hôpitaux, qui sont souvent une ville dans la ville.

Avez-vous déjà cherché un plombier à 4 heures du matin parce que votre arrivée d'eau a explosé ? Ou un électricien un dimanche après-midi, alors qu'un court-circuit vicieux empêche votre vieux tonton de respirer avec sa machine ? Ou encore essayé de faire réparer un ascenseur le Jour de l'an, ouvrir une porte à la Toussaint, recouvrir en catastrophe le toit d'une bâche parce que les tuiles ont suivi le chemin de la tempête ?... Ou même, pour les plus bricoleurs, de planter un clou sans finir aux urgences ?

Eh bien, chez nous, pour tout cela, il y a le personnel ouvrier des hôpitaux. Aujourd'hui, ils sont en grève pour empêcher le démantèlement de leur statut et la liquidation de leur profession au profit du privé.

Les ouvriers de l'hôpital sont les agents de l'ombre, les machinistes du théâtre, les roadies des tournées rock. Sans eux, rien ne fonctionne. L'hôpital, c'est comme un paquebot : si l'intendance ne suit pas, la machine s'arrête et, au mieux, on dérive, au pire, on s'échoue ou on coule. Tous ces plombiers, ces électriciens, ces menuisiers, ces serruriers auraient fait fortune dans le privé en ouvrant leur boîte. Mais ils sont restés à l'hôpital. Avec le même engagement que ceux qui sont au chevet des malades.

Kéké, par exemple, fut carreleur de l'hosto pendant des années. À ses débuts, l'hôpital hébergeait toute une armada d'ouvriers, de tous les corps de métiers. Puis, avec le temps, leur nombre a diminué. Il paraît que ce sont les nouvelles lois sur les marchés publics... Pourtant, il fallait le voir poser son carrelage. Peu avant son départ à la retraite, il m'a montré la différence entre son boulot et celui de la boîte privée qui allait le remplacer : en un coup de truelle, les carreaux étaient par terre. Ça le rendait furieux. Les siens tiennent encore, dix ans après son départ.

Un hôpital fonctionne vingt-quatre heures sur vingt-quatre. Mais si le médecin sait soigner la mécanique du corps, il ne peut rien quand la logistique ne suit pas. Une fois, nous avons eu un malade souffrant d'une insuffisance rénale. Pas de place dans les unités spécialisées. Seule solution : la réanimation médicale. Seulement voilà, il y avait un problème de plomberie... Ni une, ni deux, en pleine nuit, les plombiers et les électriciens ont tout réparé en quelques heures. Et le malade fut sauvé.

En revanche, lorsque le scanner est en panne, la technologie étant très complexe, l'hôpital a un contrat d'entretien. Mais pas question d'une intervention la nuit, le week-end ou un jour férié. D'autant que les pièces viennent d'Allemagne... Alors nous transférons les malades dans un autre hôpital. En espérant qu'il n'a pas les mêmes problèmes que nous...

Évidemment, au fond de leurs bureaux, de subtils ronds-de-cuir aimeraient bien liquider ces ouvriers, ces jardiniers, ces maîtres de la truelle et du tournevis, afin de diminuer la masse salariale, de supprimer du personnel. Après tout, on peut toujours signer des contrats de maintenance avec des boîtes privées... Et le jour où une conduite d'eau explosera en salle de réanimation, il vaudra mieux que ça ne survienne pas après 22 heures un soir de réveillon. Car si le malade est intubé, on ne pourra même pas lui mettre un tuba.

À l'entrée de l'hôpital, ils ont pendu un mannequin en bleu de travail avec, autour du cou, un panneau disant: « Sans nous, la sécurité des malades est remise en cause. » La qualité des soins aussi. Si vous passez à côté d'un de ces ouvriers, dites-vous bien que, si l'hôpital public est encore debout à cette heure, il y est pour beaucoup.

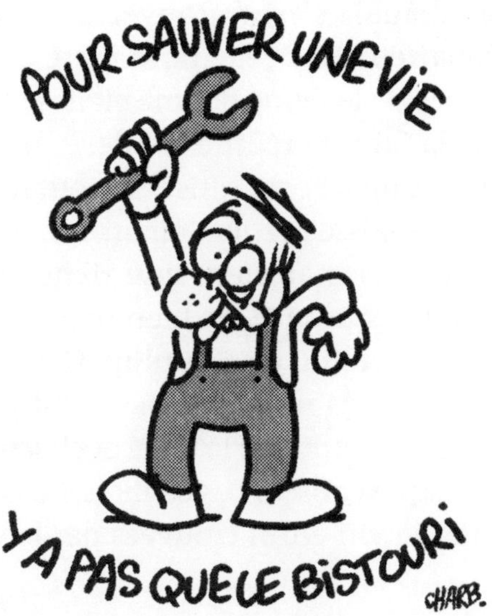
POUR SAUVER UNE VIE
Y A PAS QUE LE BISTOURI
CHARB.

RIONS DES VOISINS DE PEUR DE PLEURER DE NOS FAMILLES

Tout a commencé par une bonne idée de Muriel, la petite-fille qui est aussi petite-nièce, cousine, tante et fille. Mais si la famille est une des valeurs sûres de la société, sans cesse idéalisée par les politiques comme une vieille recette du dimanche dégoulinante d'hypocrisie, les rassemblements tournent parfois à une négociation au Moyen-Orient, un réveillon de Noël entre police et voyous, une soirée d'amour entre Front de gauche et socialistes.

Toute leur smala s'est retrouvée un samedi soir dans le grand appartement de la grand-mère qui venait d'être enterrée. L'idée de la jeune femme était que tout le monde s'aime dans la famille réunie. Le décès d'un vieux attire toujours beaucoup de convoitise, surtout lorsque le vivant devenu cadavre laisse derrière lui un 180 mètres carrés sur le boulevard haussmannien, une richesse matérielle et pécuniaire, une assurance-vie bien remplie. Alors la visite des restes de la vieille que la plupart ne voyaient plus depuis des lustres, ça ne se rate pas : c'est jour d'héritage !

Ils sont tous là autour de la table et chacun a apporté un tout petit quelque chose... Les civilités d'usage accomplies, les bouteilles de vin enfin trouvées par le vieux fils Jean, les agapes avalées, le rassemblement familial est devenu progressivement un règlement de comptes.

Après quelques verres, Jean a commencé à expliquer comment la Marie avait spolié toute la famille et ses enfants en truandant l'assurance-vie. Le mari de la Marie s'est mis en colère et a cassé un grand vase rare et sans doute cher. Le ton a commencé à se faire guerrier, l'une des filles de la défunte a décroché quelques tableaux et posé ses scellés sur des meubles. Émotion chez les petits-enfants, qui ont tenté de calmer leurs parents, et une féerie de claques s'est abattue pour réclamer que « tout le monde se calme ».

La dispute a redoublé quand deux belles-filles, qui n'ont jamais pu se sentir, se sont pourries à coups d'insultes pour la belle collection de verres en cristal. Mais la verroterie et les vieux meubles ne supportent pas les variations de climat brutales. Et ce sont une cinquantaine de magnifiques verres et soixante ans de souvenirs de repas autour de la table de grand-mère qui ont fini par terre en mille morceaux. L'une s'est coupé la main en tentant d'éviter la chute du meuble.

L'oncle Jeannot venait de terminer la cave à vin et, devenu barrique de Bourgogne, il a osé révéler qu'il s'était tapé la femme de son frère et que peut-être il serait le père de... Chute de la vieille tante qui a juré que « naaaan ». Un Georges ayant retrouvé un coffret de bijoux s'est pris un pain dans la gueule par un cousin éloigné soudain devenu, avec élan, trop proche. Le voisinage a commencé à toquer à la porte mais « ça ne vous regarde pas, vous n'êtes pas de la famille » ! Alors ils ont téléphoné aux flics lorsque la bibliothèque s'est effondrée dans un boucan de bombe après que Jeannot a voulu lire le livre rangé tout en haut. Tout lui est tombé dessus.

Panique dans l'appartement comme si les Marx Brothers et Mister Bean faisaient une réunion. Le frère de la défunte restait assis et ne disait rien, cloîtré dans son Parkinson : la maladie a parfois quelques avantages. Les mâchoires ont chuté lorsque la plus jeune a révélé que tonton Dominique s'était tapé plus d'un jeune de la famille quand il les emmenait en vacances et sous les douches de la piscine municipale. La pédophilie, l'inceste et les amants sont des révélations redoutables des secrets de famille... et pas une famille n'y échappe ! C'est la collection de poteries mexicaines qui est partie en poussière avec la colère de la tante Juliette en larmes.

Pendant que certains tentaient de tuer ou de sortir Jeannot, difficile de savoir, d'autres ont commencé à fuir, les mains pleines. D'autres encore ne perdaient pas de temps et continuaient la perquisition, tandis que les plus jeunes embarquaient quelques valises de vieux livres et d'argenterie. L'un des petits-fils s'est disputé les clés et les papiers de la voiture avec une cousine.

Les flics sont alors arrivés et, ne comprenant rien, ont empêché le déménagement, bloqué toute cette famille française, contrôlé les identités. Mais l'autre sœur, Lisette, n'a pas apprécié et elle a claqué la porte blindée sur le bras de son cousin que personne ne connaissait, mais qui s'était aperçu de son lien de famille à l'annonce du décès. Les pompiers sont eux aussi arrivés. Ils ont transporté tout ce petit monde aux urgences, car tout finit aux urgences : les plaies, la fracture du bras et Jeannot qui ronflait et était finalement le seul à avoir emporté quelque chose de la vieille.

La jeune femme qui avait organisé tout ça nous a raconté ce carnage sentimental. Elle venait d'enterrer sa grand-mère et de perdre sa famille... Et vous, comment va votre famille ?

Notre société a englouti le modèle familial du XXe siècle. Il est fréquent que les personnels des urgences soient au milieu des conflits familiaux inextricables, entre divorces et ruptures, avec toujours la cupidité et la vanité comme toile de fond de la haine !

DIEU EST-IL SUR FACEBOOK ?

En 2008, j'ai ouvert une page Facebook pour faire une sorte de blog d'actualité culturelle et sociale. Doucement, j'ai atteint 5000 « amis », comme on les appelle sur ce réseau social. Ils commentent mes « posts sur mon mur », c'est-à-dire les vidéos, images et commentaires sur l'actualité que j'y mets. C'est drôle, parfois ils m'engueulent, souvent ils sont d'accord avec mes choix.

Bien entendu, ma sorte de popularité fait qu'ils savent que je suis le « doc », l'urgentiste et l'écrivain. Donc, afin d'éviter que cela ne devienne une grande consultation virtuelle, je refuse les avis médicaux, les analyses de dossier. Une fois, un fou m'a même proposé de l'argent pour lui donner un avis sur son psychiatre ! Les personnes que j'ai rencontrées ne sont pas devenues de grands amis, comme ceux de ma vie réelle, mais c'est assez sympa et encourageant lorsque par exemple un livre sort et que les lecteurs le commentent.

Mais Facebook est aussi un enfer pavé de bonnes intentions, un pays sans foi ni loi où les mythomanes et autres narcissiques pervers ont un continent de jeux ! Une jeune fille de 18 ans, Lou, m'a contacté en avril 2012. Elle avait lu un de mes livres et aimait mes propos. Mais ce réseau est virtuel : où commence une relation, avec cet anonymat des messages ? A-t-on affaire à de véritables personnalités ou à de faux profils masquant de grands psychopathes ? On ne peut pas regarder quelqu'un dans les yeux, voir ses gestes, sentir ses paroles. Facebook cache, joue, étouffe ou exacerbe les joies ou les peines. Lou m'envoyait des messages que je trouvais un peu tristes, fatalistes, très sombres parfois. Et, à force d'échanges épistolaires pendant un mois, une sorte de lien s'est tissé. Mais où est la vérité sur un réseau social ?

Début mai, Lou m'a écrit une longue lettre pour me parler de son bégaiement, de sa solitude due à sa parole, des moqueries et de sa peur de l'antisémitisme. Lou portait en elle la peur d'être juive depuis les tueries de Toulouse de mars 2012. Pour des personnes fragiles, un événement extérieur à leurs problèmes personnels résonne comme les cloches pour un migraineux. Elle trouvait de l'aide grâce au réseau social, car l'écriture masquait son complexe. J'avais senti qu'elle était très angoissée : un jour elle m'expliqua que ses parents étaient morts il y a un an, sans doute dans un accident. Elle tenait vaille que vaille, empêtrée dans son double deuil, mais impossible de l'aider. J'essayai de lui recommander de consulter un psychiatre, de se rapprocher de sa famille, de parler à ses amis réels et non virtuels. Mais aider quelqu'un que vous n'avez jamais vu est impossible d'un point de vue médical et psychologique. Comme elle habitait dans le Sud, c'était difficile de la rencontrer.

Malgré mon avertissement en tête de mon blog, précisant que je ne fais pas de consultations, je ne puis laisser des détresses sous mes yeux sans tendre la main. Elle me rassura : elle avait un psy, elle parlait à son grand-père, elle avait de grandes amies.

Pendant deux mois, plus de nouvelles. Début juillet, elle m'envoya un message pour me dire que son grand-père venait de mourir, qu'elle ne se sentait pas bien, qu'elle était persécutée par un « ami Facebook » québécois, qui lui avait envoyé jusqu'à 600 messages en un mois avec des propositions pornographiques. Au lieu de tout couper, elle a cru pouvoir gérer, et c'est devenu une obsession, une nouvelle forme de dépendance, de lien inquiétant et angoissant. Comme d'autres de ses « amis », nous lui avons dit de tout supprimer.

Son dernier message était apaisé, comme si tout allait mieux. Hélas, c'est sa tante qui m'a envoyé un petit mot par sa messagerie pour me remercier de l'aide que j'avais tenté d'apporter à sa nièce. Lou s'est suicidée le 14 juillet dernier. Elle repose aux côtés de ses parents.

Depuis, je réfléchis à l'avenir de ce grand machin Facebook, à sa dangerosité, aux solitudes qu'il cache, aux mensonges relationnels qu'il engendre, aux méthodes pour se protéger des mythomanes et manipulateurs, aux pervers destructeurs. Que des messages virtuels, mais une fin tragique bien réelle.

Sa tante a porté plainte pour harcèlement contre ce mystérieux connard. Mais la justice et la police ne peuvent pas faire grand-chose contre Internet, d'autant qu'il sévit au Québec. Un jeune qui se suicide, c'est un échec de toute la société, et ces réseaux sociaux sont un espace à humaniser afin de protéger les plus fragiles, qu'on ne peut jamais aider virtuellement.

Les réseaux sociaux sont désormais incontournables dans la société. Après l'écriture de ce texte, la famille m'a informé qu'ils avaient porté plainte, mais, hélas, le pervers était au Canada et la loi ne pourra pas être appliquée. Mais ils semblent être une aire de jeux idéale pour les socio-pathologiques, les narcissiques pervers et autres menteurs, manipulateurs et psychopathes.

UNE VIE DANS UNE RUE

Lucien a ouvert la porte de son bel immeuble tout en saluant son concierge, Francisco. À 81 ans, bringuebalant comme un jeu d'enfant qui perdrait ses boulons un à un, il a le geste imprécis, la canne comme meilleure amie, et une dignité et un raffinement vestimentaire à déstabiliser un rappeur. Avec le temps, sa rue est sa galaxie, avec les boutiques comme planètes, et il se sent comme chez lui. Marcher jusqu'à la boulangerie de Marie, puis demi-tour pour les laitages de m'sieur Hubert, les fruits et les légumes sont au 23 chez Youssef, la viande chez Gérard, le boucher à la stature de centaure, et, enfin, Lucien prendra un café au troquet si ses jambes acceptent de le porter jusque-là.

Son arthrose, ce matin, ne lui fait pas trop mal au niveau du dos, et il a pu descendre ses trois étages. Faut dire qu'il a bien appris à se lever en deux temps, surtout la nuit pour aller pisser. Ben, oui, c'est pas simple de se lever toutes les nuits et d'aller vider la vessie après avoir repéré le tuyau qui n'est plus sexe depuis un bon moment. Personne ne lui avait dit que tout partirait comme ça, et chaque lever, vers 7 heures, est un effort.

Il fait sa toilette comme il peut, car le matin les articulations sont raidies et son gros ventre l'empêche d'atteindre les membres inférieurs et son dos. Alors il a fixé des brosses sur les murs pour se gratter. Le tabouret sous la douche lui permet de se relaxer un petit moment tous les matins, à l'eau bien chaude.

Une fois ses dentiers sortis de leur bain de nuit et repositionnés, Lucien peut aller dans sa petite cuisine. Avant tout, il donne à manger à son chat, puis il fait son café avec sa cafetière italienne qu'il a rapportée d'un ancien voyage à Venise. Et vient l'habillement, comme une épreuve de « Fort Boyard ». C'est un devoir de toujours être impeccable et il choisit sérieusement sa tenue d'été. Même si les vêtements sont d'une mode passée de trois décennies, il en prend soin et feint de ne pas voir l'usure.

Ce matin, il a pris son panier-poussette car c'est jour de grandes courses. Il se souvient du temps où la poussette portait son fils devant lui... Un autre siècle, une autre époque, qu'il regarde sur les photos noir et blanc. Mais il évite de trop rester devant, car il pleure toujours. Son fils est parti loin et il ne le voit plus depuis... Sa mémoire lui joue des tours, alors il la travaille, il lit le journal tous les jours, relit Balzac et Camus, récite des poèmes de Rimbaud et Hugo. Il ne rate pas non plus son hebdomadaire de télévision pour faire les mots croisés. Certains regardent la télévision, lui, il l'écoute ! Ce qui permet à son chat de faire croire qu'il sait lire les définitions, car il est toujours penché sur les pages. Les chats sont de bons acteurs.

Lucien pourrait remplacer le temps s'il perdait la notion d'heures, car sa journée est une pendule. En rentrant des courses, il rangera ses achats et préparera le petit repas pour 11 h 30 afin de ne pas rater le jeu des 1 000 francs devenus euros, mais pour lui ça ne change pas. Les informations, il n'en a jamais entendu la fin car la sieste l'emporte dans son bon gros fauteuil. Il aura pris son traitement pour le cœur car il a fait son infarctus deux mois après la mort de son amour. Il s'en est sorti et reste vigilant pour sa santé, car il doit s'occuper du chat. Il s'accorde quand même un verre de bordeaux le midi et le soir, car faut quand même pas déconner ! Et malgré l'interdiction de son médecin, il mange ses fromages préférés, quant au dimanche, c'est champagne !

L'après-midi, si l'inspiration vient, il fait des dessins avec ses crayons. Il aime dessiner les rues de Paris et jure depuis des années que demain il passera à la peinture.

Il est plutôt bien heureux de cette journée qui commence. Il marche, canne en avant, panier à roulettes derrière, il est bien. Il pense à son chat et à samedi, jour où il va au cimetière du Montparnasse où sa belle l'attend. Il pose ses dessins de fleurs, car il n'aime pas les fleurs coupées. Il ressemble aux personnages des belles chroniques de François Morel.

Au même moment, un jeune homme en scooter, au look de *fashion victim*, livreur de bouffe de merde type pizza ratée ou sushi roulé avec les pieds, a décidé de remonter la rue en sens interdit et sur le trottoir. Malgré les hurlements des piétons, il n'a pas arrêté, leur a fait un signe de tribu primitive avec le doigt. Son casque en bol, ses écouteurs sur les oreilles et son mégot aux lèvres, il n'a pas bougé en percutant Lucien qui a volé de quelques mètres. Il a réussi à se relever et a gueulé. Le con s'est arrêté et il est revenu lui coller une droite. Lucien s'est écroulé, avec un traumatisme crânien grave. Sur place, les pompiers et le Samu sont vite arrivés.

La rue est bousculée comme si les lampadaires se penchaient pour voir ce qui se passe, l'attroupement du quartier s'est fait en un instant. Tout s'est arrêté, les voitures, les gens, tous étaient autour de Lucien. Youssef a bien couru pour tenter de rattraper l'agresseur qui a vite filé en scooter sur le trottoir. Les ordures n'ont jamais de courage. M'sieur Hubert est sorti avec un verre d'eau, « Faut bien faire quelque chose », Gérard le boucher n'a pu s'empêcher de sortir avec un couteau, des fois que l'agresseur aurait eu besoin d'une découpe. Marie, à l'allure d'une brioche géante sculptée, est fixée avec une main sur la bouche et l'autre sur sa hanche, elle murmure en boucle : « Mais quelle époque ! Où va-t-on ? » La police est arrivée bien après les secours, comme d'habitude.

Le sang coulait du nez et de l'arcade sourcilière de Lucien. Il balbutiait en mélangeant des propos sur son chat, sa femme, sur sa douleur, ne sachant plus où il se trouvait. Aussitôt dit aussitôt fait, l'équipe du Samu l'a posé dans l'ambulance et a commencé le traitement. Lucien saignait abondamment, sa pression artérielle chutait et sa conscience aussi. Ce genre de traumatisme au crâne nécessite une prise en charge rapide en neurochirurgie et dans les unités pour les polytraumatismes.

Mais voilà, à Paris, lorsque vous téléphonez à la garde de neurochirurgie, c'est un étudiant en quatrième année de médecine qui répond. Il se fait souvent insulter car il ne peut pas prendre de décision, et cette perte de temps agace les médecins qui appellent. Ce sont les professeurs de neurochirurgie, sommités dans le temple du narcissisme médical, qui pensent depuis des dizaines d'années que cette organisation est bonne. Après, l'étudiant cherche l'interne, qui cherchera son chef afin de prendre une décision, une fois qu'il aura demandé au radiologue si c'est d'accord... Le temps passe et le malade perd des chances. Alors l'accord redescend, comme du temps de la poste avec les tampons. L'étudiant retéléphone au Samu qui attend, pour donner la réponse ou négocier... C'est une organisation du XIXe siècle, mais c'est comme ça, même l'Agence régionale de santé ne peut améliorer ce système verrouillé par des commissions de médecins où, surtout, il est urgent de ne rien changer pour ne pas gêner l'aristocratie médicale et l'égocentrisme des neurochirurgiens.

Dans le camion, nous attendons que tout ce monde de sachants ait envie de prendre en charge Lucien. Négociations entre médecins (extraits) : « C'est un traumatisme crânien ou de la face ? C'est un vieux, alors ça ne vaut pas le coup ! » Qui peut le prendre ? Personne n'en veut, ni grave, ni pas grave, ce pauvre Lucien est très entouré mais déjà si seul... Les ORL n'en veulent pas, car « ils veulent un scanner d'abord », les neurochirurgiens n'en veulent pas car « il n'a pas perdu connaissance et il faut demander aux stomatos et ophtalmos ». Mais ils ne sont pas dans le même hôpital... Kafka a fait son nid dans le cerveau de certains médecins et directeurs d'hôpitaux.

Le coup de gueulante du médecin régulateur du Samu nous a ouvert les portes du scanner : toute la face de Lucien était brisée par le coup de poing.

Lucien a dû rester à l'hôpital. Seul. De service en service, dans sa blouse en papier qui le montrait tout le temps à poil, il s'énervait sans cesse. C'est la boulangère qui a récupéré le chat. Tous les commerçants sont passés le voir. Cet accident a précipité son état et, deux mois après, il était dans une structure pour personnes âgées, se laissant aller. Aux dernières nouvelles, il est grabataire, comme un renoncement à la vie.

Les flics ont-ils arrêté le criminel ? Je ne sais pas... Ce qui est sûr, c'est qu'à Paris griller les feux et rouler sur les trottoirs sont devenus une habitude pour les scooters. Ça ne m'intéresse pas de savoir si ce jeune s'est tué en scooter, s'il a été arrêté ou pas. La question est : comment en sommes-nous arrivés à une telle banalisation de la violence ?

Lucien, lui, s'en fiche, il ne dessine plus, ne voit plus son chat. Il est en route vers le cimetière du Montparnasse pour rejoindre son amour.

Le temps est le maître mot de la définition des urgences. La santé comme la définit l'Organisation mondiale de la santé est un complet bien-être physique, psychique et social. Cette histoire finit mal mais elle regroupe entre ses lignes tous les drames de notre société et donc les axes de progrès à conquérir.

UNE FIN EN SEXE

Ils se sont couchés tôt, comme épuisés par la semaine de travail. K-O debout ! Elles sont bien loin, les vacances. Pas de gymnastique ce soir, car le sommeil les emporte comme des naufragés perdus. 48 ans, c'est le temps où le serveur commence à apporter les additions sur la table de votre vie : nous disons donc une petite obésité, un peu de beurre dans les artères, un foie de distillerie de bons pinards, des poumons créant un petit brouillard au lever par le tabac, les douleurs diffuses et la vision qui chute pour ne pas voir les rides et les cheveux blancs, la lassitude et les petites baisses de moral. Vers 7 heures, dans le calme du matin, en revenant d'avoir pissé, il l'a regardée. Il se sentait bien comme Don Juan, une sorte de grâce l'a envahi, un bonheur simple et grandiose. Il est amoureux d'elle. Elle est belle dans ce lit, son odeur l'enivre, ses courbes sont parfaites. Ses jambes sont posées, gracieuses dans la position d'une photographie de Peter Lindbergh. Ses cuisses dessinent sur les draps un espace majestueux jusqu'à ses hanches nues. Ce n'est pas un cul, mais un idéal à ce niveau-là ! Elle est nue et belle comme une rénovation de *L'Origine du monde* de Gustave Courbet. Le creux de ses reins est un appel au sexe, bien que la trace du maillot délimite le visible du privé, mais tout est à lui et tout est possible en ce matin d'été. Leurs vingt ans d'écart, leurs dix ans de passion n'y changent rien, ce matin, c'est comme la première fois ! Elle a dû sentir qu'il la regardait, en érection sur le pas de la porte. Le sexe de l'homme a toujours besoin de se mettre en avant et le reste derrière ! Elle s'est retournée, lui offrant son corps. Il s'est accroupi au pied du lit, puis, doucement, il est remonté en embrassant tendrement sa peau. Il a pris son sexe dans sa bouche. Sa langue connaît chaque recoin et leurs conséquences. Ses caresses buccales sur son clitoris et ses grandes lèvres sont aussi précises qu'un dessin de Wolinski. Tout en délicatesse, et lentement, jusqu'à sentir l'humide de leur amour sur sa peau, il a fait durer le plaisir. Son corps arraché aux torpeurs du sommeil s'offre à celui qu'elle aime. En s'embrassant comme pour la première fois, leurs sourires sont une communion de liberté, ce ne sont pas deux corps qui se rencontrent mais un seul qui se rassemble. Elle prend à son tour son sexe dans sa bouche et s'applique avec passion et douceur. Sade l'a rêvé et elle l'a fait ! Elle joue avec son gland dans le creux de sa joue. Sa langue sait parfaitement le retenir, l'exciter, le gonfler, le libérer. Ses mains caressent sa peau et son corps avec envie. L'étreinte que leurs sexes attendent arrive enfin, avec la fougue et la force de leurs corps harmonieux. Leurs mains se serrent comme pour s'entraider à atteindre l'inaccessible étoile. Il embrasse ses seins si dressés, et leurs sueurs, leurs gémissements sont comme une chorégraphie parfaite et un hymne à la vie. Elle possède son Casanova, il est en elle, il n'est plus rien d'autre qu'elle. Elle hurle dans un orgasme inouï. Lui se transforme en volcan de bonheur, enlacé dans ses bras, et... plus rien ! Il s'écroule sur elle. Plus de son, plus d'image ! Elle sent le poids lourd d'un pantin désarticulé. Elle a vite constaté que son Casanova est en arrêt cardiaque. Elle est infirmière et n'a pas perdu de temps. Appel au Samu, puis elle a commencé le massage cardiaque, comme pour dire fuck à la mort. Elle l'aime, et il doit rester là ! En dix minutes, leur alcôve, l'intimité de leur amour, est devenu un rassemblement de Samu et de pompiers. C'est fou comme tout bascule d'une minute à l'autre. Les décharges électriques se succèdent sur son thorax et son cœur ! Sa belle, dans un tee-shirt trop long, laisse apparaître sa beauté, ses larmes, sa peur. Comme un SMS, un bip survient sur le scope, il est reparti ! Tout est allé vite vers l'hôpital et ses artères ont été refaites à neuf sur la table de coronarographie. Quelques jours après, ils parlaient de nouveau ensemble mais cela ne nous regarde pas... L'amour arrange tout, tout le temps !

Il n'y a pas d'interdit dans ce texte, bien au contraire, c'est un hymne à la vie et à l'amour. Raconter les choses de la vie n'est pas interdire de vivre ou se poser en moraliste. C'est juste témoigner de l'importance de profiter de l'instant et de toutes les joies de la vie. Pour l'anecdote, ces deux amoureux vont très bien, même s'ils se sont séparés peu après.

100 ANS ET ALORS ?

Cette maison de retraite est bien belle, avec ses grandes baies vitrées. Le personnel en nombre, c'est propre et le petit jardin en plein Paris y est généreux. Elle appartient à une fondation. Le médecin généraliste du quartier qui s'occupe des pensionnaires a demandé un coup de main au Samu pour Gertrude, 100 ans. Pour sûr qu'il fallait être né de l'autre côté du siècle pour avoir ce prénom. Elle est d'origine alsacienne et elle aura mis toute sa vie pour terminer dans cette petite chambre à Paris.

Elle est dans son lit, grabataire, les chevilles recourbées, les genoux cagneux, et ses muscles en service minimum. Ses membres inférieurs font penser à ces tableaux anciens où tout semble prêt à vivre mais où rien ne bouge. À côté du lit, sa petite chaise roulante ; elle l'a customisée à coups de broderie et de coussins.

À la question introductive, stupide, de « Comment allez-vous ? » elle répond difficilement, mais avec un humour certain : « J'ai connu mieux. » Sa voix est un peu aiguë, faible et éraillée. Son visage est petit et peu ridé, faisant apparaître deux yeux bleus un peu délavés et cachés par des lunettes usées et sales. La sueur coule de son front, montrant sa gravité. Sa coupe de cheveux est très branchée malgré elle, avec ses rares cheveux en épi qui lui donnent l'allure d'une punk qui cuve ses bières sur un trottoir. Elle respire mal, et ses poumons se remplissent d'eau régulièrement. Ses mains sont bosselées et seules les veines sinueuses dessinent de tortueux chemins centenaires. Ses bras s'animent de mouvements lents et imprécis, comme si le marionnettiste n'arrivait pas à contrôler les fils. Son thorax et son abdomen sont comme deux zones industrielles à fabriquer sa vie mais proches du dépôt de bilan. Elle semble fragile comme du cristal, aussi sensible qu'une horlogerie de précision. Mais, malgré ces apparences d'une conscience nuageuse, elle a de très belles éclaircies de lucidité.

Depuis six mois, elle fait des allers-retours aux urgences d'un grand CHU parisien, mais elle n'y est jamais la bienvenue. Elle s'est plainte l'autre jour de s'être fait appeler « petite mamie » et n'a pas aimé que les médecins ne lui parlent pas. Elle a tout fait pour rentrer chez elle, dans sa chambre avec ses derniers objets et ses photos, et dans son lit, avec son poste de radio et ses cassettes. Elle n'a pas la télévision, mais écoute RTL, et c'est tout. Elle connaît mieux la grille des programmes que le directeur d'antenne. Elle ne rate rien, sauf lorsqu'elle met une cassette de Beethoven. Alors le deal est simple avec son médecin : pas question de retourner passer la nuit sur un brancard, à poil, dans les cris et l'indifférence car le personnel y est débordé et il n'y a pas de lit.

L'idée me plaît bien et après lui avoir dit (en parlant fort) : « Nous allons tout faire pour que vous restiez là ! », elle a fait un petit sourire édenté, les appareils prenant leur bain dans un verre sur la table de nuit. L'infirmière a vu une larme couler le long de sa peau.

Nous avons préparé la machine pour améliorer sa respiration, perfusé délicatement pour passer les trois produits, posé les machines pour surveiller l'évolution. Plus personne ne voulait qu'elle quitte cette chambre devenue son univers de 100 ans. C'est alors que j'ai appuyé sur la cassette et un concerto pour piano a changé la donne. De mesure en mesure les chiffres s'amélioraient un peu, la sueur s'est tarie, et elle a parlé de mieux en mieux ! Nous avons attendu bien que nous ayons terminé notre service. Les chiffres, en médecine, c'est comme en économie, il est possible de leur faire dire ce qu'on veut, et, comme la belle dame allait mieux, je lui ai parlé (fort) pour lui dire qu'elle restait là. Certains y verront de l'acharnement, d'autres un bien, d'autres rien... Mais c'est la relation singulière entre Gertrude et l'équipe qui a fait que tout s'est passé pour le mieux. Les choix ne sont jamais simples en médecine et chaque cas est particulier. La modernité de la médecine est médico-psycho-sociale et la prise en charge des plus handicapés, des plus faibles, comme les vieux, est le reflet de l'humanisme de notre société et de son modèle social.

Aux dernières nouvelles, elle a pris le thé hier dans son jardin avec ses copines dans une sorte de Woodstock de chaises roulantes !

Ce qui est passionnant dans notre époque, c'est de voir comment la société évolue avec le vieillissement des gens. Nous n'avons pas fini de rire avec la génération 68 qui commence à arriver dans les soins de suite et de rééducation. Finis les airs des années 1900, place aux Beatles et aux Rolling Stones dans les maisons de retraite, et vivement un Woodstock du grand âge ! Nous allons voir si notre société est humaine ou si elle évolue vers un abattage des vieux ! De plus, la prise en charge des personnes âgées est le reflet de la considération de la société à l'égard des handicapés, quels qu'ils soient, et surtout le miroir de notre humanisme.

POUR SOIGNER UN MALADE À LA RAINER MARIA RILKE

Comment soigner un malade ?

Il faut avoir vu beaucoup de choses, d'hommes et de femmes, lu des livres, avoir pris le temps d'écouter des histoires comme autant de riches découvertes. Avant tout geste, il faut se connaître soi-même, avec ses faiblesses et ses forces. Il faut connaître les sciences de la vie et surtout la philosophie ; il faut sentir la douleur qui s'abat sur les êtres et en déjouer le comment. Savoir quels éléments font les petites joies qui bâtissent les grands bonheurs.

Il est nécessaire de se donner la force de franchir des portes jamais ouvertes pour tendre la main à toutes les détresses, en laissant ses propres analyses et jugements pour feindre de croire qu'aucune n'est au-dessus d'une autre, et ne penser qu'à aider le malade comme s'il était unique. Il faut s'attendre avec sagesse à rencontrer, en un instant, l'inconnu, l'impossible, le défi, sans en avoir peur, savoir que l'on ne peut pas tout connaître, appliquer sans prétention ni défiance au quotidien l'état actuel des connaissances scientifiques et trouver de l'empathie même pour l'horrible individu. Le doute est l'ombre du médecin pour l'aider à construire son raisonnement.

Il faut savoir porter assistance à l'être abject, voir les corps décharnés, les odeurs épouvantables, les violences les plus ignobles, et sans cesse reprendre le dialogue rompu avec la folie du malade psychiatrique ou de celui qui ne veut pas se soigner et toujours donner espoir. Il doit y avoir une priorité : comprendre l'urgence. Celle des souffrants n'est point celle de la science, aucune autre ne ressemble à la précédente, ni celle des enfants, des vieillards, des riches et des pauvres. Soigner, c'est aussi accompagner le temps des autres, qui est de toute façon propre à chacun, que le médecin ne maîtrise pas. Mais ce n'est pas une impuissance, car c'est comprendre la vie.

Pour soigner, il faut se souvenir de ses propres incertitudes, de ses peurs d'enfant, de ses colères contre des êtres aimés ou haïs, des échecs de sa propre vie, de la beauté de ses amours, de ses propres faiblesses, et des êtres de toute façon imparfaits, comme le sont les personnes qui exercent les métiers de la santé. La science ne peut pas tout. Le malade établit sa relation de confiance comme nous prenons la main tendue d'un ami. Il ne faut pas connaître des théories médicales pour rassasier son narcissisme, ni son besoin de pouvoir sur les malades, mais les appliquer pour soigner. C'est la victoire du médecin, qui est insaisissable, invisible, cette relation subliminale, disjointe de toute dépendance affective et de richesse matérielle.

C'est jour après jour que le médecin apprend à appliquer la mathématique complexe, variable et évolutive de la médecine au malade. C'est le jour où il sait compter jusqu'à un et seulement un, car le malade est unique.

C'est en fermant les yeux des vivants, devenus morts, que chaque cas construit sa petite encyclopédie médicale, psychologique et sociale et qu'on peut alors se dire médecin. Il faut savoir accepter la mort, la fin de vie digne, même si elle est contraire à ce que le soignant croit. L'arrivée de la mort est un travail dur, pénible pour le médecin, et elle doit être affrontée comme le malade le voulait. Mais pour cela il faut avoir soi-même vécu, pris le temps d'aimer, de contempler les choses du monde, trouver chaque jour de l'intérêt au lever et coucher de soleil, trouver douce la pluie, regarder la nature, nc pas oublier qu'ailleurs il fait moins beau. Franchir les barrières qu'il nous est interdit de passer afin de conquérir de nouveaux espaces issus de l'œuvre civilisatrice.

C'est alors qu'il peut arriver qu'en quelques instants et lieux, lorsque sans arrière-pensée, et pour toute gloire de recevoir la confiance d'un malade, le médecin peut commencer à penser à aider, à soigner, et à guérir l'insouciance du malade.

Une société sans politique culturelle diverse et riche est un enterrement de civilisation. Je soutiens le combat social des intermittents du spectacle car ils sont les ouvriers de la culture. Sans le théâtre, par exemple, je n'aurais pas accédé à ces univers de culture et des auteurs. Je suis si séduit depuis des années par ce texte de Rilke écrit en 1910, racontant comment faire un vers, que je me suis permis, bien maladroitement, d'en faire une digression pour expliquer.

Y EN A !

Comme tout soignant, que ce soit un médecin, un chirurgien, un psychiatre, une infirmière, un kiné, une sage-femme... comme tous, je soigne tout le monde qui se présente. Des grands, des petits, des maigres crevant de faim et des très maigres voulant crever de faim. Mais j'ai aussi tenté d'aider des handicapés de toutes sortes, mentaux, sociaux ou physiques : des paraplégiques, des tétraplégiques, des avec cannes anglaises et d'autres avec rien mais qui boitaient de tout et tout le temps, ou d'autres en chaise roulante avec ou sans moteur ! Dans tout cela, même par pitié : y en a !

J'ai soigné des amoureux d'avoir trop aimé ou d'autres pas assez, des mal-aimés et des trop aimants, des amoureux que d'eux-mêmes et d'autres qui croyaient que tout le monde les aimait, des amours récentes ou éconduites, des amours déchirées ou merveilleuses, des vieux qui aimaient des jeunes et le contraire, et aussi des gays et des lesbiennes, et des bisexuels, des hétérosexuels, des zoophiles, des sodomies douloureuses, des fétichistes, des *sex-toys* coincés ou des anus devenus quincaillerie, des tristesses d'avortement nécessaire, mais hélas aussi des criminels. Tous les soignants vous le diront, nous devons voir tout le monde. Eh bien, même dans l'amour : y en a !

J'ai soigné des personnes aux cheveux longs ou courts, sales ou pas, coiffés par un aspirateur ou bien apprêtés par des mains expertes, et aussi des cheveux crépus, lisses, frisés, et des faux cheveux masquant le drame d'un cancer, sans oublier des bruns, des blonds, des châtains, des roux, des blancs, et de toutes les colorations, et des souvenirs particuliers pour les cheveux avec des poux et autres bestioles. Sachez que parmi tous ces gens : y en a !

Afin que les choses soient écrites une fois pour toutes, j'ai soigné des gueules typiques, de pays ou continents, et beaucoup très beaux ou très laids, selon le mélange d'amour qui avait été fait. Sans oublier certains avec moustaches, d'autres avec des barbes longues ou courtes, d'autres avec des boucs, d'autres tout simplement pas rasés. Et, pour être encore plus complet, je précise que sur les nez de toute forme, avec ou sans points noirs, gros ou petits, avec ou sans poils, il y avait parfois des lunettes très souvent sales et pas adaptées à la vue du propriétaire mais toutes différentes. Eh bien, parmi tous ces profils : y en a !

J'ai tout entendu, vérités et mensonges, grandes et petites douleurs, cris de rage et de peine, mais aussi des rires et des joies immenses, avec le bonheur possible pour toutes ces personnes, même si parmi eux y en a aussi !

Tout commençant par les mains et le toucher, je tiens à préciser que j'ai serré toutes les mains possibles, des fermes, des flasques, des mourantes, des moites, certaines où il manquait des bouts, des sales, des propres, des petites, des grosses, des mains généreuses et des qui fuient. Eh bien : y en a, et impossible de les reconnaître par la poignée de main.

J'ai soigné des peaux sales, des peaux propres, des peaux tendues ou relâchées, des perdues par le ravage des maladies, des blanches, des noires, des rouges, des hâlées, des jaunes, des bleues (très malades), des couleurs mélangées, eh bien, la couleur de peau n'y change rien : y en a !

J'ai soigné toutes les religions, mais ça, c'est leur sphère privée, mais, quelles que soient leurs croyances, y en a !

Oui ! Y a des cons partout, et il est impossible de les reconnaître du premier coup : c'est là le danger !

Une chose est particulièrement agaçante, c'est de croire que l'intelligence et la gentillesse seraient mesurables par les diplômes et la richesse. Ou encore que la fonction garantirait l'altruisme et l'honnêteté. De même, il y a des gens bien partout, même chez les riches, les puissants, les diplômés... Oui, c'est pas simple !

BOUÉES À LA MER

La fin de l'ère de la voiture ressemble à l'agonie des malades en insuffisance respiratoire, atteints de cancer, et chez qui la morphine ne fait plus rien. Monique a fait tous les jobs de serveuse, vendeuse et maintenant livreuse. Faut qu'elle bosse, car elle a son môme à élever, seule. Elle aurait bien avorté, mais elle l'a gardé et n'a rien dit au père. Le rythme de la vie les a emportés tous les deux et elle ne lâche rien : elle, à la mine, et lui, à l'école publique. Mais le souci de la liberté, c'est qu'il faut l'assumer et, en période de crise, c'est épouvantable.

Elle fume comme les usines à charbon qui ont fermé, elle ne surveille pas son régime car faut bouffer pour tenir. « Les régimes, c'est pour les riches », dit-elle. Elle s'est fait klaxonner par les automobilistes depuis 7 heures du matin. Toutes les places de livraison sont occupées. Son employeur l'engueule pour le retard, le flic la menace pour son arrêt intempestif et le client est mécontent du retard. Elle est chauffeur-livreur. Mais ce n'est pas son truc, elle qui voulait être batteuse de rock. En plus, elle n'aime pas perdre son temps et les embouteillages l'ennuient et l'énervent.

Elle a tenté de déplacer le frigo à livrer au rez-de-chaussée toute seule, car son collègue n'est pas venu bosser à cause de son mal de dos. Brutalement elle s'est sentie mal, comme vidée de l'intérieur. Un camion de pompiers passait par là pour rentrer à la caserne, elle leur a fait signe. Le chef d'équipage est resté avec elle, car il « ne la sentait pas ». Plus j'avance dans la médecine, et plus ce « Je le sens pas » me semble important. Couverte de sueur avec un « mal au bide », elle n'a pas voulu s'allonger.

Dans le camion de pompiers, elle parle de sa douleur, du tabac, de la banalité de la vie, de la consternante répétition des jours, passés à se faire « disputer toute la journée ». Rire, sourire et politesse sont rares dans son job. Soudain, elle nous regarde et dit : « Docteur, je pars ! » Et son cœur de 44 ans s'est arrêté.

Dans ce banal camion de pompiers, nous voilà à l'empêcher de mourir dans l'indifférence de cette rue couverte par un crachin froid. Nous commençons la réanimation. Son cœur bat la chamade et le choc électrique le remet dans un rythme correct. Monique a fait un tour dans la mort et revient à la vie. Sans perdre de temps, l'infirmière la perfuse. Nous avons eu plus peur qu'elle, me semble-t-il. En se réveillant, elle me dit : « Vous, je vous ai vu à la télé, non ? Vous étiez à "Fort Boyard" ! » C'est bien ennuyeux si la mort commence par des programmes télé... Mais je m'en fous, car elle fait un infarctus massif. Le temps de me retourner et Monique repart dans la mort.

Le mystérieux instant où elle repart fait tomber le silence comme la pluie sur le camion. On se bat contre l'invisible et je ne la lâche pas ! On va la chercher comme des marins lancent des bouées à la mer. L'appareil lance un choc électrique, Monique fait un bond et le cœur revient. Un peu plus flapie par ce nouveau retour de la mort. Je lui parle pour lui dire que je veux la garder et que je vais l'endormir, afin de virer la faucheuse qui rôde encore autour du camion. Ça pue la mort mais nos deux sourires la font fuir. Elle me dit « Negnargal », car les médicaments font effet.

Les équipes de cardiologie de Cochin sont déjà à nous attendre. Nous roulons et son cœur s'arrête de nouveau, mais nous le faisons repartir. Pour sauver cette femme, il y a trois pompiers, quatre personnels du Samu et trois policiers qui ouvrent la route. À l'hôpital, ce sont trois réanimateurs, deux cardiologues et autant d'infirmières qui attendent. À notre arrivée, tout le monde s'affaire avec une précision d'orchestre philharmonique. Et Monique dort sans voir qu'elle est prise en charge comme les stars du rock qu'elle regarde sur sa télé, qu'elle est à égalité avec les autres, ni pauvre ni riche dans la partie qui se joue.

Après moult rebondissements, d'arrêts en redémarrages, son cœur a été réparé, en quelque sorte. Elle est restée deux jours en réa et s'en est sortie. Paraît que son fils est allé la voir et n'a pleuré qu'après lui avoir accroché dans sa chambre une affiche du batteur des Stones. Elle est sortie, je ne sais pas si elle roule de nouveau, mais en tout cas la crise, elle, est bien là au coin des rues.

Une bonne nouvelle : l'héroïne de cette chronique se porte à merveille ! Comme quoi les histoires finissent souvent très bien.

MADAME

Comme depuis plus de soixante-dix ans, Madame descend de son petit appartement pour aller acheter le pain et les deux-trois bricoles pour le repas qu'elle prépare dès 10 h 30 afin qu'à 11 h 30 son fils de 66 ans se mette à table. C'est comme ça, sinon il est angoissé et elle ne le veut pas. Il n'a jamais vécu sans sa « moman ». Il n'aurait jamais pu, avec sa débilité, son retard mental, son handicap. Sans elle, il serait peut-être dans une institution.

Elle est très connue dans ce quartier du Panthéon, comme une grande dame. Elle fait partie de ce petit coin de Paris aux ruelles étroites, où le soleil passe très vite dans la journée. Avec ses 94 ans, tout le monde la regarde car elle reste vaillante, attentive, et elle parle tout le temps ! Elle suit le même itinéraire chaque jour, à la même heure. Elle traverse et marche au milieu de la rue, toujours le même trajet.

Ce matin-là, un jeune livreur était garé plus bas. Le camion était en bas de la petite pente de cette rue en sens unique. Un jour comme un autre et les habitudes font la sécurité. Elle n'a pas vu, ni entendu le camion reculer. Le livreur est parti en marche arrière très vite, écouteurs vissés à ses oreilles. Il l'a percutée et elle s'est retrouvée empalée sous le camion. Elle a un peu crié mais sans plus. La voix, à 94 ans, ne fait pas surface dans le bruit du moteur. Pompiers, police et Samu sont arrivés en même temps. Impossible de la dégager tant elle était bloquée. Elle parlait aux pompiers en leur disant qu'il fallait qu'elle se dépêche pour son fils, qu'elle n'avait pas mal et qu'il fallait que le camion parte.

Dans le froid me voici à ramper sur le bitume pour aller parler avec elle, la rassurer. Elle est comme un pantin mal allongé. Je ne savais pas que je ferais la rencontre d'une femme de cet âge allongée sur la rue sous un camion.

Il fallait attendre l'arrivée du matériel de désincarcération. Pendant ce temps, nous nous occupions de la couvrir, de lui passer des médicaments contre la douleur. Mais les minutes sont longues dans ce genre d'intervention.

La police, sur place, essayait de démêler le vrai du faux du récit du chauffeur-livreur, qui, bien entendu, accusait la vieille ! Un jeune homme dans le style d'aujourd'hui, restant collé à son portable et à sa musique, l'air vaniteux, avec du dédain et sans aucune compassion. Il semble déconnecté de la réalité et ne comprend pas la gravité de ce qu'il vient de faire. Il répète comme un refrain qu'il faut le respecter et lui parler correctement tout en tutoyant tout le monde. Difficile de faire croire que c'est la vieille qui a plongé d'elle-même sous le camion ou qu'elle l'a fait reculer à contresens… et pourquoi cette marche arrière dans ce sens interdit ? « Le patron nous force à aller vite, donc on se gare mal, on fonce, et en reculant je gagne dix minutes. » Certes, mais c'est lui qui a écrasé la dame et mis son fils handicapé dans un océan sans sa bouée de secours.

Elle plaisantait de la situation avec les pompiers qui avaient rampé jusqu'à sa tête. Nous sommes restés à ses côtés sous le camion pendant la manœuvre et malgré les risques. Elle était ravie et nous trouvait très sympathiques. Nous aussi.

Le camion fut soulevé grâce à ces petits coussins magiques qui, en se gonflant, déplacent des tonnes. Le camion craquait sourdement et les barres enfoncées dans la cuisse de la dame se sont dégagées.

La manœuvre fut rapide et très vite elle s'est trouvée dans l'ambulance du Samu. La fracture de la cheville, de la jambe et de la cuisse avec des grandes plaies, une hémorragie interne : toute une équipe de chirurgiens a opéré cette dame pendant sept heures ! Mais quatre jours après elle a fait un arrêt cardiaque. Moi qui lui avais dit qu'elle allait s'en sortir, elle était entrée dans sa tombe, et son fils est totalement perdu, impossible de savoir qui va s'occuper de lui et qui lui fera à manger à 11 h 30. Ce carnage médical et social pour gagner dix petites minutes.

Après sa mort, son fils a été placé dans une structure pour personnes âgées. Le jeune homme qui l'a écrasée n'a pas compris tout le drame qu'il avait engendré, mais je ne suis pas certain qu'il puisse comprendre les malheurs des gens.

JAMAIS L'UN SANS L'AUTRE

L'amour n'a pas d'âge. Cette histoire est banale : un vieux meurt et la vieille va suivre. Mais au fond nous sommes tous vieux et de plus en plus proches de notre mort. Ce qui nous fait tenir est l'amour et rien d'autre.

Le café de « M'sieur René », comme l'appelaient ses clients, était l'un des plus beaux du faubourg Saint-Antoine. Il disait même que Gabin était venu. Enfin, c'était ce qu'il racontait, son menton rentré dans le cou, en montrant une vieille photo noir et blanc qui ne le quittait jamais. Nul ne saura si c'était l'acteur en personne qui avait dédicacé le cliché, ou lui-même, un soir d'ivresse.

Son café faisait un angle. J'y allais quand j'étais étudiant. « Madame René » rangeait tout, et tout le temps. Elle aurait pu faire le tour de la Terre en rangeant, sans s'ennuyer. M'sieur René avait refusé de mettre des machines à jeux, car « ça va faire du bruit et des ennuis, ça ! ». Il restait un Baby-foot, mais plus personne ne jouait avec.

Ils ont arrêté de travailler il y a dix ans, mais habitaient encore dans leur quartier. Le café, lui, a été vendu hier. Ou peut-être avant-hier... Le souvenir de ce coin de rue m'est encore si présent que je crois que c'était hier. C'est une banque qui a remplacé le café. Dans le quartier, c'est comme dans le Saint-Germain-des-Prés de Cabu : il n'y a plus que des marchands de fringues, de godasses ou de fric. À 20 heures, tout semble plongé dans un couvre-feu.

Je suis sûr que « les René » seraient furieux de voir ça. Ils venaient à l'hôpital de plus en plus souvent, à cause du crabe de M'sieur René. Un des pires, celui du pancréas. Cette glande complexe, planquée au milieu du ventre, pas loin du foie, est essentielle au fonctionnement de la machine humaine. Si le cancer le touche, rares sont ceux qui en réchappent. M'sieur René, pour tenter de sauver sa peau, venait plusieurs fois par semaine consulter en cancérologie. Et aux urgences, lorsqu'en pleine nuit les douleurs, atroces, l'agitaient.

« Savez c'qu'est le plus difficile à l'hôpital ? Le bruit et l'attente », répétait-il en boucle. Madame René était toujours là pour l'accompagner, en silence, toute maigre et toute droite, avec sa coiffure à la Eddy Mitchell, d'un blond platine. Mais, ce matin-là, l'agonie commençait, affreuse et lente, et il se rendait compte que c'était la dernière fois qu'il voyait le petit bout de ciel à travers la fenêtre. Il ne voulait pas d'acharnement thérapeutique. Madame René attendait dans le couloir, les yeux nulle part, le visage sans expression, pendant ces instants lourds et longs où, à part la vie, rien n'a d'importance... Avec les infirmières, les aides-soignants et l'oncologue, nous sommes restés avec lui pour les derniers instants, en lui parlant pour le rassurer. Chaque mouvement de respiration était pour lui une victoire. Puis le visage est tombé. Et le silence a tout recouvert.

Nous avons parlé un moment avec Madame René. Elle avait besoin de raconter son « café », les livraisons du matin et la fermeture tardive, où le petit verre de blanc enlève le noir de l'âme et met du rouge au visage. Ou le contraire. Dans l'ivresse, les couleurs s'inversent...

Une poignée de semaines après, Madame René a été hospitalisée et elle est morte dans son sommeil, en pleine nuit et en silence, comme lui. Aucune raison médicale ne laissait présager cela. C'est en signant le certificat de décès que leur petit secret nous fut révélé : Madame René s'appelait Yvonne et était la sœur de M'sieur René. Ils ne s'étaient jamais quittés de toute leur vie. Alors, pourquoi changer ?...

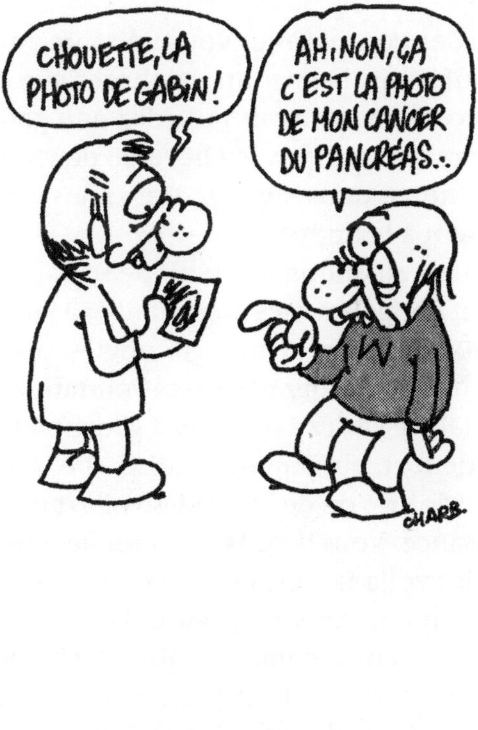
CHOUETTE, LA PHOTO DE GABIN !
AH, NON, ÇA C'EST LA PHOTO DE MON CANCER DU PANCRÉAS...
CHARB.

DES MAINS BÊTES COMME DES PIEDS

Regardez vos mains et vous ne saurez rien de votre avenir mais beaucoup de choses sur votre passé. Regardez vos mains et vous regardez une partie de votre vie. Vous prenez soin de vos cheveux, de votre visage, de vos points noirs, de vos vêtements, mais en général les mains passent à la trappe.

La main est aussi une symbolique sociale, du bonjour à l'au revoir. L'angoissé a les ongles taillés à la mesure de ses peurs. L'anxieux adore se manger ongles, peau, cheveux. Non, vous ne les regardez pas assez ! Pourtant elles tiennent votre journal. Regardez à droite et à gauche, elles sont là et vous regardent et, quoi qu'on en dise, elles servent à tout. Vous saluez de près ou de loin et les voilà qui serrent l'ami, la connaissance. Vous détestez un crotale, une ordure, un salaud, et les voilà faisant un doigt d'honneur, un poing rageur, une main dans sa gueule. De la naissance à la mort, elles servent à communiquer, travailler, manger, s'occuper, masturber... Tout passe par vos mains, aucun autre mammifère n'a un tel développement. Sans les yeux, elles deviennent le regard et permettent de lire le braille, elles s'adaptent alors en redéveloppant de nouvelles terminaisons nerveuses. Elles sont toujours au service de l'être. Elles permettent aux muets de parler ! Votre richesse n'est pas votre compte en banque, qui vous lâchera dès votre entrée au cimetière, mais vos mains resteront à vos poignets, même quand vous serez mort !

Du malheur au plaisir, si les mains giflent la personne haïe, elles symbolisent aussi l'affection par le rite de la bague au doigt.

Vous devriez les contempler comme deux encyclopédies en pensant à tout ce qu'elles ont fait dans l'histoire de l'humanité. Regardez les tableaux des personnages de l'histoire, les mains sont souvent au premier plan. La création du monde tout en haut de la chapelle Sixtine au Vatican, par un Michel-Ange, se fait par les doigts des mains. Comme les saluts des militaires des extrêmes ou les grands élans démocrates, sans hélas les tuer du glaive aux armes à feu. C'est ainsi que les empreintes digitales valent mieux que n'importe quel papier d'identité !

Les mains passent le bonjour, mais aussi les germes. En période d'épidémies, comme en cette époque de l'année, le virus de la grippe et de la gastro-entérite saute de main en main avant d'aller dans le corps. Sans oublier votre entourage qui ne se lave pas souvent les mains après être allé aux toilettes… mais paraît-il que « ça porte bonheur ». Les mains sont peuplées de millions de germes !

Les mains sont souvent évoquées pour expliquer que les gens viennent pour rien aux urgences en parlant de « bobologie ». Les économistes et ceux qui gèrent la santé en France aiment bien l'idée que le peuple est « rien ». Hélas pour eux : la main est une construction complexe, de nerfs, d'os, de muscles, de mécanique, de physiologie… même le moindre petit rien peut faire que vous vous en mordrez les doigts, s'il vous en reste.

Faites-vous mordre par le chat. Au départ, c'est juste un petit croc. Mais la gueule des chats est ce qu'il y a de plus sale. En quelques jours, c'est le phlegmon, avec des semaines de soins et de chirurgie, très coûteuse. Sans compter le risque pour la victime de perdre son travail, de coûter de l'argent en indemnités pour un handicap partiel. Mais ne tuez pas les chats... Touchez l'épine de rosier ou l'écharde toute simple et c'est le panaris, mais n'arrachez pas les fleurs... Alors mieux vaut prévenir que guérir et laver à l'eau et au savon, ou nettoyer avant le drame. C'est pour ça que les gens qui se blessent viennent aux urgences : pour éviter le pire, et, si pire il y a, les chirurgiens tentent de remettre les mains coupées.

Lorsque le président de la République est allé aux urgences de Lariboisière au réveillon du Jour de l'an, les services de secours ont été détournés vers les autres services d'urgences afin qu'il n'y ait pas trop de monde. Un classique lorsqu'une personnalité visite une structure d'urgences. Les commentateurs de télé se sont esclaffés en voyant une jeune fille qui avait son doigt coincé dans une bague, le commentaire méprisant sur « la bobologie ». Pauvre journaliste à l'analyse qui ne dépasse pas le bout de son doigt. Mais à combien vous fixez l'invalidité et l'amputation du doigt en plus de la douleur du malade ? Il peut se compter en semaines, en mois, avec la remise en question de son travail et un handicap social important. Il n'y a pas de « bobologie » aux urgences.

Tendre la main à toutes formes de souffrance, c'est la notion première d'un service public hospitalier et de la solidarité. Refuser de protéger l'autre, le plus faible, ce n'est pas remplir sa mission ! Il faudra bien un jour tendre la main avec beaucoup d'élan à ceux qui méprisent l'aide aux autres en disant systématiquement qu'ils n'ont rien. Quel bon exemple que celui de la main !

PARLEZ-MOI DE FAMILLE ET J'OUVRE UNE BOUTEILLE DE VIN

Il est parfois assez simple de deviner l'intérieur des appartements parisiens rien qu'en regardant le balcon ou les fenêtres. Les grandes fenêtres briquées des quartiers riches, un peu prétentieuses et dédaignant regarder le passant, cachent de luxueux logis. Les fenêtres sales, elles, témoignent de l'abandon des habitants, car il est très difficile de laver ses fenêtres étant jeune, par fainéantise ou trop d'occupations, ou étant vieux, par handicap, car plus le temps passe et plus le sol est bas et les fenêtres hautes. Évidemment, la fenêtre joyeuse des enfants, décorée comme une poésie, ou celle recréant les jardins de Versailles sont significatives de la joie. En arrivant pour secourir les gens dans les immeubles, on voit ces fenêtres fermées où quelques silhouettes scrutent nos uniformes et l'arrivée des véhicules d'intervention.

Ici, pas de grandes fenêtres sous les toits en zinc du septième étage sans ascenseur, la porte est entrouverte. Le tout petit couloir est un débarras de sacs en plastique. Sur la droite, une voix nous dit : « C'est par ici. » C'est un enfant qui semble déjà vieux, marqué par les chagrins et l'oppression de la misère, qui nous appelle, tenant par la main une petite fille qui ne lâche pas une sorte de poupée sale. Ils sont à côté d'un homme qui fait peur et qui pue : maigre, sale, pas rasé, vêtu d'habits miteux et sales. C'est leur père, il est dans son fauteuil comme dans une barque au milieu d'un océan de bouteilles de tous les vins et alcools possibles. Il n'y a pas de chauffage, une vague ampoule fait ce qu'elle peut comme lumière. Mais éclairer un appartement oublié du monde entier, ce n'est pas simple.

Robert a eu la même chance que tout le monde, celle d'aller à l'école, mais il n'aimait pas et voulait être footballeur. Vers l'adolescence, il aurait eu un accident qui a été le bon alibi pour dire qu'il ne pouvait rien faire sauf des enfants et qu'il aurait pu être autre chose qu'alcoolique sans le handicap, comme de bien entendu ! Presque quarante ans qu'il répète la même légende et invoque son mal de dos. Dans un coin, des piles de radios et d'ordonnances, un peu comme un petit tas de terre venu du trou de la Sécurité sociale.

La sale vérité, c'est que le Robert est amoureux du cul des bouteilles et de leur contenu. Il a fait l'armée mais, même là-bas, ils n'en ont pas voulu. Après, il a vaguement trouvé un boulot d'éboueur, mais il était ivre tout le temps. La médecine du travail, les psychiatres, un paquet de professionnels ont tout tenté, mais lui retournait au comptoir. Même la justice a été clémente, lui demandant juste de se soigner après quelques bêtises qu'il a faites. Il a rencontré la mère des enfants, une punk à chien qui avait envie d'avoir des gosses. Les gamins pas plus tôt nés étaient placés, rendus à leurs parents, surveillés, puis replacés. Malgré toutes les aides leur couple a usé tous les systèmes de la République, peut-être sont-ils de la descendance des Thénardier ? Le père a vécu comme il a pu, d'aide en aide, de tentative de cure en échec, pour devenir le professionnel des salles d'attente de tous les services, pour voir si un médecin magicien pouvait changer sa vie.

Leur mère est morte il y a quelques semaines. La chute bête et banale d'un soir de biture sur le bitume. Alors des erreurs de papiers dans les services sociaux ont fait que les mômes sont revenus chez leur père. Lui, voyant cette galère, a repris son tonneau pour boire plus, jusqu'à ne plus faire couler que de l'alcool dans ses veines. Ce n'est pas qu'il est horrible : il est malade à un degré proche de la vodka. Son fils a appelé au secours vers minuit. Les deux tiers du temps, en France, seuls restent ouverts la police, les pompiers et les urgences des hôpitaux. C'est les jours de semaine de 19 heures à 8 heures le lendemain, les samedis de midi au lundi 8 heures et les jours fériés.

Après avoir rassuré les enfants, mais sans rien leur promettre, nous sommes partis aux urgences de l'hôpital. Lui nous a regardés et nous a balbutié quelques grognements. Deux jours après, il est mort, à 52 ans, à l'hôpital, et a été enterré au cimetière des indigents, sans doute pas loin de la mère de ses enfants.

A priori, les services sociaux ont placé les trois enfants ensemble dans une même famille, et pourquoi pas un père et une mère du même sexe qui les aimeront autant que des parents de sexes différents. Et en tout cas avoir un couple de même sexe est toujours préférable à la misère de vivre avec un couple hétéro alcoolique et sans morale.

La crise sociale emporte tout. Beaucoup partent dans le flot de l'alcool ou les abus de drogues. C'est une histoire banale.

LETTRE À SABINE

Bien sûr, les souvenirs sont toujours assaisonnés avec douceur dans la salade composée de nos existences. Ça facilite la digestion des horreurs de nos vies. Une négligence du cerveau pour se préserver, mais rien n'était mieux avant, c'était juste différent, tu as raison, je déblatère inutilement et ce n'est pas le propos de ma lettre, chère Sabine. Je me souviens de la première année de médecine, nous avions encore nos beaux boutons d'ados, l'arrogance de croire que la vie est éternelle, nos complexes si doux, nos petits excès hésitants, nous vivions très bien sans téléphones portables, ni ordinateurs, tout aux papiers et crayons. Il n'y a que les transports en commun qui fonctionnent toujours sur le rythme des années 1980.

Tu écoutais Supertramp et Police ; moi, le Boss et les Rolling Stones. Tu savais très bien que tu étais la plus belle des amphis de l'école de médecine, tous les hommes se retournaient sur ton passage et tu éconduisais ces courtisans avec le coup de grâce de leur faire comprendre leur bêtise et l'élégance d'abréger leurs souffrances testiculaires. Ton arrivée en cours était toujours précédée par un aréopage de jeunes hommes aux voix très fortes et aux blagues cent pour cent graveleuses, très grands et flambeurs... Le malheur des jolies femmes est d'attirer les cons, comme tu disais. Nous t'écoutions de loin raconter tes soirées, car lorsqu'on est étudiant, les fêtes ne sont pas pour tout le monde, les compartiments étanches des couches sociales sont bien solides.

Les rumeurs sur tes amours et tes plans cul circulaient à grande vitesse. Impossible de me rappeler quand nous sommes devenus amis, ni quand nous avons pris nos premières bières au Comptoir du Relais à Odéon. Oui, tu as raison, nous avons été une fois amants et sans malentendu, comme tu aimais en rire. Tu fumais tout le temps, partout et de tout. Tu as été brillante et tu as fini tes études comme si la médecine était ton invention : la meilleure d'entre nous, sans aucun doute.

Nous avons traversé les saisons, en nous éloignant sur nos écrans radar, mais régulièrement, par hasard, dans les couloirs des hôpitaux, nous avions le bonheur de nous revoir, de compter nos divorces, nos amours, nos succès et échecs médicaux. Tu étais toujours rayonnante et belle, et tes rumeurs te suivaient comme une ombre, mais de plus en plus rare. Avec le temps les rumeurs s'en vont.

Tu m'as téléphoné une veille de Noël pour m'annoncer qu'un crabe commençait à te bouffer de l'intérieur. Nous sommes allés boire une bière à Odéon. Tu connaissais mieux que quiconque cette saloperie de cancer qui te rongeait. La descente a été trop rapide, à peine le temps de finir cette bière que tu devais commencer les traitements et autres opérations. Pour les médecins et professionnels de santé, c'est horrible d'être malade, car ils connaissent déjà le scénario de la pièce de théâtre, la durée et la chute. Tu n'avais aucune illusion et tu as tout préparé pour ce jour de la lutte finale.

Oui, c'est dur pour moi de t'écrire dans les pages de *Charlie* que tu lisais toutes les semaines, et de relire cette lettre dans ce livre que tu ne liras jamais. J'ai été content de te tenir la main l'autre jour sur ton lit du service de soins palliatifs, tu dormais doucement. Tu es toujours aussi belle, je t'assure, et ton corps ravagé par une tempête effroyable, sens dessus dessous, a gardé la beauté du courage, ta grâce intemporelle.

Non, je n'ai pas osé venir te voir morte, car je vois trop de cadavres et la vie est déjà suffisamment dure sans avoir des images horribles en plus. Je te garde vivante. Je suis allé parler à tes beaux enfants. La petite a ta beauté et ton sourire, et la grande est déjà comme toi, généreuse, attentive et si intelligente. Elle dirige ton second qui ne fait que des perles d'eau sur ses joues. Hier soir, je suis allé au Quartier latin avec les deux pères de tes enfants. Nous avons bu des bières, nous avons regardé des femmes passer en te cherchant maladroitement car tu nous manques. On ne nous dit pas que plus la vie avance, plus ça tombe autour de nous... Portons des casques, les balles se rapprochent...

Il y a bien une chose qu'on ne peut apprendre qu'avec le temps : c'est le deuil. On le subit. Plus j'avance et plus les amies et amis me quittent. Comme pour tout le monde, c'est atroce et difficile. Je fuis la nostalgie, qui a une fâcheuse tendance à m'entraîner vers la déprime. Alors il faut continuer, car le bonheur est un travail et pas une facilité... mais quand il est accessible, le bonheur n'a pas de prix !

MORT AUX ENTERREMENTS !

« Mais où sont les funérailles d'antan », chantait Brassens. Après la mort de l'amie chère, il m'a fallu me rendre à l'enterrement. Mais voilà, il y a aussi des problèmes de recrutement chez les curés. Je sais pas qui est ce monsieur Dieu, leur DRH, mais franchement, il ne se remue pas trop pour trouver du monde et faire fonctionner ses églises. Alors ce sont des diacres, sortes de curés moins le quart, qui remplacent les curés de métier.

La petite église est plantée au milieu de la Beauce et de ses champs à perte de vue, comme une nappe à carreaux élaborée avec des blés qui germent et des colzas qui puent. Le crachin glacial qui tombe des nuages en ce jour de printemps ne réchauffe pas l'atmosphère. Le mari, qui semble en voie de liquéfaction par ses larmes, et ses enfants, noyés par le chagrin, regardent sortir le cercueil.

Soudain, la cloche sonne. Dong ! Apparaît alors sur l'entrée de l'église un diacre dont l'ombre semble plus lumineuse. Il n'a pas été reçu aux examens de curé, mais il se la pète, car, là, il est aux commandes. Les six personnes des pompes funèbres semblent totalement blasées par toutes ces boîtes de mort qu'ils charrient. Nous entendons même leur conversation de bureau : « J'ai encore mal au dos » ! La routine en somme, comme des déménageurs ou des livreurs de pizzas froides.

En entrant dans cette église qui n'a pas dû être ouverte depuis le xve siècle, une odeur de moisissure résiste au nuage toxique d'encens que le diacre et ses trois copines ont répandu. La petite foule se pose sur les bancs, qui craquent aussi de froid. Évidemment, la sono ne marche pas... Il n'y a jamais une sono qui fonctionne en France, quels que soient le lieu, la cérémonie. Du mariage à la kermesse, des amphithéâtres aux cérémonies, je n'ai jamais entendu une sono fonctionner.

Larsen. Ni bonjour ni merde et, lunettes sur le nez, l'antipathie en visage gras, ce qui prouve que le ridicule ne tue pas, même le jour d'un enterrement, le diacre se goure sur le prénom... Larsen. Pas un mot sur notre amie et d'emblée un chant religieux. Les trois vieilles, qui le sont sans doute depuis leur naissance, se mettent à meugler un improbable son qui ferait ressembler un aspirateur à un chœur philharmonique. Mais il faut les remercier, car tout le monde commence à sourire. Puis le faux curé mais vrai diacre reprend ses textes, larsen, non sans faire tomber toutes les pages sur le sol glacial. Il en ramasse une et manque de se cogner au cercueil. J'ai pensé que ça aurait pu faire rire la morte dans son nouveau meuble et l'obliger à revenir, mais la religion n'a pas d'humour.

Le quatuor ne s'arrête pas là : la plus petite des vieilles, qui semble avoir du mal à comprendre pourquoi tout ce monde, un peu comme si nous étions dans sa chambre à coucher, se lève en dodelinant de la tête et, les lèvres pincées, lance : « Asseyez-vous ! » Larsen.

Le diacre reprend, car c'est son 14 Juillet à lui. Larsen. Est-ce sa volonté ou celle de l'une de ses piteuses choristes, toujours est-il qu'ils ont voulu chanter avec une bande-son. Évidemment, au début, ils n'ont pas lancé la bonne chanson, puis, après trois minutes de réglages, la musique a commencé, et les quatre ont chanté chacun de leur côté, dans une tonalité différente, une sorte de mélange de clés dans une boîte à musique jamais rangée, où les dièses auraient fusionné avec les bémols. Larsen. Quelques rires ont commencé à fuser.

Il est temps de prier, larsen, mais l'enthousiasme n'y est pas dans la foule, on se regarde et on ne sait plus s'il faut rire ou pleurer, les regards montent au ciel. D'autant qu'une vieille dame aux cheveux violets décide de passer avec l'encensoir. Elle démarre, petite esquisse de la marche, déhanché de prothèse de hanche mal fixée, et elle se met à balancer la chaînette comme une vieille punk à chien. Larsen et clonck sur le cercueil ! C'est pas un symbole de fumée, c'est une attaque au gaz toxique, et la petite église devient un brouillard puant. Les éternuements commencent à rejoindre les ricanements gênés.

C'est alors que celle sur le banc, toute maigre, prend le micro, larsen, pour annoncer les rendez-vous de leur club religieux pour faire des messes, les autres rendez-vous associatifs, un peu comme ces groupes de bal qui se rêvent Rolling Stones mais ne dépassent jamais la station-service de la sous-préfecture.

Que leur a-t-il pris ? Nul ne sait. Les quatre ont rechanté un « Alléluia » à faire regretter qu'on n'ait pas eu plus d'immigration noire.

Les croque-morts, de manière autoritaire et protocolaire, froide comme la mort, ont fait saluer le cercueil... La cérémonie ne voulait plus rien dire. J'ai vaguement suivi le cortège jusqu'au cimetière qui vient de s'agrandir, non sans penser qu'à force de garder tous ces morts nous n'aurons plus assez de place pour faire bouger les vivants... Larsen !

C'est la chanson de Bénabar, Le Fou rire*, qui illustre le plus cet épisode auquel j'ai assisté ! Plus tard la famille m'a avoué avoir beaucoup souri aussi.*

PIERROT LE FOU EST DE RETOUR

Roméo et Juliette existent toujours. Il suffit de bien regarder à côté de vous n'importe quel couple amoureux. Mais si... cherchez bien ! Vous trouverez Sandrine plutôt vers la fin de l'écrit de Shakespeare. Elle a pris un à un les comprimés de sa pharmacie. L'avantage des suicides à l'homéopathie, c'est qu'à part une haleine au trèfle et des selles parfumées au tilleul menthe il n'y a pas trop de risques. Mais elle a ajouté des anxiolytiques, et c'est ce qui la plonge doucement et sûrement dans la mort. Elle est maligne : en ne laissant que les boîtes d'homéopathie sur la table, elle pensait nous endormir, mais on a trouvé les emballages des médicaments dangereux qu'elle a pris dans un sac... On fouille toujours les poubelles lors des comas et intoxications.

Son appartement est entièrement décoré à l'amour de sa belle, des grandes photos et un aménagement raffiné et beau. Tout est propre et rangé, comme pour ne rien laisser de travers et préparer le départ de sa vie, comme une ceinture de dynamite autour de la tête à la fin du film de Godard. C'est une femme qui n'a dû apprécier que la fin des films et des livres d'amour.

Leur histoire a commencé il y a quelques années, un été avec des cocktails au sable chaud du côté de Biarritz et, au bout du troisième sourire, elles sont devenues les plus amoureuses de la Terre. Mais Lulu s'en est allée il y a quelques mois. Les disputes ont fait leur quotidien et la séduction a viré à la répulsion. Les masques ont changé, mais Sandrine est restée amoureuse et s'est mise à vivre pour Lulu, pour la reconquérir, changeant de couleur de cheveux, de fringues, d'allure tous les quatre matins, comme si l'amour dépendait de la *fashion* attitude, comme si le commerce pouvait inverser les courants de l'amour.

Le facteur de rupture de Sandrine s'est produit il y a dix jours, à l'anniversaire de Lulu, qui lui avait pourtant dit qu'elle devait réfléchir. Mais, dans le huis clos de la relation amoureuse, Sandrine a sorti la carte du voyage à Venise. Surprise : à l'aéroport, Lulu n'est pas venue.

Il ne faut jamais aller à Venise seule. Elle est revenue totalement déprimée, les photos étaient toutes floues, sans doute à cause des larmes dans ses yeux. Elle s'est arrêtée de manger. L'entourage l'a même trouvée moins déprimée et très affairée. Elle a donné son chat à un ami. S'il ne faut que quelques minutes pour comprendre l'histoire d'un drame et son contexte, il n'en faut guère plus pour que tout bascule dans la tombe. Nous avons tout fait pour la sauver. C'est le respirateur qui l'a fait respirer. Les pompiers l'ont descendue dans un matelas qui la moulait comme une saucisse de Francfort. Lulu est arrivée en larmes avec un drôle de bouquet de légumes en guise de bouquet de fleurs, car elle avait réfléchi... Les hasards de la vie sont macabres. Lulu revenait et Sandrine voulait s'en aller.

Mais tout s'est bien passé, elle s'est réveillée deux jours après sans complication. Lulu a été autorisée à dormir près d'elle et s'en tire avec un lumbago, car deux jours sur une chaise, ça creuse le dos à la pelleteuse. L'amour est revenu entre elles et il est bien protégé.

Elles sont reparties plus amoureuses que jamais. Penchez-vous un peu au-dessus de votre livre et regardez : Venise est au bout de la rue.

Pour ceux qui ont eu le courage de me lire jusque-là, je me permets de vous livrer un secret : la seule chose qui compte, c'est l'amour ! Le pur, le vrai, pas le faux cul du truc obligé dans les liens familiaux... non ! Le vrai, celui qui fait qu'on aime, qu'on en tremble, que la personne même malade est essentielle. Et le plus beau mot d'amour qu'on m'ait dit fut sans doute « à demain ».

LA PEUR NE PASSERA PAS

Vous pouvez croire ce que vous voulez, mais, lorsque l'alerte est tombée au Samu d'un suicide dans l'école de la rue Cler, à Paris, tout le monde a pensé au massacre de l'école de Toulouse l'an dernier.

L'honneur et la grandeur de la République et de notre pays, si morose et déprimé, sont les suivants : en cinq minutes les services publics et la solidarité de la nation sont dans cette école. Pompiers, Samu, police, autorités, comme pour hurler que la peur ne passera pas. En entrant dans le hall, il y a une odeur de poudre et des gens qui courent en se tenant la tête, les regards ne voient plus rien, les voix hurlent et balbutient des superlatifs sans sens, la terreur est là. Allongé dans le hall, à plat dos, la tête éclatée, le fou, avec son scotch sur la bouche, ses tracts à la con qu'il a lancés un peu partout au milieu des enfants avant de se tirer une balle dans la tête avec le fusil de chasse à canon scié. Paranoïaque délirant, avec une mise en scène dégueulasse afin de rester dans la mémoire des enfants et des médias, je n'ai aucune empathie pour ce type qui va au-delà des malades et qui est devenu la folie macabre.

Afin d'évaluer la situation je continue de marcher dans le sang et les débris de son cerveau pour atteindre la cour. Catherine, infirmière du Samu, déjà assise au milieu des enfants, écoute leurs longs sanglots avec son altruisme si beau. Plus loin, les enfants courent, encore effrayés, comme pour fuir en tournant en rond, d'autres sont comme cachés dans des coins, regroupés en petits groupes. La cour de récré est un monde entier, une immense et belle fourmilière mais entièrement affolée.

La police est partout et cela fait du bien aux enfants et aux adultes de voir que les secours sont là. Assis en tailleur au milieu de ce petit groupe d'une vingtaine d'enfants qui ont vu le coup de feu, je réussis à attraper leur attention. Mais deux petites aux lunettes trop grandes, à la bouille chaleureuse de l'enfance, ont leur visage rayé de larmes et de sanglots lourds et profonds. La peur est entrée dans l'école. Ils ont cru qu'il allait leur faire du mal et ils ne comprennent pas qu'on vienne leur faire du mal à eux, habitants d'un monde de rêve et idéalisé dans l'amour quand il s'écrit avec toutes les mains, toutes les langues et toutes les lettres. Un petit garçon ne dit rien, ne pleure pas, il a vu le coup de feu et la carcasse du fou s'écrouler sur le carrelage comme pour entrer de force dans la terre.

Avec le psychiatre de la cellule médico-psychologique du Samu de Paris, le professeur Creminter, nous tournons les phrases en boucle : il est venu pour se tuer et pas pour tuer les enfants, il s'est suicidé, il est mort, il était seul, ce n'est pas un attentat terroriste, il n'y a pas d'autres méchants.

Nous les faisons parler les uns après les autres. Ils sont courageux, les enfants, et osent exprimer l'invraisemblable. En attendant leurs parents, ils nous font confiance ainsi qu'aux autorités, institutionnels, et à leurs professeurs si chaleureux, attentifs et professionnels. La directrice de l'école est présente et active, prêtant attention à tout son personnel et aux enfants, parlant avec calme à des parents plus angoissés que revendicatifs. Le calme est de plus en plus palpable malgré l'agitation.

Les premiers parents sont arrivés, des couples, des mamans seules, des papas éconduits, des mères, des mamies roues de secours des familles décomposées, des nounous... Un tout jeune est dans un coin et se balance en jouant avec un cube. Lui qui a déjà beaucoup de questions sans réponses, de difficultés à rencontrer l'autre, il a tout vu et ne sait pas où ranger cet horrible souvenir. Alors me voici à jouer à ses côtés. Il accepte de s'asseoir et de parler un peu pour savoir ce qu'est le sang. Je réussis à le faire rire et à lui redire que la violence n'était pas contre lui, contre eux. Il me prend la main...

La dame de la cantine, vu qu'il est presque 13 heures, arrive avec pain, jambon, gâteaux, sodas et de grands paquets de bonbons. Certains pleurent encore mais un peu moins. Une maman revient avec deux petits qui ont fui l'école tellement la scène a été horrible. Les sanglots sont suffocants, les larmes aveuglantes. Ces enfants ont vieilli de trente ans, il a fallu plus d'une heure pour qu'ils réussissent à prononcer un mot.

Un autre enfant réussit à ouvrir son manteau qu'il avait fermé, sans doute pour cacher son tee-shirt de Superman qui ne lui a été d'aucun secours ! Mais déjà il commence à courir avec d'autres. La cour de récré reprend son territoire. L'émotion est encore présente mais le présent et la reconstruction continuent.

Le fou n'a pas gagné, même si l'émotion reste grande dans l'école. Les mêmes questions reviennent en boucle : ce fou qui s'est suicidé devant les enfants « voulait-il les tuer ? », mais surtout « était-il seul ou était-ce un attentat terroriste ? ». Telles sont les questions que ces mômes de 6 à 8 ans nous posent comme s'ils venaient de prendre trente ans. Nous les regardons comme des enfants, mais ils ont une réflexion et une analyse très construites, comme si la résilience avait déjà commencé avec force et conviction. Dès que nous répondons à leurs questions en réaffirmant qu'il était seul, qu'il était fou, qu'il ne voulait pas les tuer, les sanglots se calment, les mains d'enfants se tendent pour poser d'autres questions. Certains commencent à rigoler, d'autres à jouer.

Avec le professeur Creminter, nous sommes très surpris par la culture quasi politique des enfants : les fusillades aux États-Unis ; ils ont compris les meurtres dans les écoles et les universités. L'attentat de Toulouse contre l'école juive : ils n'ont pas oublié, ils ont tout vu sur Internet. Les enfants s'approprient l'époque et devancent les progrès d'Internet. Les professeurs de l'école nous aident à capter les signaux et comprendre les non-dits.

Tous ces enfants sont à l'écoute de ce que nous disons et nous ne ratons pas un mot de chacun. Plus de cinquante d'entre eux ont besoin de parler, mais cette charge de travail ne nous pèse pas. L'ambiance est à la fois une sorte de criée d'un marché sympathique et un hall d'aéroport avec ses joies et ses peines lorsque les parents arrivent. Une porte claque, le vent agite le platane, la pluie tapote sur les vitres et les enfants se taisent et contrôlent la situation pour se rassurer. Une sorte d'hypersensibilité collective naît en même temps que des rumeurs cauchemardesques qui nous font leur expliquer qu'ils ne doivent pas les croire !

Mais les politiques arrivent, comme une cour de récréation d'adultes, Rachida Dati a peur et semble plus immature que certains petits, Fillon me demande « ce que je fais là », Anne Hidalgo écoute tout le monde, Delanoë a les mots justes comme si Paris était entré dans l'école, le ministre Peillon parle longuement aux profs en présence du recteur d'académie. Toutes et tous sont l'image politique de notre pays et font leurs jobs. Sans battage ni grandiloquence, les politiques nous semblent réellement choqués. Nous avons tous eu peur que ce soit un attentat, comme si nous savions qu'un carnage est toujours possible. Avec humour, on se demande s'il ne faudrait pas une cellule médico-psychologique pour les politiques.

Dans la cour la police termine son travail, les pompiers sont partis. Les parents sont là, sans pathos ni surenchère, responsables et n'accusant personne. Une mère nous ramène un bambin qui a tout vu et qui est rentré chez lui avec ses vêtements maculés du sang et de la cervelle du fou. Dehors, quelques journalistes tentent de lancer la polémique sur la sécurité, mais les parents n'adhèrent pas à cette théorie. Tout se calme dans l'école.

Le lendemain matin, nous attendons la rentrée des classes. Dans le hall où le drame a eu lieu, nous accueillons les enfants. Tout a été nettoyé, mais les enfants cherchent les traces, revivent la peur. Quelques-uns ont dormi à côté de leurs parents ou entre les deux (lorsque le divorce n'a pas encore été prononcé), certains ont fait quelques cauchemars, mais aucun n'a évité l'école. Avec les profs et le personnel, nous sommes satisfaits d'avoir vaincu la peur. La dame de l'accueil a encore très peur, mais elle reste en poste ! La folie n'a pas gagné et le présent remporte tout. Une Camille, aux cheveux bouclés, est venue me voir, et, du haut de ses 7 ans, elle m'a dit « merci » et m'a juré de me faire un beau dessin... il est magnifique !

Les enfants et les enseignants s'en sont bien remis. J'y pense à chaque fois que je passe devant. Ma conclusion de ce drame est que le courage n'a pas d'âge et que les enfants sont parfois plus responsables et vaillants que les adultes.

L'ÉTREINTE

Lentement, les deux corps se sont rapprochés avec quelques mots chuchotés et doux. La main de cette jeune femme si élégante dans sa tristesse semblait d'une puissance humaniste inégalée et son dépouillement de tous les apparats la rendait très belle. Dans mes yeux pleins de larmes, je crois que c'est sa main droite qui a enroulé l'épaule gauche en passant par le dos, et sa main gauche s'est frayé un chemin entre le bras droit et le torse de l'homme cachectique. Ce fut comme ces mouvements de danse que l'on croit simples et qui sont d'une complexité merveilleuse. Ainsi pris, la tête de cette femme fit basculer la tête de son homme sur son épaule gauche comme s'il s'agissait de la première étreinte amoureuse.

Dans cette chambre d'hôpital, on ne voit qu'eux deux. Il n'y a rien d'autre. Dehors, des oiseaux chantent à qui veut bien l'entendre la vie et la joie de s'envoyer en l'air : les oiseaux se moquent de nous, vous savez... Mais la poésie est rattrapée par le bruit de la réalité : les bips des appareils médicaux, le claquement des sabots dans les couloirs, les ouvertures des boîtes et produits médicaux, le vocabulaire médical... Ces bruits qui sonnent bon la possibilité de guérir ou pas. La confrontation de ces sons produit une musique bien particulière qui ne freine en rien l'enlacement de ces deux corps qui s'aiment malgré le naufrage : l'un qui vit, l'autre qui se meurt.

Ils sont si jeunes que certains parleront d'injustice. Mais la mort ne connaît pas l'âge, elle est l'injustice. Il a chopé ce cancer dévastateur en si peu de temps que le temps n'a plus rien été d'autre qu'un espoir de guérir, une course pour profiter des instants présents. Cet ultime enlacement de leurs êtres est une image de la force de vie. Il se passe quelque chose entre eux de si fort. La femme réajuste avec douceur la tête de son amoureux comme pour mieux la porter et prendre une part du désespoir. Ils savent que ce sont les derniers instants. Ils ne veulent pas de ce moment, mais il est là. Elle lui murmure des mots que j'imagine réconfortants, apaisant la douleur. Il lui répond à mots pesés et lourds.

Ses mains décharnées parcourent le dos de sa bien-aimée. Elles sont couvertes d'hématomes et d'ecchymoses mais entravent d'amour le corps de sa compagne et semblent vouloir nager dans l'océan de la vie qu'elle incarne. Mais, soudain, ces deux mains se figent et retombent lentement sur le lit, comme si l'escaladeur qui tentait de sortir du gouffre avait lâché prise et tout entraîné dans une chute abyssale.

Elle a senti le tragique arriver, mais elle a continué à lui parler comme si la mort n'existait pas. La tête de l'homme a semblé plus lourde sur l'épaule de cette femme qui ne le lâchait pas en débutant des sanglots mélangés à des mots d'amour.

L'infirmière a pris l'homme devenu cadavre. Et la jeune femme m'est tombée dans les bras comme pour être serrée par un corps encore chaud et apaisant. Elle m'a remercié comme si j'avais pu quelque chose. Nous sommes sortis dans le couloir et elle m'a raconté un peu sa vie. Leurs conditions ouvrières et leur bonheur de prolétaires à bosser dans une usine qui a fermé il y a un an. Le chômage est arrivé et ils se sont rencontrés brutalement et amoureusement en un instant. Elle, au début, ne voulait rien entendre, car ils avaient un écart d'âge, il était plus petit qu'elle, elle avait fait des études et lui non... Tout semblait les opposer mais l'amour a balayé tous ces préjugés de crétins. Malgré le peu d'argent, ils avaient fait de leur petit appartement leur paradis, avec vue sur le fleuve périphérique de Paris et les montagnes d'immeubles. L'envie de bâtir une belle et grande vie découlait de cet amour.

Puis il a eu mal au ventre... Elle me dit qu'il lui a fait promettre qu'elle retrouvera un homme, mais son visage n'est qu'incertitude, sidéré par la fin de cette histoire. Elle serre dans ses mains une bague qu'il lui a donnée. Ils n'ont rien de matériel mais ils ont la plus belle richesse qui existe, l'amour, même s'il s'en est allé. Avant de suivre la dépouille à la morgue, elle m'a regardé, dans son pull trop grand et son jean troué, et m'a dit : « Je vais bien. Il m'attend. »

Les professionnels de santé ne font pas assez attention à la fin de vie et à l'aide qu'ils devraient apporter aux familles. Peut-être par crainte de gêner les proches ou pour se protéger.

S'ARRACHER LES CHEVEUX

Ce n'est pas que je veuille tirer mes idées par les cheveux, mais il me faut parler de ceux qui trônent au-dessus de nos têtes. Le temps tanne nos cuirs chevelus pour la plus grande joie des coiffeuses et coiffeurs, des perruquiers et même parfois des créateurs, Le Nôtre qui aurait échoué dans le sécateur... Quoique, vu les coiffures à la mode, il serait judicieux de savoir pourquoi tel styliste veut ridiculiser la tête de telle nana ou de tel gus. Bien évidemment, ceux qui perdent leurs cheveux définitivement sont bien à l'aise de se moquer de ceux à qui il reste quelques parcelles exploitables.

Prenons la fausse nouveauté du crâne rasé qui reste en tête de l'assimilation à une personnalité dure, forte, militaire... Aux militaires qui défilent pour le narcissisme du pays, le 14 Juillet, n'allez pas dire « Comment vont vos métastases ? », ceci serait malvenu, car la tête sans poils ni cheveux est hélas de plus en plus le signe d'une chimiothérapie. Celle-ci est en cours, la tête devenant ainsi un signe de résistance, d'empathie, de violence du crabe qui ronge, mais surtout de courage du malade.

Ainsi, en médecine, il ne faut jamais se fier aux apparences, car dire à un patient au crâne d'œuf « Quel est votre cancer ? » peut se révéler faux. *A contrario,* l'autre jour, la dame était très belle, nous suspections quelque chose de grave et, une fois allongée sur le brancard, c'est mon stéthoscope qui s'est emmêlé dans son fichu et a enlevé la perruque... J'ai eu l'air con et gêné... Mais la dame, d'une classe folle, a souri et dit : « Ne m'enlevez pas le sommet de la féminité. »

Mais le crâne ne s'arrête pas au simple soyeux des cheveux. Dessous ce gazon humain, il y a le cerveau, bien protégé derrière sa carapace d'os. Une plaie du cuir chevelu saigne toujours abondamment, car, comme les forêts ont besoin d'eau, le cuir chevelu est bien irrigué par le sang. Alors, vu ce qu'il y a derrière, c'est toujours important et impressionnant. Comme l'ouvrier a la tête toute dégoulinante d'un sang rouge vif, car il a reçu une poutre et n'avait pas mis son casque de chantier. Parfois, au vu de la cinétique du traumatisme, nous leur faisons d'emblée un scanner cérébral pour éliminer l'hématome intracrânien... En dehors de ces cas graves et parfois dramatiques, la plaie du cuir chevelu inquiète et angoisse.

Certes, des fois, la pousse ne se fait pas mais les gènes ont leurs secrets que la mode ne connaît pas. Quant à l'usure du temps et la perte des cheveux, c'est une chose que beaucoup de théories expliquent mais n'empêchent pas. Comme les cheveux blancs qui s'attaquent très tôt à la couleur, mais est-ce si important ? Et pourquoi seules les femmes auraient le privilège de mettre des couleurs différentes et rigolotes ? Encore une marque de sexisme ! Le problème est comment faire et quel produit mettre...

Un jeune et beau comédien, pas connu, a décidé tout seul de se colorer les cheveux en blond pour tenter d'avoir un rôle. Notice en main, le bel éphèbe a commencé à préparer la mixture. Après avoir terminé la mélasse nauséabonde, il s'est dit : « Si j'ajoute un peu de ça, je serai encore plus blond. » La sensation fut immédiate, une sorte de brûlure lente qui le rongeait. Mais il a tenu, avec le vieil adage à la con : souffrir pour être beau. Il a appelé les pompiers pour cette sorte de feu aux cheveux. En se précipitant sous la douche, le carnage fut impressionnant : tous les cheveux sont partis, même pas blonds, et son crâne était brûlé au second degré, tout rouge. Par économie d'un coiffeur, ce comédien est entré sur la scène de la dermatologie et devra attendre un peu que ses cheveux repoussent.

Triste sire sans sa toison. Les cheveux sont devenus un enjeu du paraître, de la mode, du savoir-faire. Mais je ne saurais oublier nos amis les parasites, poux, lentes et autres gales, qui adorent bouffer les plantations humaines. Ils sont si nombreux chez les enfants, même de bonne famille. Mais ne coupons pas les cheveux en quatre et marchons cheveux au vent, et *fuck* la mode !

J'ai un ami coiffeur, Martial, qui me parla un jour des personnes qui venaient se faire couper les cheveux très court avant leurs premières chimiothérapies. Il me disait que c'était habituel et qu'après la chimio les cheveux ne repoussaient jamais pareil, mais que, pour les femmes comme les hommes, les cheveux étaient très importants pour leur moral. D'accord ! C'est un peu facile de faire des chroniques sur des parties du corps lorsque je suis à court d'idées mais personne ne le fait !

L'ÂGE DES POSSIBLES

S'il y a bien une ségrégation banalisée, institutionnalisée, c'est celle de l'âge. La première chose qui vous est demandée, c'est quel âge vous avez. Nom, prénom, âge, sexe... Comme si tout était dit. La malade que j'ai en face de moi n'a plus d'âge, car elle est à l'heure de mourir d'un cancer effroyable. En quatre mois, elle s'est aperçue que l'instant présent était le plus essentiel. Oubliés les réseaux sociaux, elle a voulu revoir, toucher tous ses amis, ses proches, celles et ceux qu'elle aimait, quel que soit leur âge.

Elle s'est éteinte de sa leucémie dans les bras de ses parents, à 25 ans. Quelle importance, cet âge, puisqu'elle est aussi cadavre que le vieillard de 94 ans mort chez lui, par la maladie la plus commune : l'usure du temps. Il est passé dans cette vie avec simplicité et personne n'ira à son enterrement car il les a déjà tous accompagnés au cimetière, comme s'il avait voulu être le dernier à fermer la porte. Sur sa table de chevet, il y avait un livre de Ronsard, très usé, peut-être son préféré, comme pour dire que les artistes sont toujours vivants.

La mort n'a pas d'âge, la vie en aurait un, mais il varie tout le temps. Le cartésianisme, la fausse culture de l'évaluation de notre époque nous ont progressivement mis dans des cases pour simplifier les relations humaines, recruter les salariés comme dans une armée du travail et de la soumission au temps. Compter ! Voilà la civilisation que nous avons : une calculatrice de stress.

D'ailleurs, le motard était en retard pour son entretien d'embauche, à 14 heures précises. Alors il a envoyé les gaz à l'entrée de l'autoroute en sortant du périphérique et il s'est collé à ce camion de livraison dont le camionneur envoyait un SMS en conduisant et n'a pas respecté la priorité. Malgré son jeune âge, le motard est devenu brutalement un handicapé, plus invalide que la vieille qui a fait, vers midi, en remontant ses courses au quatrième étage, son infarctus du myocarde. La chance, pour elle, c'est que les maladies cardiovasculaires se soignent très bien. En effet, après une intervention des équipes de cardiologie de Cochin, elle a un cœur quasi neuf. À 78 ans, elle est valide, pimpante, alerte, intellectuellement parfaite...

Mais le petit jeune, lui, est désormais sur un lit, peut-être récupérera-t-il l'usage d'une main. Quel âge il a ? Aucune importance. Les drames seraient plus graves selon les âges ? Belle ségrégation des peines ! Il se croyait immortel quelques heures avant, le sex-symbol de l'été... Alors quelle importance, l'âge ?

L'âge serait un drame : les vieux devraient rester jeunes et les jeunes vieillir plus vite. Une femme doit être avec un homme de son âge ou plus vieux mais pas trop... Mais l'amour ? Ah, non, aucune importance : ce qui compte est la formalisation administrative de la carte d'identité. Une femme avec un homme plus jeune entraînerait les sarcasmes et autres surnoms, car la connerie sociologique nie totalement l'amour entre les êtres. Et la tolérance, n'en parlons même pas : souvenez-vous de la haine des anti-mariage pour tous alors que c'est d'amour qu'il s'agissait.

Sans oublier évidemment l'emploi, avec une sorte de génocide du chômage par l'âge. Les plus jeunes ? Trop jeunes, pas assez d'expérience... Les plus de 40 ans ? Trop vieux, dépassés, ringards... Pourtant, les plus vieux ont l'expérience demandée aux jeunes. Et s'il n'y a pas de vieux, qui formera les jeunes qui seront les vieux de demain ?

Cette société n'a de cesse de poursuivre la ligne des comptables : plus de déficit, donc la France compte et les gens se comptent par tous les bouts, par tous les temps. La seule question à poser est : es-tu heureux ? Sais-tu qu'entre vivre et mourir personne ne connaît la durée et que, par conséquent, l'instant présent et le verbe être sont importants ? Peu importe ton âge : tu es vivant.

Depuis l'écriture de ce texte, Cavanna est parti. S'il n'avait pas créé Charlie Hebdo, *je n'aurais jamais écrit ! François était un homme bon et humain. Il m'a prouvé une chose : l'âge de la carte d'identité n'existe pas et il faut péter la gueule à la mort. Votre seule arme est donc de vivre et de vous marrer le plus possible !*

LES CHATS ONT GAGNÉ

Bien sûr que la Cour des comptes fait son travail ! Chaque année, elle publie un rapport pour dire les gaspillages de la nation. Comme chaque fois, les médias lancent quelques cris d'effroi, les politiques se gaussent et... un rapport de plus dans le grand placard de l'oubli. Cette année, la Cour a demandé des économies dans les hôpitaux, la révision du remboursement des lunettes... Mais qui sont ces gens ? Des comptables, des politiques, des économistes, des fans de Margaret Thatcher *for ever* ou de Ronald Reagan *is not dead*. Les malades payent toujours plus.

Rose et Georges s'en foutent de tout cela. Ils ont planté leur tente à Woodstock, fait Mai 68, totalement *peace* et carrément *in love* depuis plus de soixante-dix ans. Lui est toujours en jean, tee-shirt et écoute les Rolling Stones sur de vieux vinyles. Leur appartement est celui d'un couple d'ados : ils ont adoré cette époque et ils y sont restés. Sous les pavés, ils ont trouvé la plage, et leur appartement est leur île ! Rose a été très malade mais pas que d'une seule maladie : son cancer du sein, puis de l'utérus, puis son insuffisance cardiaque, puis le début de problèmes rénaux. Une malade moderne : polypathologique. Ce que la médecine n'avait pas prévu et encore moins les économistes. Lui, en plus de son infarctus, il lutte contre une petite cirrhose à la bière, des arthroses des genoux, et son diabète l'agace car il adore les gâteaux et viennoiseries.

Ils ont décidé d'arrêter leur traitement. Un peu comme John Lennon et Yoko Ono à poil sur leur lit, comme s'ils avaient passé la deuxième vitesse dans le Combi Volvo : un dernier élan de liberté ?

Dans un sens, les économistes diront qu'ils ont eu raison de prendre leur décision : le sempiternel besoin des néolibéraux pour qui un bon être humain doit être un travailleur rentable, sinon mort... Mais les économistes se trompent, car, ce qui coûte cher, ce sont justement les derniers instants de la vie. Et celles et ceux qui ne se soignent pas. Les traitements au long cours et la prévention ne coûtent pas grand-chose dans les milliards de déficit. D'un autre côté, leurs enfants, leurs amis, leurs cinq chats ne sont pas d'accord. Ils voudraient bien que Rose et Georges reprennent leur traitement. Rien à y faire, plus de trois semaines qu'ils ont renoncé et continuent de refaire le monde en fumant leur herbe cultivée dans leur jardinière de la fenêtre.

Progressivement, leur état de santé s'est dégradé. Leur fils a alerté les secours. Ils sont assis sur leur grande chaise dans leur appartement au style baba cool à la déco indienne, avec leur thé chaud à la main, les chats en gardes du corps. Il est évident qu'ils ont préparé leur défense : non ! Refus catégorique de toute aide, de tout recours. Comme dans les images du Larzac envahi par les forces de l'ordre, pompiers et médecins sont là, dans la pièce, et eux deux se regardent, complices, souriants, les yeux scintillants de respect l'un pour l'autre. Les négociations continuent, les risques de leur maladie sont évoqués, leur fils les supplie... Non ! Impossible de les décider. Lui respire de plus en plus mal, car ses poumons se remplissent d'eau. Impossible de trouver une faille dans leur décision.

Nous attendons et nous parlons de tout et de rien. Progressivement, tous les secours s'en vont, commettant comme une négligence par renoncement. Je reste encore un peu seul avec eux, finalement ce sont les chats qui ont gagné : que vont-ils devenir ? Les deux n'y avaient pas trop réfléchi. Ils ont accepté de reprendre leur traitement, mais pas d'aller à l'hôpital. Quelques jours après, elle allait mieux, mais lui a dû retourner en cardiologie pour remettre les artères du cœur à neuf.

Depuis, les chats vont bien, ils continuent d'écouter les Rolling Stones et cultivent leur jardin, qui les aide bien à tenir. Ils coûtent quelque chose, mais sont heureux... Un mot que les économistes n'ont jamais su calculer...

Quelques mois après cette chronique, ils vont tous bien. Les chats et les gens vivent toujours ensemble !

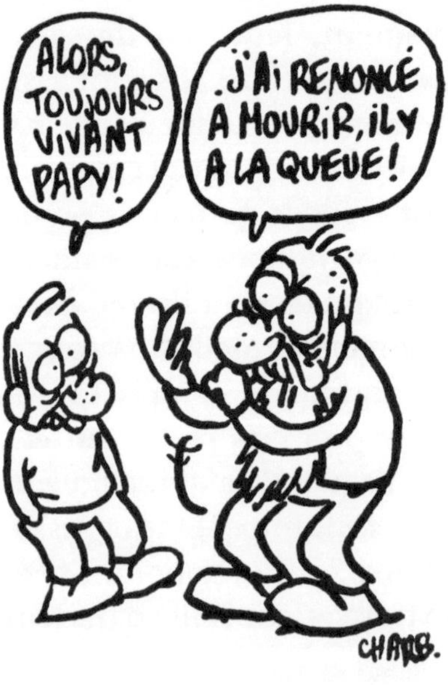
ALORS, TOUJOURS VIVANT PAPY !
J'AI RENONCÉ A MOURIR, IL Y A LA QUEUE !
CHARB.

LA RÉSISTANCE DES TEMPS MODERNES : LES ZYGOMATIQUES !

Sournoisement, progressivement, comme un dangereux serpent, la dépression s'est emparée d'elle. En quelques phrases, son ex-plan cul, devenu le seul ami, la seule famille, a alerté les secours car sur sa page Facebook elle a dit adieu à ses quelques « amis » virtuels. Son histoire est la banalité des temps modernes et se résume à une enfance sur fond de divorce, des études pour avoir un diplôme dans le tourisme, l'espoir de devenir princesse d'un charmant prince, mais il était rappeur très connu dans une rue et jamais motivé pour la beauté et la convivialité.

Après six mois avec ce narcissique pervers, elle a décidé de vivre seule et ne plus donner un centime à son crétin. Au même moment, elle a perdu son poste de vendeuse en voyages touristiques. Depuis, ce n'est pas qu'elle est feignante, mais elle ne trouve pas de travail. La solitude et la tristesse lui ont fait tout voir en noir dans ce monde grisâtre. Elle a attendu que Pôle emploi lui trouve quelque chose, mais rien n'est arrivé, et, aussi sûrement que la marée emporte tout, son moral est parti dans les abîmes.

Son existence était si vaillante avec son travail, si dynamique par ses projets, et tout s'est cassé. Les photos dans son appartement la montrent souriante sur les plus anciennes, puis, sur les dernières, le sourire a disparu et la déconnade aussi. Il faut aller bien pour rire et sourire, c'est d'ailleurs ce qui nous distingue de notre visage de mort.

Elle a eu honte de toucher le RSA, et pire encore lorsque l'assistante sociale de la mairie lui a donné les adresses pour avoir des vêtements et celle des Restos du cœur... Elle qui voulait voyager ou aider les gens à être heureux, elle devenait la pierre qui devait nager en pleine tempête.

Elle a tenté d'aller au centre médico-psychologique de son secteur, mais ils sont tellement débordés par le flot de problèmes sociaux, qui deviennent médicaux par les dépressions et anxiétés, qu'elle a renoncé. Un toubib lui a prescrit des anxiolytiques en lui disant: « C'est la vie, faut être forte... » Elle s'est sentie humiliée, car elle est prête à tout pour avoir un travail, un petit confort, retrouver le goût des fleurs, pouvoir laisser son cerveau vagabonder dans les rêves et les espoirs... Mais la dépression l'habite désormais. La maladie lui a fait couper les liens avec tout le monde, ne plus trop se laver, rester devant la télé des jours entiers, pleurer en voyant les feuilles tomber des arbres... Alors elle a pris tout son traitement du mois en une fois avec un litre de rhum.

Je connais bien le médecin urgentiste qui est allé la chercher et l'a réanimée. Qu'est-ce qui a fait qu'il a plus insisté avec cette patiente qu'avec une autre, pourquoi elle ? Nul ne saura... Il s'est dit que la sauver de la mort, si c'est pour la passer dans un « parcours de soins » qui est un parcours du combattant, c'était pas terrible. Il a parlé au psychiatre et à l'assistante sociale qui allaient s'en occuper, ce qui se fait de moins en moins à cause des charges de travail.

Ils n'ont eu aucun mal à la persuader de rester en hospitalisation pour lancer son traitement contre la dépression et être aidée. L'assistante sociale a fait rétablir son électricité, envoyé les lettres qui changent un peu les choses à tous les organismes qu'elle avait rayés de sa vie. Faut un sacré courage pour tous les papiers avec l'administration, les propriétaires, les impôts...

Progressivement, et par confiance, avec ce trio, elle s'est soignée. Un jour, elle a retrouvé le sourire et une infirmière lui a prêté du maquillage. À sa sortie de l'hôpital, au bout d'un mois, le toubib lui a dégoté un job dans une boîte d'un de ses amis et elle répond au standard.

C'était il y a un an. Elle a invité à sa crémaillère l'urgentiste, le psy et l'assistante sociale. Elle a emménagé avec son amoureux. C'est un exemple parmi tant d'autres : dans la catastrophe sociale profonde et horrible où nous vivons, ON LÂCHE RIEN !

J'attire votre attention sur l'importance de fuir les narcissiques pervers. Vous les reconnaîtrez facilement : ils ne parlent que d'eux, vous pourrissent la vie, cherchent toujours à vous nuire. Seule arme pour tenir : le rire et le sourire.

À VOS SEXES, PRÊTS, PARTEZ !

Solution toujours efficace pour les médias : écrire le mot sexe et c'est le jackpot. Dans le secret des alcôves, les choses sont moins belles. Derrière ces situations, il y a une désespérance profonde.

Voici revenu le temps de l'été, de la plage, de la drague et de la chaussette roulée dans le slip de bain pour impressionner les dames. Parlons donc un peu de cette petite chose – elle se mesure en centimètres, pas en mètres – qui prend des proportions démesurées dans la tête de certains hommes qui croient que dans ces quelques grammes de peau, de muscles et autres corps caverneux se loge toute leur puissance virile et intellectuelle...

Évacuons d'abord l'idée reçue qui voudrait que la musculation ou les régimes alimentaires offrent à l'homme la possibilité de se transformer en pachyderme en rut. Soulever de la fonte ne sert à rien en la matière. Et vouloir à tout prix avoir la plus grosse peut présenter bien des dangers.

Au début des traitements contre l'impuissance, les hommes devaient s'injecter quelques unités d'un produit.

Bien entendu, certains doublaient la dose... Nous les voyions arriver aux urgences, la bite certes au zénith, mais épuisés par la souffrance. Ces cas ont disparu avec l'arrivée des derniers médicaments contre l'impuissance – dont le trafic se développe sur Internet.

Curieusement, la folie liée au sexe peut aussi conduire à des excès inverses : l'autre soir, un homme, dans un état d'ébriété indescriptible, voulait se châtrer. On s'est littéralement battus avec lui pour le maîtriser et lui arracher le couteau des mains. Puis il a fallu l'attacher pour pouvoir suturer ses plaies. Le lendemain, il avait tout oublié ! Même que nous avions sauvé son pénis.

Messieurs, n'oubliez pas non plus que mieux vaut une petite propre qu'une grosse sale. Les hommes et le savon ont une relation bien complexe. C'est fou le nombre de bellâtres branchés ou de fashion victims que l'on voit avec des slips troués et des sexes qui ressemblent à des merguez trop cuites, constellés de mycoses et de traces de crasse, avec en prime des odeurs à vous faire sauter par la fenêtre... L'habit ne fait pas l'hygiène, et les dames doivent faire parfois preuve de beaucoup de courage, l'amour étant aveugle mais ne privant pas d'odorat. Il arrive même que certains, tout en se sachant porteurs de maladies sexuellement transmissibles ou séropositifs, se vantent de ne jamais mettre de préservatif !

Curieusement, s'ils y pensent tout le temps, parler de leur sexe semble compliqué pour les hommes, même lorsqu'ils se présentent aux urgences mal en point. Ils évoquent le problème au cours de la conversation, de manière anodine, pour finalement déballer un pénis orné d'une infection historique ou d'une blessure, disons, gênante. Comme ce jeune homme qui eut du mal à nous expliquer que la fellation fut un peu trop torride, au point de transformer le lit d'amour en étal de boucher... Rassurez-vous, il s'en est sorti.

Passer à l'aveu est visiblement plus facile pour les femmes. Un jour, une jeune fille de passage en France était venue consulter aux urgences, car son partenaire avait voulu coûte que coûte jouer à Sodome et Gomorrhe. Avec son accent nord-américain, elle s'avoua étonnée des mœurs de la vieille Europe : « Je ne comprends pas pourquoi ces Français veulent absolument passer par là ?! »

Pour finir, messieurs, si vous pouviez juste penser, en cette veille de départs, à prendre un petit bain avant d'aimer la dame et à mettre un petit préservatif, vous verrez que le plaisir en sera encore plus grand.

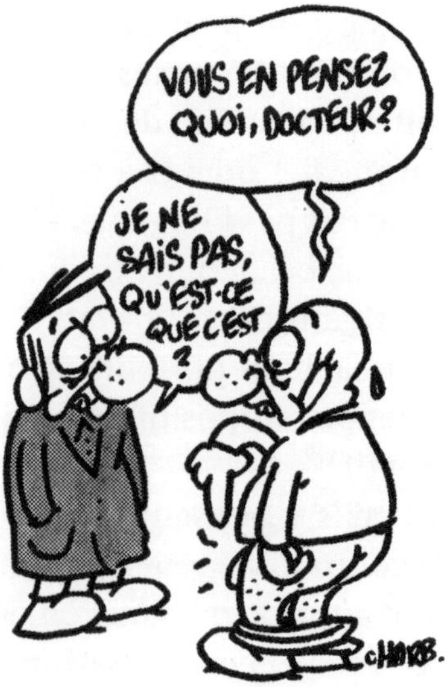
VOUS EN PENSEZ QUOI, DOCTEUR?
JE NE SAIS PAS, QU'EST-CE QUE C'EST ?
CHARB.

LES BIENFAITS DE L'HYPERTROPHIE DE LA PROSTATE

La nuit est calme sur le boulevard Sébastopol, à quelques jours de Noël. Les voitures de la nuit roulent sur le bitume au rythme des feux tricolores, comme pour imiter maladroitement le bruit des vagues. *Paris on the Beach* dort. Dans l'immeuble, ça ronfle, ça baise ou ça cherche le sommeil comme d'autres l'eau dans le désert... Heureusement, le propriétaire du troisième s'est levé pour pisser, et nous ne dirons jamais assez de bien de la prostate qui fait faire des patrouilles aux hommes au milieu de la nuit pour pisser un peu. En se réveillant, il a senti une odeur de brûlé dans son appartement. Est-ce son ado de gosse qui refume ses joints ? Le four, la casserole oubliée ? Il ne voit rien et se décide à regarder par la porte d'entrée. Il aperçoit la fumée, comme une brume matinale. Il a alors un réflexe d'humain aimant les autres, il réveille femme et enfants et alerte les pompiers. Il commence même à frapper aux portes des voisins.

Les flammes commencent à grandir et tout le monde sort par un autre escalier. À leur arrivée sur le trottoir, les premiers pompiers sont déjà là et montent en repérage.

À 4 heures du matin, le cafetier en face de Beaubourg finissait sa journée précédente, mais il lui a été demandé de ne pas encore fermer pour accueillir les gens. Par cohortes, ils descendent dans le froid avec les fringues qui étaient à côté du lit. De l'efficace, du pantalon mal mis, des tenues de sport, certains ont un petit sac à la main, les mômes sont dans leur pyjama et enroulés dans des couvertures de survie de couleur or et argent, ce qui leur donne un côté paquet-cadeau. Une sorte de chorégraphie bien réglée des secours est en place, un spectacle de rue mis en scène, chacun prenant soin de l'autre. Le cafetier offre les boissons.

Un autre restaurant qui vient juste de laisser partir ses derniers convives est réquisitionné en quelques minutes pour recevoir les victimes et trier les graves des pas graves. Tout est organisé pendant que le feu dévore littéralement l'immeuble. Deux pompiers ont récupéré la vieille dame et son chat du cinquième, qui se marre d'une telle agitation avant de pleurer quelques instants après lorsqu'elle comprend que tout est parti en fumée, souvenirs, meubles, tout... Il lui reste sa robe de chambre, son chat qui est en posture philosophique sur ses cuisses et sa vie. Un homme compte et recompte sa famille, de peur qu'il en manque un. Deux personnes qui ont couru dans l'escalier et ont inhalé de la fumée en quantité sont conduites aux urgences. Aucun blessé n'est à regretter, le choc est désormais dans la tête.

Tous les habitants de l'immeuble sont dans ces deux cafés qu'ils connaissent tant, en face de chez eux. Ils sentent l'odeur du feu, l'agitation des pompiers qui se battent désormais pour éviter que tout le pâté d'immeubles ne s'embrase. À peine une heure et demie que nous sommes là, et tous les étages sont partis en fumée. Les gens n'ont plus rien. Mais aucun ne se plaint, car toutes et tous le disent : « Nous sommes en vie. » Parmi les secouristes, certains ont connu les incendies d'immeubles où les gens sautaient depuis les étages sur le trottoir, notamment en 2005, lors de l'incendie de l'immeuble du boulevard Vincent-Auriol, qui hébergeait des Africains. Il y avait eu 17 morts, dont 14 enfants.

Tout le monde reste avec les victimes qui sentent que tout est cramé, tout a disparu. Ils n'ont plus rien et s'en rendent compte ; mais ils sont en vie et ils en mesurent toute l'importance, surtout lorsque, dans un bruit sourd et des flammes immenses, les pompiers nous annoncent que l'escalier s'est effondré et que l'immeuble est totalement détruit. Les victimes comprennent et se serrent les unes contre les autres comme pour confirmer qu'ils sont en vie. L'importance d'avoir échappé au drame est rarement donnée à tout le monde. Ils réalisent que les biens matériels regrettés et si importants ne sont pas le fondamental de l'existence.

Celui qui a alerté tout le monde va réfléchir avant de se faire opérer de sa prostate, cette sentinelle qui a sauvé la vie à pas mal de monde cette nuit-là.

L'immeuble s'est effondré. Je ne sais pas où sont allés se loger tous les habitants qui ont tout perdu !

LE NON-CERTIFICAT DE DÉCÈS

Je soussigné, docteur Patrick Pelloux, certifie que Cavanna n'est pas mort. Jamais ! La mort ne peut pas vouloir de lui et il ne veut pas d'elle. Je récuse tout argument expliquant sa mort et, de toute façon, il n'avait pas de papiers, alors pas de certificat, donc pas de disparition. Certains trous de balle parlent de lui, mais laissons la merde aux trous du cul, elle est très bien où elle est. Ils sont plus morts que François.

La mort est un surréalisme et Cavanna n'aimait pas les surréalistes, et, comme il ne faisait jamais rien de ce qu'il n'aimait pas, il ne peut pas être mort. Quelle drôle d'idée... D'autre part, et malgré la maladie de Parkinson qui le faisait passer pour un marin en pleine mer, il a tenu les livres et l'écriture. Certes, la calligraphie parkinsonienne est compliquée, mais Luce Lapin et Gérard Biard de *Charlie Hebdo* sont devenus des experts et lisaient avec fidélité et application les écrits de François. Tiens, son article n'est pas arrivé sur le fax la semaine dernière... Une panne, sans doute.

Cavanna ne peut pas être mort pour une raison médicale évidente : il avait plusieurs cœurs. Un par ami, souvent bien opposés : à droite, à gauche, en haut et en bas. C'est très rare, certes, et il n'y a que les poètes pour comprendre, ou les anars, ou les anticons, les anticorrida et ceux qui croient encore que la vie ne peut pas mourir. Impossible que ses poumons se soient arrêtés, car ils étaient les seuls capables de concurrencer Éole, et, même avec un handicap, lorsque Cavanna parlait en conférence de rédaction, le silence se faisait, et il pouvait encore gueuler contre les cons. De là à dire qu'il pouvait déplacer les montagnes de la connerie, faut pas exagérer, mais au moins les freiner : sans doute.

Non, Cavanna n'avait pas dix bras ni cent jambes, mais deux de chaque, comme ses couilles, et tout fonctionnait pour la culture, la littérature et l'envie de donner envie. Rien d'un dieu, rien d'un maître, Cavanna était un humain, descendu du singe, un homme convaincant... Un con, diront ses détracteurs, mais nous sommes tous le con des autres. Cavanna a été le premier à s'attaquer frontalement à la connerie des religions, de la politique, dont l'extrême droite. C'est sans doute ça, l'esprit de la charte de *Charlie*, et l'esprit du journal, qui reste bien présent.

Alors non, ce n'est pas possible qu'il ne soit plus là et, de toute façon, il ne voulait pas mourir. Si on s'en remet au reste de son corps, comment voulez-vous que des yeux pareils s'éteignent et que ses mains tels des battoirs ne puissent plus nous serrer fort, comme pour relancer la machine à contester, caricaturer, faire rire, pour mieux combattre les douleurs. Enfin, jamais Cavanna ne serait parti en abandonnant les animaux. Il a toujours défendu la cause des grosses et petites bêtes, méchantes ou pas. Il n'a jamais abandonné un chien ni un chat ; alors vous voudriez me faire croire, à moi, médecin, qu'il a disparu, qu'il s'est envolé avec ces connards d'oiseaux qu'il aimait tant ?

Mon Cavanna est toujours là, un jour chiant, un jour gentil, mais indéfectiblement les deux pieds dans l'actualité, pour la presse libre indépendante et à bas la pub ! Il est pour la démocratie, la liberté de la presse et de caricature, une sorte le Théophraste Renaudot du XXe siècle. Un pionnier révolutionnaire sans violence, car faire rire et trouver de l'humour dans le quotidien, c'est être philosophe, et c'est plus compliqué que de trouver de l'intelligence chez un fasciste.

Charlie a été le premier journal à inscrire l'écologie et la protection des animaux dans ses textes fondateurs. Cavanna n'est pas mort, mon chat vient de me dire que personne n'en avait parlé dans le monde des animaux.

C'est simple à dire : si Cavanna n'avait pas créé *Hara-Kiri* et *Charlie Hebdo*, mon enfance n'aurait pas eu de rires, et qu'auraient été Reiser, Coluche ? Je n'aurais sans doute jamais écrit, les dessinateurs n'auraient sans doute pas pu dessiner. Y a comme un vide... Nous attendons son fax, il doit y avoir une panne de moustache. Cavanna va revenir, regardez : le seul nuage dans un ciel bleu, le rayon de soleil dans l'orage, la fleur sur le béton... ils ont tous des moustaches !!!

Depuis, Charlie Hebdo *continue, fidèle à ses traditions, avec les mercredis la conférence de rédaction. Est-ce Cavanna, ce courant d'air qui passe pour vérifier si nous pouvons faire rire les lecteurs, poiler la France et emmerder les cons ? Restons toujours bêtes, parfois méchants mais toujours vivants.*

SALOPERIE D'ÉPOQUE

Cette Josette-là est solide et a retrouvé une vie après son cancer. Parfois, la société est plus violente et sournoise que les cancers. Elle vit chez sa fille désormais. Je parlais souvent avec Elsa Cayat de ces intrications complexes entre environnement et psyché.

Josette est une femme formidable. Elle a vécu son adolescence pendant la Seconde Guerre mondiale, à Saint-Jean-de-Luz. Issue d'une famille de neuf enfants avec un père cordonnier, sa vie n'a pas baigné dans le luxe. Sur les vieilles photos, je la vois si belle, si souriante que je comprends le petit jeune qui l'a mariée dès la première rencontre. Elle devint alors madame Machin, la femme de..., épouse de... Son travail : femme au foyer, avec la charge énorme d'élever et de conduire ses quatre gamins vers les études qu'elle n'avait pas faites. Femme des années 1950, ça n'a pas été facile, et elle aimait bien entendre le MLF ! Sa vie peut se résumer en quelques lignes, une vie très honnête et économe. La crise de 1974, qui a fait naître dans son couple le souci des économies et de la lutte contre tout gaspillage. Les drames sont vite arrivés. Il y a cinq ans, la mort du mari et deux ans de papiers à remplir pour obtenir une pension de retraite, très petite. Ses enfants l'ont aidée à gérer les maisons, l'héritage... Josette, c'est la vie d'une femme gentille et attentive à ses enfants, ou ce qu'il en reste, car ils ne se parlent plus entre eux depuis l'héritage. La fin des familles se fait souvent lors de l'héritage, comme quoi l'argent écrase toutes les relations humaines. Il y a cinq ans, elle s'est sentie fatiguée, son mari venait d'être enterré par un cancer digestif. Son docteur lui avait dit que c'était le contrecoup du deuil. Mais un jour, elle a fait un malaise et s'est retrouvée dans un service d'urgences. C'est une jeune interne qui l'a examinée, très attentivement, prenant du temps et réalisant un bilan. Comme toujours en médecine, c'est lorsque les médecins ne disent plus rien et vous parlent comme à un enfant qu'ils ont une mauvaise nouvelle à vous annoncer...

Elle aussi avait un cancer digestif. Elle a accepté toute la prise en charge et le circuit de soins. Avec sa gentillesse, refusant de se plaindre des douleurs, trouvant divins les plateaux-repas immondes de l'hôpital, ne s'impatientant jamais lorsque les ambulanciers arrivaient en retard et protestant lorsqu'ils la tutoyaient en lui lançant des « mamie »... Le langage des professionnels de santé est souvent pitoyable et peu respectueux. Finalement, elle a choisi de vivre dans un studio près de chez sa fille, un 50 mètres carrés, elle qui vivait dans une grande maison. Elle contacte l'agence. Une jeune fille, d'un ton péremptoire et vulgaire, lui tint à peu près ce langage, comme un crotale que La Fontaine aurait pu mettre en scène dans une fable : « Mais, madame, à 84 ans vous voulez louer un appartement ? Mais faut aller à la maison d'retraite. Vous êtes vieille ! Les vieux, ça va à la maison de retraite !

En plus, vous êtes malade, alors nous on va pas vous louer un appartement pour que vous mouriez dedans... Et si on veut le récupérer, vous pourrez pas en partir ; et puis il est trop cher pour vous... » Les salauds des temps modernes se rencontrent souvent dans les agences immobilières. Mais, à ce stade-là, c'est une ségrégation au même titre que la couleur de peau et les origines. Ce qui est le plus choquant, c'est que dix personnes se portaient caution pour le loyer, que leur demande (illégale) de trois mois d'acompte était acceptée, avec l'engagement de quitter l'appartement si l'agence le demandait. C'est scandaleux et plus encore, car comment se défendre de ces crotales qui font de plus en plus la loi de la jungle en France ? Ils se développent sur le fumier de la crise et tapent toujours sur les plus faibles et les plus pauvres. Josette vit bien dans son appartement. Elle fait abstraction de ces détails. Pour elle, l'important est de rester gentille, bien habillée, digne, et de pouvoir parler littérature ou des dernières expositions du Grand Palais. Les cancérologues sont relativement optimistes quant à sa guérison ou à sa rémission.

MOINS FORT !

Le type a été arrêté, mais impossible de connaître sa condamnation. L'enfant a été sauvé.

Si vous entrez dans la Galaxie, vous réussirez à voir la planète Terre.

Cherchez la France. Une sorte de tête burinée avec le nez d'un enrhumé qui ne boit jamais d'eau. Approchez-vous bien de Paris et d'un de ces immeubles des années 1970, dans un quartier populaire en bordure du périphérique. Tout est gris, du trottoir aux murs et aux escaliers, après un couloir froid et sombre qui a dû être dessiné par un proctologue. Monter les étages constitue une étude sociologique : pas de lumière aux portes en mauvais bois avec une odeur de friture, de mauvaises épices, de brûlé et de pisse de chat. Quelques instants avant, la maman faisait ce qu'elle pouvait avec ses trois gamins, qu'elle élève seule. Elle s'en sort bien depuis la mort du père après un accident de scooter. Mais c'est toujours pareil avec les gamins : l'un pleure, et les autres s'en amusent et l'énervent encore plus. Le petit de 2 ans a la puissance de la sono d'une boîte de nuit. Il pleure. Elle a entendu sonner à la porte et a vu le type. C'est allé si vite et avec une telle violence qu'elle ne se souvient pas trop de ce qui s'est passé au juste. Ces secondes de violence extrême qui sont lourdes comme l'éternité. L'infiniment petit qui devient si grand. Elle a juste vu le type attraper le bras de l'enfant et lui faire faire un tour en l'air et le projeter par terre. Une sorte de grande roue pour faire mal à l'enfant. Il s'est arrêté de pleurer dès l'impact sur le sol en carrelage, mais ce fut au tour de la maman et d'une de ses amies dans l'appartement de se mettre à hurler. Oui, vous êtes bien à Paris en 2014, avec un enfant agressé volontairement par un type, sans autre but que de le faire taire, peut-être pour pouvoir regarder le foot, du sport, un film de cul...

L'enfant, inanimé, saigne de l'oreille, ce qui n'est jamais bon signe. Tous les secours sont arrivés très rapidement, et la police a interpellé le type, incapable d'expliquer son geste. Le désarroi face à une telle violence est aussi vaste que l'Univers. L'enfant se réveillant, vomissant et commençant à s'endormir avec la mère en pleurs, la situation sur place est très compliquée à gérer. Dans l'immeuble, qui semble refléter la crise sociale et l'abandon moral et humain, personne n'est sorti. Quelques rideaux bougent pour voir les différents uniformes arriver et repartir. Entre les murs, tout le monde entend tout le monde. L'appartement lutte contre toutes les intempéries météorologiques et les nuisances sonores. La vie dans cet immeuble est une sorte de harcèlement permanent, d'irrespect constant des autres. Comment ne pas avoir envie de tout casser ? Mais rien n'excuse la violence contre qui que ce soit, et encore moins de faire voler un enfant pour l'écraser au sol. Le voilà désormais entre la vie et la mort, parce qu'il criait un peu trop. Tout semble si démesuré en un instant, ces logements si étriqués, le soleil d'hiver et les oiseaux qui chantent la fin d'une journée, si ce n'est d'un monde, les secours si nombreux pour sauver un enfant, le désespoir d'une mère et un type qui ne se rend pas compte de ce qu'il vient de faire, le tout en moins d'une heure, en plein Paris, dans un pays ravagé par la crise et qui a peur de son ombre, dans une Europe qui entend des bruits de bottes qui risquent de botter le cul à la planète à coups de bombes nucléaires. Vous pouvez repartir dans une autre galaxie. Mais avant, que je vous donne des nouvelles de l'enfant : il va mieux et semble se remettre de sa fracture du crâne et de son hémorragie cérébrale.

LE DERNIER MÉTRO

Cette chronique avait beaucoup fait rire Charb et Tignous. Le paradoxe des grandes villes avec un monde incroyable et toutes les formes de solitude !

Y a-t-il un philosophe, un psychanalyste ou un cruciverbiste qui pourrait trouver les mots des maux qui donnent le sens à cette histoire banale des bas-fonds de Paris ? Le métro est arrivé à la station Carrefour-Pleyel. Ce train des dessous de la terre qui fait trembler les entrailles de la ville a chargé sa cargaison de gens tous différents et identiques à la fois. Cette ligne 13 est toujours bondée et insupportable, l'échec de la politique de la Région Île-de-France. Les wagons puent, tout y est glauque. La sonnerie, comme un tocsin, annonce la fermeture des portes et les gens se tassent en un instant. Les obsédés sexuels en profitent pour tenter de toucher les filles, les voleurs pour chaparder dans les poches. Un ou deux passagers lisent leur livre sans broncher. Il est possible que Ferdinand soit monté là, ou peut-être à la station suivante, Mairie-de-Saint-Ouen, impossible de savoir avant que les agents de la RATP aient contrôlé son pass, et c'est sans importance. Il a 69 ans, l'âge érotique, et il vit depuis toujours dans sa banlieue rouge où il n'a jamais perdu sa carte du Parti communiste. Il est propre et bien habillé, en costume avec des souliers cirés d'une autre époque. Il est resté compressé dans le wagon pendant dix minutes. À l'arrivée à la station Saint-Lazare, en un instant le wagon s'est vidé, comme lors d'une constipation enfin achevée, la grande débâcle rapide et salvatrice. Il en a profité pour s'asseoir juste avant que le wagon se remplisse en une sorte de compression humaine à la César.

Les gens n'ont rien vu. Ferdinand a semblé s'assoupir doucement après le départ du train. La tête est tombée sur son thorax. Sans bruit, il a fait son arrêt cardiaque. Les gens autour continuaient leurs mots croisés, la lecture de leurs SMS ou des tweets. À la station Miromesnil, il était franchement affaissé, mais, comme il était coincé par les voisins, il ne pouvait bouger. Personne n'a vu ni su ce qui se passait. Aucun n'a réagi. Comme quoi, vous pouvez être très entouré et être comme en plein désert. À la station Invalides, les gens sont partis et d'autres sont entrés, dans une sorte de ballet très moderne, une chorégraphie rigoureuse dans le temps et le placement. Comme Ferdinand était déjà mort sans que personne s'en soit soucié, et que son voisin de côté était parti, le cadavre a commencé à pencher doucement. Probablement que certains ont fait des réflexions sur son attitude, meuglant sur son irrespect, sur son impolitesse. Les usagers du métro ont tellement l'habitude des ivrognes qui se laissent aller et qui se répandent sur les sièges que personne n'a réagi. C'est à la station Saint-François-Xavier que trois ados qui partaient au lycée ont regardé Ferdinand, qui devenait bleu et ne bougeait pas. Ils ont donné l'alerte à la station Duroc. Les secours sont bien arrivés en dix minutes, mais il était trop tard. Probablement qu'il avait fait son arrêt depuis plus de vingt minutes. Impossible de réanimer qui que ce soit dans de tels délais. Mais une rame à l'arrêt et ce sont toutes les artères du métro qui se bloquent, et des milliers de gens sur les quais qui gueulent. Alors, très vite, il a été sorti et le métro est reparti comme si de rien n'était. Le métro est une roue perpétuelle, il ne s'arrête pas et il semble mettre entre parenthèses la vie ou les regards attentifs et humains. Ferdinand a fini sa route dans le métro, dans la housse à cadavre. Peut-être voulait-il aller directement sous terre ? En cherchant un peu qui il était, et s'il avait de la famille, j'ai constaté qu'il n'avait rien d'exceptionnel. Sa femme l'attendait d'un côté de la ligne et son fils à l'autre bout pour faire la peinture de la chambre de son petit-fils. Ferdinand est pourtant tout aussi important qu'un jeune chanteur à la mode, qu'une star de ciné ou un top-modèle plus cadavre que lui. Ferdinand était honnête, droit, citoyen et heureux sans doute. Rien de bien important, me direz-vous ? Mais si, justement : la vie. Bordel !

UN MONDE DE DÉMENCE

Le plus grand scandale à venir sera celui du coût des personnes âgées dépendantes et de l'exploitation qui sera faite par des multinationales de leur perte d'autonomie. L'or gris, comme ils appellent le vieillissement. Des grands argentiers, des BTP, des assureurs aux multinationales de maisons de retraite : tous veulent faire du profit sur le vieillissement !

Odette, avec sa maladie d'Alzheimer, n'en a rien à foutre des résultats des municipales, elle alterne de belles éclaircies de conscience dans une tempête de neurones délirants. Alors, droite ou gauche, pour elle, c'est le même délire. Elle n'est pourtant pas très vieille, à 75 ans, et même encore assez vaillante pour se déplacer, mais c'est là-haut que le fonctionnement est en alternatif : son cerveau ne retient rien du présent et peine à aller chercher des souvenirs, et plus le temps passe et plus la mémoire se barre loin. En période de délire, elle appelle sa maman, son papa, elle cherche ses meubles, et se demande si son mari est rentré. L'autre jour, elle a hurlé au milieu de la cantine de la maison de retraite : « Qu'est-ce qu'on s'fait chier ! » Ce sont les deux aides-soignantes qui se sont précipitées sur elle pour la calmer. Mais la calmer de quoi ? D'un moment de lucidité ? Car la vieillesse n'est pas un naufrage, comme disait l'autre, c'est une triple peine: maladie, ghettoïsation et pas d'espoir de retour. Elle avait pourtant juré de ne jamais venir dans un tel établissement, mais son mari est mort, puis les enfants se sont disputés, car les familles explosent toujours au moment de l'héritage. Alors son univers est devenu une « évaluation sociale », comme l'a expliqué l'assistante sociale. Il a fallu trancher et elle a été placée là contre son gré, mais comme elle n'avait plus toutes ses facultés pour refuser...

Une sorte de nouvelle vie a commencé pour elle, mais elle n'avait pas les neurones pour comprendre tout ça. Ils ont pourtant mis deux uniques photos dans des cadres sur sa table de chevet, pour ne pas faire de trous dans les murs, des clichés du temps jadis, des beaux jours même par mauvais temps. Comme si sa vie se résumait à deux photos ! Ses enfants et petits-enfants ne viennent plus du tout. Elle regarde souvent dehors et parle de la météo toute seule, car ses voisines et voisins sont comme elle ou sourds. Régulièrement, un pensionnaire meurt, mais comme ceux qui restent n'ont plus de mémoire, ils oublient très vite ce départ. Le soir où nous sommes allés secourir Odette, c'était entre les deux tours des municipales. Elle était en train de succomber à une défaillance cardiaque. Comme d'habitude, personne n'avait pris le temps de lui demander si elle voulait qu'on la soigne ou pas en cas de risque de mort imminente. Mais en me voyant, elle m'a regardé avec un sérieux, une conscience retrouvée, pour me dire : « Laissez-moi. » En regardant l'environnement de cet établissement, j'ai tellement vu le drame du vieillissement de notre société et la bêtise de nos politiques de ne pas nous y préparer. En moyenne, il faut compter 2 500 euros par mois pour séjourner dans un établissement. 64 % de femmes, qui ont en moyenne 900 euros par mois... La différence sera prise sur les maigres héritages et, ainsi, les familles s'appauvrissent doucement. Même avec 22 milliards d'euros par an consacrés à la dépendance, le pays ne peut pas faire face au vieillissement de son peuple. Avec la flambée du chômage des plus de 50 ans, ce n'est pas un drame social qui se prépare, mais une révolution, car une société qui oublie ses vieux, ses handicapés, ses chômeurs, est une société qui crève. En 2050, un Français sur trois aura plus de 60 ans. Et vous voulez, vous, aller à la maison de retraite des « Joyeuses Fleurs » pour attendre la mort en regardant la télé ou des pauvres poissons dans un aquarium pendant que l'aide-soignant fait hurler ses écouteurs en envoyant des SMS à l'infirmière pour tenter de la sauter ? (Choses vues... hélas.) Alors Odette s'en fout des municipales, car le monde est devenu plus dément que sa maladie d'Alzheimer. Malgré nos efforts, son cœur s'est arrêté dans le camion du Samu – elle avait vraiment envie de partir. C'est fait.

QUI EST LE ZOO DE L'AUTRE ?

Le bois de Vincennes est un lieu magnifique. Charb et moi allions y courir très souvent. La dernière fois que nous y sommes allés, c'était à cette date. Nous aimions boire un jus de fruits dans les petites guitounes près du zoo. Les animaux inspiraient souvent ses dessins.

Que reste-t-il aux rats des villes pour se défouler ? Bouger et regarder.

Certains courent dans la ville un peu comme les cormorans tenteraient de surnager dans une marée noire. D'autres vont courir dans le bois de Vincennes. À lui seul il est une synthèse de la vie moderne et de nos conflits. Je tente d'y évacuer mon stress sans aucune prétention autre que de faire courir la bête qui est en moi, comme disait un cheval que j'ai croisé. Cette forêt est le dernier endroit de Paris où les enfants peuvent voir des insectes et quelques animaux afin d'éviter de croire qu'il faut utiliser des insecticides contre la moindre bestiole. Il y a des écureuils, des lapins, des chevaux de centres équestres ou de la Garde républicaine. Ils patrouillent et ils ne gênent pas trop les campements de clochards, souvent des malades psychiatriques sans soins, devenus les pauvres hommes des bois du nouveau millénaire. Il y a des boulistes qui jouent presque tous les soirs comme s'ils fêtaient la nuit tombante. Ils boivent des coups pendant que d'autres tentent d'en tirer dans les bosquets. L'instinct primitif est capable de se taper la vieille pute obèse qui tapine depuis des années comme perdue au bord d'une route en attendant un rêve. Dans le froid, sous la pluie, la fellation à genoux dans la boue et l'étreinte entre deux sacs-poubelle tendus entre deux arbres : voici son quotidien... Les voyeurs ne sont pas loin, les grands tarés non plus. La nuit, le bois est un baisodrome sordide et l'humanité tombe dans l'enfer lorsque des jeunes putes venues de lointains pays, peut-être mineures, et sûrement esclaves d'ordures, arrivent pour tapiner. La police ? Aussi rare que l'eau dans la savane des gazelles du zoo ! Je cours sous les quolibets du loup qui patrouille dans sa grande cage et je vois ces voitures qui s'arrêtent et elles qui montent pour faire du sexe. Les babouins du zoo sont de nouveau là et ne se sentent pas plus primitifs que les hommes ! Les maquereaux ont des voitures ou des camionnettes que tout le monde repère, sauf les flics. Même les girafes doivent les voir, curieuses comme elles sont.

D'ailleurs, à quelques mètres, il y a l'école de la préfecture de police de Paris, juste en face du champ de courses où les mafias viennent blanchir leur argent et les pauvres regarder s'envoler leurs économies. Le parking est toujours plein les jours de versement des retraites et du RMI... Les pauvres luttent comme ils peuvent dans cette épouvantable crise. Les chacals et rapaces ont trouvé meilleurs pilleurs qu'eux. les hommes. Le bois de Vincennes est une économie souterraine dans un univers bucolique écologique. Que les animaux du zoo qui vient de rouvrir se marrent de nos régressions. Dans les allées, les riches circulent dans des grosses voitures aux vitres teintées, pour ne pas voir, ni être vu, comme dans leur futur cercueil. Les animaux du zoo rêvent-ils de cette liberté ? C'est curieux comme les riches font la gueule et les animaux semblent joyeux de se promener dans leurs cages. Oh, mais, attention, voici les cyclistes qui filent vite, Gérard Mordillat ne supporterait pas de freiner ce rassemblement populaire et libre. Libre est dans la définition de cette forêt : regardez ces stades où des équipes de jeunes, de vieux, de toutes les couches sociales jouent au ballon. C'est du souffle populaire et rassembleur. Les corps exultent avec ces jeux et les arbres se marrent et craquent de satisfaction : comme les pingouins du zoo qui s'en payent une tranche dans leur immense bassin. C'est dommage que les circuits ne soient pas plus lointains, alors ils tournent, comme les lions en cage végétalisée. Remarquez, nous tournons tout le temps : lever, marcher, travailler, manger, chier, baiser, rentrer, dormir... et enfin rêver comme les perroquets, qui ont des plumes de couleur car ils ont toujours voulu aller au carnaval, mais ça : personne ne le sait ! Les futurs vieux de demain courent en se moquant des canards avec des adultes qui les surveillent et qui étaient à leur place il y a... si peu de temps. Vous souriez ! Et vous faites bien, car le bois de Vincennes est un poumon de la ville, le zoo des hommes pour fuir leurs cages qui sont pires que celles des animaux.

MORT AUX CODES !

Cette chronique a eu son petit succès. Mais il est impossible d'intervenir dans un lieu sursécurisé. En même temps, j'aurais tant aimé que Charlie Hebdo *soit avec un énorme dispositif de sécurité comme aujourd'hui… mais cela aurait-il suffi à empêcher l'attentat ?*

Ce n'est pas qu'ils avaient peur d'emblée, car il n'y a jamais eu d'agression épouvantable dans ce quartier de Paris, mais le « on ne sait jamais » a changé leur immeuble en forteresse. Le syndic, ces mafieux qui pompent le fric des propriétaires, a fait installer des systèmes de sécurité très sophistiqués pour protéger les habitants. Alors lorsque la femme d'Alexandre a téléphoné aux secours dans la panique, elle a oublié de donner les codes d'accès. Lorsqu'une personne fait un malaise dans la rue ou un lieu public, c'est très facile d'aller la secourir et les gens font preuve de solidarité et d'entraide. Mais au domicile, le malade est seul ! Alexandre et sa femme vivent dans cet immeuble cossu d'un quartier chic de Paris depuis une vingtaine d'années. Lui picole un peu, fume beaucoup et mange trop. Depuis quelque temps, il se sentait fatigué, avec des douleurs dans la cage thoracique, comme une barre entre les seins, irradiant vers la mâchoire et son bras gauche. Il attribuait tous ces signes à la fatigue, le stress. D'ailleurs, c'est ce que son homéopathe lui avait dit, alors pourquoi s'inquiéter... L'autre jour, en revenant des courses, la douleur est devenue effroyable. Il s'est arrêté en sueur, mais, comme après quelques minutes il s'est senti mieux, il est reparti dans son appartement. Ce matin, il n'a pas déjeuné et a voulu faire des pompes, lui qui ne fait plus de sport depuis... quarante ans. Après avoir fumé, sans le savoir, sa dernière cigarette, il s'est effondré comme fusillé devant son épouse. Elle lui a parlé, puis l'a secoué, puis a hurlé en pleurant. Malgré leur quartier de haute sécurité, la mort venait d'entrer sans difficulté dans leur appartement. Monique a hurlé au téléphone pour avoir des secours, ne comprenant pas que le sapeur-pompier insiste sur l'adresse et les codes. À l'arrivée sur le trottoir, les secours se sont trouvés devant une grille de deux mètres de haut, infranchissable en raison des pointes au sommet. Malgré les « pin-pon », aucun voisin n'a ouvert ni fenêtre ni porte. L'épouse ne répondait pas au téléphone, il a fallu quelques minutes pour qu'elle décroche. En hurlant dans des sanglots contre les secours, elle a balbutié des chiffres. Les pompiers et l'équipe du Samu ont dévalé les escaliers pour arriver devant le couloir A, mais il était bloqué par une nouvelle porte à code ! Devos a dû être l'architecte absurde de ce merdier. Bien entendu, il a fallu rappeler Monique, qui avait oublié de donner ce code intermédiaire.

La mêlée de secours, telle une course de la série *Benny Hill*, est enfin arrivée dans le hall, qui était bloqué par une lourde porte aux vitrines sombres. Pour l'ouvrir, il fallait appeler à l'interphone ! Mais comme ils ont peur de tout, ils n'ont mis que leurs initiales... C'est une sorte de Scrabble sur le mur : mais aucun acronyme ne correspond. Troisième appel à la dame, qui pleure et ne sait plus quel est son interphone, car ils ont mis les initiales des deux prénoms et de leurs noms... Mais, dans ces cas-là, les secours sonnent partout et une bonne âme finit toujours par ouvrir. Mais ce Fort Boyard macabre n'est pas terminé, car le syndic a fait installer des codes à l'ascenseur et fermé les escaliers pour monter ! Encore quelques minutes à attendre, car elle ne se souvient plus de ce code-là : elle utilise une clé magnétique, « alors vous comprenez... ». Arrivé au sixième étage, l'équipe a attendu devant la porte d'entrée fermée tel un coffre-fort, car dans la panique Monique ne trouve pas les clés. Quand ça veut pas, ça veut pas. Il a fallu quinze minutes pour aller du trottoir à Alexandre, ou plutôt à son cadavre. C'est la faute à personne et à tout le monde. Une société basée sur la peur fait que les gens restent terrés chez eux et ferment leur porte. Mais, une fois seuls chez eux, personne ne peut les secourir. Le hasard a voulu qu'au même moment un clochard a fait un arrêt cardiaque dans la rue. Un secouriste passait par là et lui a tout de suite fait le massage cardiaque externe, les secours sont arrivés en dix minutes et il a été sauvé. Il pourra continuer à picoler en regardant le convoi funèbre d'Alexandre.

JAMAIS SANS TOI

Qu'est-ce qu'un médecin sinon un conteur d'histoires ?

Si vous parlez à un médecin et que vous lui demandez l'histoire qui l'a le plus marqué dans sa vie, il aura toujours un ou deux dossiers, bons ou mauvais, d'échec ou de succès, drôles ou pas. Un de mes collègues se souvient encore de cette histoire d'amour. Oui, d'amour, le grand, le bel, le merveilleux amour de Bertrand pour Claire. Plus de soixante ans de vie commune. Ils n'ont pas connu notre époque du couple vite fait, vite défait, de l'amour consommé comme du papier-toilette en une sorte de nécessité sociale... non ! De l'amour, du vrai et profond, comme une chanson de Barbara. Oh, bien sûr, il y a eu des hauts et des bas. Elle était femme de ménage, vivant modestement dans un petit appartement tout près du cimetière Montparnasse, toujours à l'heure et rigoureuse dans son travail. Elle n'a pas perdu un de ses clients, devenant amie de la famille et la grand-mère des enfants devenus adultes. Elle était fière de son mari. Il travaillait à la RATP et il avait monté les échelons jusqu'à chef de station. Il avait connu la guerre, l'Occupation, les poinçonneurs, les wagons de première et de seconde classes. Une vie sous terre dont il était fier, jusqu'à sa retraite et sa médaille du travail. Ils avaient même fait une fête grandiose avec leurs quelques amis dans leur appartement.

À la retraite, ils étaient restés à Paris avec leurs habitudes, les commerçants du quartier qu'ils ont vu fermer les uns après les autres et leur désespérance lorsque le troquet du coin de la rue est devenu un magasin de fringues à la mode. Ils semblaient comme se regarder diminuer l'un l'autre. Ils voulaient voyager et ils aimaient tant aller sur l'île d'Oléron manger des huîtres avec du blanc. La tempête a commencé avec le cancer du sein de Claire. C'était il y a une quinzaine d'années et les traitements n'avaient pas progressé comme aujourd'hui. La découverte de la masse ne fut pas seulement au niveau des seins, mais un peu partout, des os aux poumons, et Claire n'a pas compris ce qui se passait, mais les docteurs étaient gentils. Jusqu'au jour où ils l'ont laissée mourir seule chez elle, car il n'y avait pas de place pour l'accueillir dans une unité de soins palliatifs. Bertrand a fait ce qu'il pouvait, la regardant s'éteindre comme une bougie au fond du bougeoir. Il était affolé tous les jours, ne dormant plus, la lavant régulièrement pour qu'elle se sente mieux. Il l'embrassait comme au premier jour, mais sans l'enlacer, car les douleurs étaient devenues générales. Il avait entouré le lit de photos et de souvenirs d'Oléron. Elle est morte et lui s'est perdu dans le néant. Comment cela pouvait-il être possible ? Il a bien prévenu son fils et sa fille qui habitaient très loin et qui n'avaient pu accompagner l'agonie de leur mère. L'âge et la maladie sont deux verdicts horribles pour les relations humaines : trop vieux et malades, et la peine d'abandon est prononcée avant la mort. C'est comme une guillotine qui coupe les relations. L'enterrement a eu lieu en tout petit comité, Bertrand, ses deux enfants, et la pluie. La famille avait un caveau profond, déjà occupé par les cadavres des générations disparues. Bertrand a demandé que Claire soit mise au plus profond.

Après une cérémonie religieuse à l'église, où il a mis toutes les roses rouges possibles, ils se sont retrouvés au cimetière. À la fin Bertrand a demandé à ce que tout le monde s'éloigne pour se recueillir un peu. Sa peine était immense, mais il a semblé soudain comme apaisé. Ils se sont éloignés. Au bout d'un long moment, quelqu'un a regardé mais Bertrand avait disparu. Il venait de se jeter dans la fosse sur le cercueil de Claire, tête la première. Fracassé sur son cercueil. C'était il y a quinze ans. Mon collègue Jean Seb se souvient encore de sa descente en rappel avec les pompiers dans la tombe, entouré de cercueils, pour constater le décès. Bertrand est mort sur Claire. À 87 ans, il était encore amoureux, et pas question que cette crotale de mort les sépare.

TOPOR EST LÀ

Un jour, j'avais emmené Charb à moto, et, arrivé à un carrefour, je lui avais montré ce pigeon. Ces promenades en moto me manquent, même si je savais qu'il avait un peu la trouille. Une fois, nous étions allés au château de Versailles voir notre ami Alain Baraton. Nous avions roulé dans le parc en hurlant notre joie de voir la nature ! Alain m'a avoué que tout le parc nous avait entendus !

Si vous vous promenez dans Paris, arrêtez-vous à l'angle de la rue Auber et du boulevard Haussmann. Regardez le feu tricolore ! Oui, je sais, c'est pas ce qu'il y a de mieux, mais c'est drôle : il est habité par un pigeon. Vous l'avez peut-être oublié, mais il s'agit de l'oiseau typique de Paris. Normalement ils volent, mangent et chient un peu partout, mais là, ce pigeon a élu domicile sur le socle qui sépare le vert de l'orange. Un pigeon centriste, ni rouge ni vert, orange ! Un oiseau qui aime les couleurs qui changent, un tourtereau des temps modernes qui voulait un pigeonnier disco. Alors il déverse sa fiente sur ce feu de signalisation qui devient avec le temps le poteau du pigeon. Voir le feu est encore possible, malgré la couleur blanche de ses excréments, qui l'ont recoloré progressivement.

Il est là sur son socle, il bouge rarement, dans le style : le vol est une nécessité, pas une obligation ! En tout cas, chaque fois que je passe, il est là. Allez savoir si ce n'est pas un ramier fou qui est tombé amoureux d'une belle lumière, comme d'autres s'attachent à des femmes ou à des hommes. Ou bien un oiseau bouddhiste qui fut dans une vie antérieure gardien de la paix et à qui le métier manque tant qu'il est sur son feu à surveiller le carrefour. Bien entendu, les services de la Ville ont tenté de l'expulser... Cette manie de toujours vouloir faire reculer la nature est pénible ! Certes, cet oiseau chie sur le symbole de l'ordre de l'homme moderne, sur les trois couleurs qui ont envahi notre société, mais de là à vouloir le virer alors que la baisse du nombre d'oiseaux à Paris est incroyable et inquiétante, ce n'est pas très écolo ! Le feu a été nettoyé. Le pigeon, dans sa tenue de camouflage couleur trottoir, a dû les regarder avec mépris. De toute façon, les oiseaux ont toujours considéré les êtres dits humains comme inférieurs, car ils ne volent pas ! Il n'a fallu que quelques heures pour qu'il se repositionne sur son feu, devant le spot orange. Il est là. Il attend. Rien. Il est le naïf sur le feu tricolore, le pigeon que les automobilistes ne peuvent pas éviter du regard.

Ils le voient pour pouvoir passer le carrefour, mais ne regardent pas le clochard qui loge sur une bouche d'aération du métro à ce même carrefour. Il est toujours là. Allongé en plein milieu du trottoir, perpendiculaire au flux des passants, il ne bouge que très rarement. Il est habillé dans une tenue couleur bitume sale et pleine de trous, sa barbe et ses cheveux sont des forêts abandonnées aux petites bêtes diverses et variées. Il a toujours un mauvais vin en carton à la main. Son sang doit être du vin rouge avec quelques globules. Il est là et il dort la plupart du temps. Il va au pissoir d'à côté, doit se nourrir des poubelles le long des grands magasins, fait un peu la manche pour se bourrer la gueule, et attend certains soirs les maraudes des associations. Il refuse tous les hébergements, car sa place est bien située dans ce quartier riche, et il existe comme cela. Mais évidemment que le pigeon surveille le clochard, puisque les autres hommes ont laissé ce pauvre bougre échouer sur le trottoir, un peu comme si la crise sociale était une tempête et que lui avait échoué là. Le pigeon le regarde, le surveille. Complètement par hasard, l'autre jour, je suis passé devant ce couple d'écologie citadine. Le clochard venait de récupérer de la bouffe dans la poubelle. Il s'est assis et a posé délicatement quelques morceaux à côté de lui. Le pigeon a alors quitté son feu orange et a bouffé près de lui. Y a rien dans cette histoire que du temps qui passe et la misère entre oiseaux et humains qui finalement se rejoignent... Ça vole pas haut, tout ça, mais, entre les oiseaux qui résistent à la mort de leur espèce dans les villes et les hommes qui meurent de la crise, il y a une relation... À vous de finir !

À VOTRE SANTÉ

La médecine serait simple selon certains économistes qui verraient bien le toubib comme un prestataire de service, un logiciel en forme d'algorithmes géants. Mais ils oublient la psyché. C'est pour cela que j'avais voulu écrire à cette dame.

Chère Christine, nous avons eu aussi peur que vous l'autre soir. Mais votre histoire nous encourage dans notre quotidien hospitalier, qui aurait vite fait de nous rendre sombres et pessimistes. Six heures auparavant, vous étiez en pleine forme à la fête de vos amis. Soudain, cette migraine épouvantable et brutale vous a clouée par terre. Vos potes vous ont traînée jusqu'aux urgences. Et ils nous ont bien aidés quand, par ces temps de fêtes, il nous a fallu être sûrs que vous n'aviez pas bu trop d'alcool.

Immédiatement, sous nos yeux de vieux du métier, Jean-Charles, jeune étudiant en médecine, a fait la ponction lombaire. Le radiologue a enchaîné avec votre scanner cérébral. Vous étiez sereine, grâce à la morphine. Trente minutes après votre arrivée aux urgences, nous avions le diagnostic : hémorragie méningée. L'anévrisme rompu dans votre caboche de jeune femme aurait pu vous emporter. Nous en avons, hélas, quelques exemples dans nos souvenirs.

Les collègues du Samu de Paris vous ont emmenée dans un service spécialisé de neurochirurgie, car nous n'en avons pas dans notre hôpital. En pleine nuit, sans que vous demandiez quoi que ce soit, toute une troupe d'anonymes, aides-soignants, infirmières, ambulanciers, urgentistes, anesthésistes, chirurgiens, radiologues, n'avait qu'un but : vous sauver. Nous y sommes arrivés. Nous avons fait notre job. Et nous sommes contents de l'avoir fait sans devoir, avant, vous demander vos papiers, vos cartes d'assurances ou un acompte.

Nous ne parlons sans doute pas assez souvent de cette satisfaction du travail bien fait, de ces trains médicaux qui arrivent à l'heure et de toutes ces personnes que nous sauvons, à la ville comme à l'hôpital. Ce n'est pas de l'humilité déplacée. Peut-être une forme d'expression silencieuse de la fraternité...

Pas loin de l'hôpital, une médecin généraliste travaille avec nous depuis des années. Elle nous adresse des malades et nous en faisons autant en orientant vers son cabinet les personnes qui n'ont pas de suivi ou qui ne savent pas où aller pour des pathologies chroniques. L'autre jour, elle était bien soucieuse pour Geneviève, une brave dame sans âge à force d'avoir tellement vécu. Elle lui avait promis de la laisser mourir chez elle. Mais cette vieille dame faisait une anémie sévère, qui nécessitait d'urgence une transfusion.

Avec la généraliste, nous avons négocié avec cette femme, car elle ne voulait pas sortir de chez elle. Elle avait ses photos, ses affaires, ses meubles, son chez-soi et... Pompon. Elle nous en a parlé, de son chat, comme vous auriez parlé de votre amant ! Une heure de véritables négociations, avec son médecin à ses côtés, chez elle, et nous à l'autre bout du téléphone.

Nous avons tenu parole. Elle est venue, nous l'avons transfusée et elle est repartie chez elle, heureuse d'avoir reçu du sang neuf, nous souhaitant une bonne année. Le chat a-t-il toujours sa maîtresse ? On ne peut pas tout savoir. Mais une chose est sûre : les professionnels de la santé sont bien mieux dans ce rôle d'accompagnateur humaniste que dans l'uniforme de comptable que beaucoup veulent leur faire enfiler.

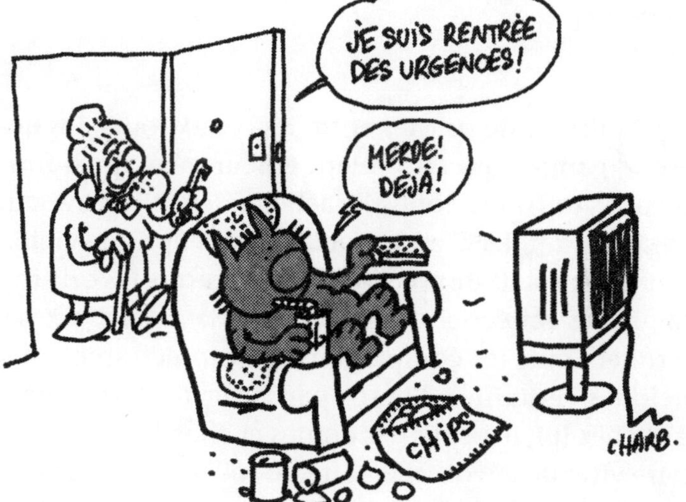

VLAM DAM DAM

À la lecture de cette chronique, Tignous, qui se déplaçait avec un vieux vélomoteur qui ressemblait à une tronçonneuse, avait pris peur et envisageait de porter une véritable armure pour se protéger !

Difficile de résister entre les beaux jours, les quatre gamins qui en veulent et leur mère qui a fini par dire oui. André est donc allé acheter des rollers avec toute sa grande famille. C'est la publicité et l'euphorie vivifiante d'un beau soleil de week-end de juin qui l'y ont incité. Malgré ses réticences, la promotion a gagné : six paires de rollers plus les équipements de protection et ce sont quelques centaines d'euros partis sur roulettes. En rentrant chez lui, il a émis des doutes et cherché des prétextes pour éviter de devoir aller faire du roller. C'est alors que la mère des enfants a trouvé sur Internet ce rassemblement dans Paris pour les débutants. Ni une ni deux, toute la smala a décidé d'y aller ! Il faut avouer qu'il n'a pas été très enthousiaste, mais, étant le père et en quelque sorte, selon l'image rituelle, le chef de famille, il a fini par accepter : ce ne sont pas des roulettes qui vont humilier cette image ! Ses enfants ont été conçus selon un rythme régulier :

un tous les deux ans. La plus jeune a 8 ans et sort de sa chambre en parfait équilibre sur les rollers. Les autres ont enchaîné l'accoutrement. Il a prétexté le carrelage, le parquet, les voisins, les escaliers, l'ascenseur pour remettre ses enfants sur le sol. Dans la liesse du père victorieux, tel César rentrant dans Rome, ils sont arrivés place des Invalides devant un rassemblement bigarré d'êtres humains qui voulaient découvrir le déplacement sur roulettes. Alors qu'il n'avait pas encore terminé de mettre ses protections, ses enfants avaient déjà les rollers et commençaient à s'exercer, sans protections, mais sans chute. C'est la mère qui leur a ordonné de mettre les protections, comme pour demander élégamment de ne pas trop humilier le père. Pendant ce temps, lui regrettait déjà son canapé et sa bière, comme tous les samedis après-midi passés à regarder n'importe quoi à la télé, histoire d'oublier son stress du travail.

Après quelques instants, très longs, et sous le regard de ses enfants et de la mère, le père a fini par se lever dans un équilibre instable, entièrement en rollerman ! Il s'est senti comme un adolescent qui découvre une sensation. André avait rajeuni et se sentait maître des roulettes comme personne. Dans un silence religieux, ils ont écouté une sorte de sermon lancé par un type vaniteux du patin à roulettes, bronzé comme une tablette de chocolat, bellâtre assumé. André a écouté debout, tenant comme il pouvait. Mais ses pieds, ses chevilles et ses genoux n'appréciaient pas du tout la présence de roulements à billes pour les diriger. Par petites saccades, il tentait de rester le chef de famille en conseillant ses enfants, qui non seulement ne dandinaient pas, mais qui, au bout de dix minutes, commençaient à inventer des styles ! Un grand con leur a souhaité bonne chance en se marrant. André a vu tout le monde partir comme des tortues qui viennent de naître et qui rampent vers la mer. Il a voulu démarrer et les rollers sont partis très vite, tout seuls, oubliant le reste du corps de ce pauvre père qui est tombé complètement en arrière. La douleur était extrême au niveau du coude. Il s'est senti mal sous le regard de toute la famille revenue le secourir. Il en a même fait un malaise, se liquéfiant à grandes sueurs. Aux urgences, les radios ont montré une fracture du coude très complexe. Toute la famille en a été quitte pour ranger les rollers tout neufs au placard. Alors, en ces temps magnifiques, amusez-vous, bien entendu, mais ne vous laissez pas emporter par la culture pub et les phénomènes de mode, c'est ce qu'André racontait aux trois autres victimes de la saison des rollers.

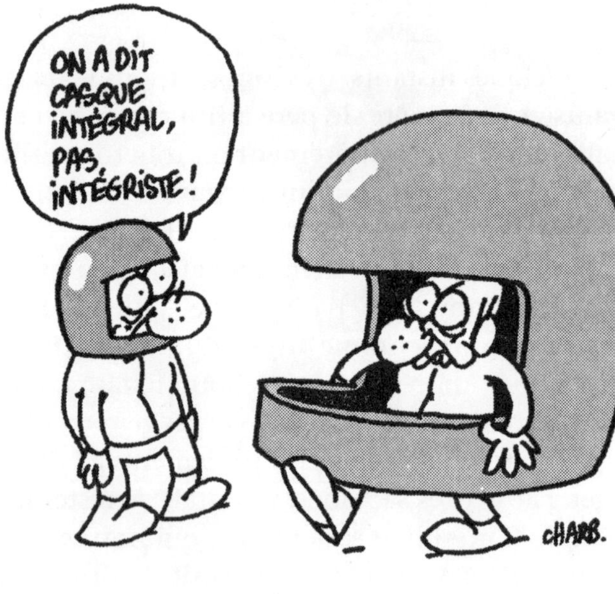

FLOWER POWER

Bernard Maris militait pour le vélo à Paris comme Simon Fieschi, un homme fantastique et qui s'occupe si bien de Charlie Hebdo. *Alors à chaque fois que j'évoquais ces thèmes d'écologie, j'avais droit à un « Ah! c'est vachement bien ».*

Vous les avez vus mais pas regardés. Si vous entrez dans un hôpital, forcément, vous passez à côté, mais sans les voir ni les admirer. Ce sont les fleurs, les arbres et les espaces verts coincés entre les bâtiments en béton ou les surfaces mortes des parkings. Ces jardins sont menacés par les économies et les plans de retour à l'équilibre budgétaire des directeurs, qui préfèrent le bitume ou un dallage plutôt qu'un bosquet ou une pelouse sauvage. À force de ne plus voir que les dépenses des établissements de santé, les directeurs ont supprimé les jardiniers des hôpitaux les uns après les autres et diminué le budget pour les plantes, les arbres, les fleurs, le matériel pour entretenir les petits espaces verts. Vous qui passez à côté d'une jardinière avec quelques jolies fleurs qui ressemblent à des soldats de la résistance de la nature, plantés au milieu des murs de béton mort, rendez-vous compte un instant du boulot que font les personnels ouvriers dans les hôpitaux, ce que font ces jardiniers pour humaniser ces lieux de peurs, d'angoisses, de souffrances ou de joies. Un jour récent (mais lequel, je ne sais plus... il y en a tellement !), devant la Pitié-Salpêtrière, il y avait des gens sur des bancs. Un petit groupe se détachait par le nombre et la joie qu'ils manifestaient, entourant un homme en fauteuil roulant avec sa perfusion comme un petit nuage au-dessus de sa tête, chauve et très maigre, sans doute un combattant sur le front du cancer. Les gens autour devaient être ses amis et sa famille, et ils avaient improvisé un petit pique-nique avec un petit rosé frais et quelques tapas. Ils n'ennuyaient personne et profitaient des allées fleuries, arborées et chaleureuses comme une villégiature volée au temps et au lieu. Personne ne fera de rapport suffisamment fort pour dire combien il est important d'avoir des jardins dans les hôpitaux, de permettre aux malades d'avoir accès aux parcs, et de récupérer un instant sous un lilas en fleur au soleil couchant.

Ces espaces verts, entretenus et développés, même dans un petit carré de terre, deviennent pour les malades un lieu de liberté et d'oubli des affres du corps meurtri par la maladie et alourdi par le poids des soignants. En plus, ils ne sont plus seuls, car la fleur attire l'abeille, le papillon, la terre fait venir la fourmi et le machin bizarre qui se balade entre des petites écorces et qui fait que le malade se pose une autre question que son mal-être : « C'est quoi, ce truc ? » Il ressent la liberté, le sens de la vie, comme une bouffée d'envie de vivre entre deux chimios. C'est la promenade des amis qui viennent à l'hôpital voir le malade qui y séjourne depuis des semaines, et dont le seul espace de liberté est d'aller sous ce tilleul qui sent si bon et de trouver un moineau de Paris, aussi beau et majestueux qu'un rapace des montagnes, pour s'envoler avec lui. Les jardiniers des hôpitaux, comme les associations qui distribuent des livres, contribuent à cette liberté et aident au traitement. Ne croyez pas que c'est en regardant en boucle des programmes télé qu'ils vont mieux. Les jardiniers sont des personnels soignants.

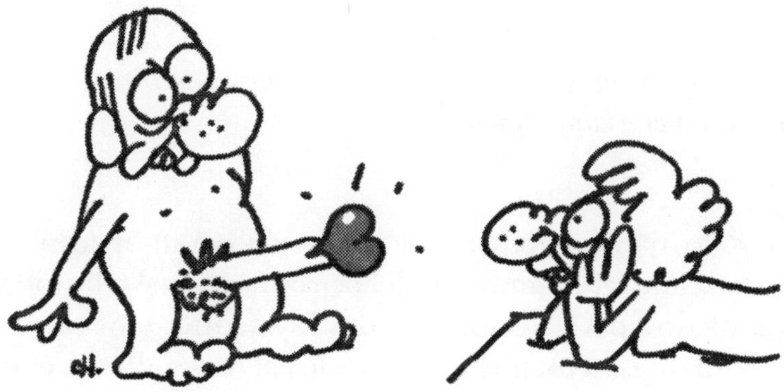

ELLE COURT TOUJOURS

Figurez-vous qu'à l'heure où je termine ce dernier livre j'ai appris qu'elle était toujours vivante !

Ce n'est pas tous les jours qu'il est donné de rencontrer une telle femme, un tel personnage, une telle folie, qui n'entre pas dans les cases des psychiatres tant elle est débordante. La première fois que je l'ai rencontrée, c'était il y a presque vingt ans. Elle avait repéré que les médecins en formation, les internes, changeaient toujours en mai et novembre. Elle avait appris tous les signes cliniques, des plus communs aux plus rares, comme la dissection de l'aorte. Alors, bien entendu, tous les médecins se faisaient prendre au piège de madame C. Son scénario le plus commun était d'arriver à l'accueil des urgences, la main sur la poitrine, de dire que la douleur était en coup de poignard du dos vers l'avant, et qu'elle n'était pas bien, en sueur, et se sentait partir. Avec emphase, comme une grande tragédienne, elle entrait la main sur les seins, dévisageant tout le monde et fixant le regard d'une infirmière généralement jeune afin de soumettre sa proie à l'illusion. Elle parlait fort en critiquant d'emblée le système avec un célèbre « On laisse tout le monde crever, alors dites-moi si vous allez faire quelque chose ! ». Les patients pervers et qui manipulent le personnel de santé existent et sont sans doute les plus dangereux. À chaque fois, toutes les équipes se mobilisaient et couraient au scanner, ou la transféraient en réanimation. Une fois, elle a même réussi à faire croire au malaise et, un radiologue ayant eu des doutes à l'imagerie, elle a eu droit à un transport en hélicoptère vers un centre spécialisé. Ce qu'elle n'aimait pas, c'était d'être reconnue. Un jour, elle est arrivée, hurlant sa douleur, surjouant le malaise, et moi, à côté, qui ne disais rien. Très vite elle a arrêté de jouer la malade pour jouer l'outragée de ne pas avoir été crue, même si c'était faux. Les pervers savent parfaitement comment retourner les situations et n'ont jamais tort.

Vingt ans que ça dure et qu'elle court toujours, mais impossible de la neutraliser. Elle a fini par être vue par des psychiatres, mais sa prise en charge a été compliquée, avec des hauts et des bas... Dès qu'elle arrêtait ses médicaments, elle revenait dans son théâtre des urgences et sur la scène de la salle d'attente pour jouer la dissection de l'aorte ! Même la Sécurité sociale s'était emmêlée devant tous ces cumuls de remboursements et la répétition des actes... Il y a deux ans, comble de l'ironie, un collègue m'a raconté qu'elle était morte. Il m'a convaincu qu'elle était morte d'une rupture d'anévrisme... À force d'attendre et d'appréhender le mal, il finit par arriver. Cette histoire tenait la route et madame C. entrait au panthéon des malades excentriques et de la mémoire médicale. L'autre soir, j'ai failli tomber de la chaise cassée lorsqu'un appel au Samu est arrivé : une madame C., dans une maison de retraite, demande du secours car elle a... C'est elle ! Elle n'est pas morte et est toujours vivante, dans une institution. Au téléphone, j'entends une voix déclamant sa souffrance. Je l'interromps très vite pour savoir si c'est bien elle. Cette fois, elle a été contente d'être reconnue ! Un peu comme une artiste reconnue dans la rue, elle s'est dite heureuse d'être accueillie de la sorte. En quelques phrases, elle m'a raconté sa vie, bien pourrie par sa maladie hypocondriaque, les errances, les allocations d'adulte handicapée, les hôpitaux psychiatriques, les médicaments, l'ennui dont elle s'éloignait avec ses scénarios d'hypocondrie. Une vie à vouloir être malade et ne pas l'être comme elle aurait voulu...

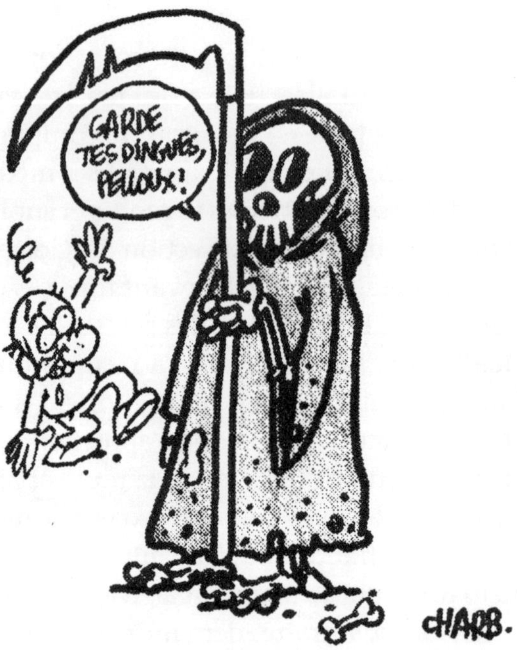

L'ÉNERVEMENT

Voici le type de chronique que Charb aimait particulièrement. Cette sorte de cascade de problèmes. Je ne sais pas ce que sont devenus ces gens. L'immeuble, lui, est toujours là, mais à mon avis le fiston picolera pour longtemps. Le schéma du père, comme disait Elsa Cayat.

Son père était peut-être son géniteur, et avec son fils ce fut toujours la haine, une forme d'amour donc... Même Freud et Lacan réunis auraient fini par aller boire des bières tellement leurs conflits étaient impossibles à résoudre. Ajoutez à ça qu'ils vivaient en bouteilles. Pourtant, ce soir-là, ils avaient décidé de tenter de regarder le match France-Allemagne. Jusque-là, pas de soucis : d'accord sur le programme, sur les bières et pour supporter la même équipe. Tout devait bien se passer. Mais le ton montait au fur et à mesure que l'alcoolémie prenait le dessus sur les globules rouges devenus bordeaux. L'alcoolique est très angoissé s'il quitte son tonneau. Le père, avec ses 65 ans, a commencé à confondre les joueurs de la dernière Coupe que la France avait gagnée. Le fils de 29 ans corrigeait, mais de plus en plus difficilement, son père. À la mi-temps, il ne se passait pas grand-chose sur le gazon du

Brésil, mais sur leur moquette les flacons étaient tous vides. Alors ils ont décidé de commencer à boire le rouge que le père avait en réserve pour environ six mois, et ont bu beaucoup. Le match a repris et le père a comparé l'arbitre à la mère de son fils. Savoir pourquoi est impossible... Sans doute un refoulement de haine, mais toujours est-il qu'ils se sont engueulés encore plus fortement. Tout y passe : du premier Noël du petit à l'enterrement de la mère.

Il ne faut pas parler de discussion entre deux hommes en colère, car la dispute n'est pas un raisonnement mais une saillie entre trois insultes et deux gestes ridicules de doigt levé. Ils n'ont pas vu le but ! C'est un « rhoooo » venu du bar d'en bas qui leur a fait perdre le peu de cerveau qu'ils avaient, se reprochant d'avoir empêché l'autre de voir le but. Le père a failli cogner sur le fils mais a préféré taper dans le mur. C'est ce que nous dénommons la fracture des imbéciles, car les boxeurs et ceux qui font des sports de combat savent taper avec les deuxième et troisième doigts, qui sont dans l'alignement du membre supérieur. Les amateurs tapent avec les quatrième et cinquième doigts, qui cassent alors comme du verre. La douleur a été atroce bien que noyée dans l'ivresse et dans les cris. Le fils ne sachant quoi faire a donc, comme à son habitude, hurlé sur son père à la main fracturée. Un voisin, n'y tenant plus, est allé toquer à la porte. Le fils bourré a ouvert en disant que son père était en train de mourir. Ni une ni deux, la sollicitude du visiteur a alerté les pompiers et le Samu. Le père, furieux que tout le monde arrive, crie de plus belle. Le voisin tente de les calmer et se prend un coup par le père. Voulant se défendre, c'est le fils qui lui a cogné dessus. La bagarre de voisinage a alors alerté tout l'immeuble, rameuté par les cris des enfants et de la femme qui voyaient leur père et son mari se faire rosser par les deux bourrés. Les pompiers ont réussi à séparer les deux outres à pinard, avec la police qui n'était pas de trop. Le père était en colère contre tout et le voisin en sang. Les pompiers pansaient le voisin et sa plaie au cuir chevelu pendant que le fils était allongé par terre, menotté, avec deux pompiers et deux policiers le maintenant. Le père s'est alors assis et il a fait un arrêt cardiaque. L'énervement, la colère, l'ivresse, ses deux paquets de clopes par jour, son obésité, son refus des traitements... Les explications sont nombreuses, pour une même conséquence : la mort. Toujours est-il que, malgré tout ce que cet homme représentait, tout le monde a tenté de lui sauver la vie... Sauf son fils, qui était tellement ivre qu'il continuait de l'insulter. Le père n'a pas été sauvé. Le fils s'est endormi et a été conduit en cellule de dégrisement, sans comprendre que son père n'était plus. Le voisin n'a pas osé dire que cette fin arrangeait l'immeuble, tellement il était impossible de vivre avec un tel personnage. Tout ce simulacre du foot était comme d'habitude un alibi pour boire et, quelque part, il a eu la fin qu'il voulait : bourré face au foot et en engueulant tout le monde, et donc lui-même.

SOYEZ DÉBRANCHÉ : MOUREZ PAR SMS

« Je ne comprends pas ces merdes. » J'adorais entendre Honoré parler des téléphones portables. Il avait une intelligence et expliquait bien cette fuite en avant et sans issue à croire que nous serions plus heureux avec ces nouvelles technologies. « Et surtout, ça coûte très cher », aimait-il à dire avec cette grâce qui le caractérisait.

La rue s'est arrêtée comme pour laisser jouer une scène dramatique d'un théâtre improvisé. Le craquement des morceaux de plastique sous les bottes, la circulation bloquée par les véhicules de secours, un silence lourd entoure les ordres et les phrases des médecins et des pompiers. La nuit est à peine visible avec les lumières des lampadaires, les clignotants orange, le bleu épileptique des gyrophares, les scintillements des vêtements des pompiers, des policiers et du Samu. Tout ce monde travaille pour sauver un jeune homme qui s'est encastré dans une voiture en stationnement. Des témoins racontent qu'il venait de griller un feu rouge et tripotait son téléphone portable d'une main tout en dirigeant son scooter de l'autre. C'est devenu une pratique courante : conduire le scooter de manière nonchalante, une main sur le smartphone et l'autre sur le guidon, les jambes tendues ne reposant pas sur les cale-pieds, un casque en bol, branché, et une tenue à la mode. Lui, il ne voit plus rien tellement son état est grave, mais la musique du smartphone continue à fonctionner : on ne dira jamais assez la qualité de ces nouvelles technologies, qui fonctionnent lorsqu'elles devraient la fermer ! Lui, il n'entend rien car le casque n'était pas attaché et sa tête n'a pas été protégée, sa boîte crânienne est bosselée, irrégulière et sanguinolente. La chute n'a pas été spectaculaire, et pourtant son état s'aggrave de minute en minute. Il paraît qu'il a accéléré en regardant son téléphone portable et il est rentré dans la voiture comme un faire-part de décès dans une boîte aux lettres. Il s'est enfoncé dans la carrosserie comme d'autres tombent dans l'eau. Il a laissé sa jambe droite coincée entre le scooter et le pare-chocs. Difficile de ne pas mettre les pieds dans la flaque de sang. Sa jambe semble lourde dans le sac plastique. Comme il n'avait pas de tenue, son thorax s'est enfoncé comme un insecte sur le verre du pare-brise. En moins de dix minutes, tout le monde tentait de le sauver et de faire que ses 19 ans ne scellent pas sa date d'enterrement. En quelques minutes, ce coin de rue est devenu l'une des salles de réanimation les plus sophistiquées de la capitale. Mais dès qu'il fut dégagé, son cœur s'est arrêté. Mais son portable annonçait encore des SMS... L'humour noir 2.0 ! Malgré de longues minutes de réanimation et une évacuation ultrarapide directement dans un bloc opératoire, il s'en est allé dans le iCloud. Le portable est aussi une lobotomisation. Loin de moi l'idée d'être contre le progrès, car les portables ont sauvé plus d'une vie. Le problème est que nous sommes devenus hypnotisés par les réseaux sociaux et les smartphones, comme si un troisième hémisphère au cerveau s'était imposé à nous. Une étude largement relayée par la presse, réalisée par l'université de Strasbourg avec la fondation Vinci, a montré qu'un conducteur qui téléphone au volant perd 30 % de son attention ! 40 % inventent des événements, leur activité visuelle est divisée par deux, le freinage s'allonge de 33 %, et toutes les réactions sont ralenties. Et tout cela aussi bien avec le portable à l'oreille qu'avec un kit mains libres. Alors, qu'en est-il pour les deux-roues ? Au moins la même chose, que ce soit à scooter, à moto ou à vélo, avec un élément de plus : l'équilibre. La question est de savoir comment évolue la dynamique d'un équilibriste qui envoie des SMS ou papote avec sa maîtresse en conduisant son deux-roues. Ajoutez à cet objet de distraction un peu d'alcool, un peu de cannabis, une dose de fatigue ou de colère et... direction les urgences ou la morgue. Comme le montrait un article récent du *New York Times*, les grands et les riches de ce monde mettent leurs enfants dans des écoles sans informatique avant l'âge de 10 ans. Il va falloir réfléchir à ces technologies et s'en servir avec intelligence avant qu'elles nous conduisent au cimetière aussi rapidement qu'un SMS.

DE SA LIBERTÉ À SA PRISON

L'épidémie d'obésité continue. Les structures de transports achètent désormais des ambulances pour pouvoir transporter ces malades. Les conséquences de cette épidémie ne font que commencer, et c'est un problème de santé publique !

Ah, nous voilà bien, dans ce petit appartement au sixième étage, sous les toits en zinc d'un vieux quartier de Paris, avec un gros monsieur, un énorme monsieur, un monsieur plus gros que le mot le plus... gigantesque ! Ce sont les étudiants du dessous qui ont alerté les secours, car il cognait avec un balai sur le mur. Son état est une encyclopédie de médecine... Il serait plus facile de dire ce qu'il n'a pas comme maladie. Il est échoué sur un matelas à même le sol, dont il ne peut plus se lever depuis des jours, faisant sous lui, mangeant ce qu'il peut et buvant des bouteilles d'eau. L'appartement, de quelques mètres carrés, est envahi de papiers, de boîtes de mauvaise bouffe, de paquets de médicaments non utilisés. Il doit peser au moins 180 kilos ! Il semble incarcéré dans son appartement comme d'autres le sont en prison. Il est une somme de misères de ce début de siècle : solitude, abandon social, maladies, précarité financière et dépression qui aggrave tout. Comment il en est arrivé là est impossible à analyser : il a grossi doucement, comme si toutes les calories entraient en lui et n'étaient jamais brûlées. À 45 ans, il en paraît le double, car les maladies sont tombées sur lui comme des vautours sur une proie facile. Les maladies endocriniennes ont perturbé tout son équilibre. C'est alors que les arrêts de travail se sont succédé, car il faisait des ménages et ne pouvait plus se déplacer. Puis tous les appareils ont défailli, du cœur aux poumons et jusqu'au système digestif. S'enfermer à titre personnel. Il y a des années, il a bénéficié d'un suivi médical à l'hôpital, mais le service a fermé, tout est devenu plus compliqué, son médecin traitant a pris sa retraite. Alors il appelait des médecins de nuit, jamais les mêmes, qui renouvelaient des ordonnances ou lui demandaient d'aller à l'hôpital, mais il refusait tout le temps. Une fois, il a quand même accepté d'aller aux urgences, mais il a fallu quatre hommes pour l'aider à descendre les escaliers et, arrivé sur les lieux, il a attendu une journée pour rien, car il n'y avait pas de place, alors il s'est fâché et il est reparti chez lui on ne sait pas comment... Une prise en charge à la fois psychiatrique et somatique aurait été nécessaire, mais cela ne peut se faire qu'en milieu hospitalier, et il n'en voulait pas. De plus, les structures pour accueillir ces malades multipathologiques et aux intrications médico-psycho-sociales sont très rares aujourd'hui, alors qu'elles étaient présentes dans tous les hôpitaux avant que l'économie emporte tout. Lui, il a payé la note de tout ça. La concierge a commencé depuis un mois à lui monter sa pitance comme s'il était en prison. Un mois qu'il a renoncé à descendre les treize marches qui séparent les étages : il mettait presque trois heures pour descendre, et remonter était impossible. Il ne rentrait pas dans le petit ascenseur, qui avait en plus réduit la taille des escaliers, où il ne pouvait plus passer. La copropriété l'avait comme emmuré. Son état nécessite de l'évacuer. Cette fois, ça sera par la fenêtre, avec un bras élévateur que les pompiers ont dressé. Une vingtaine de sapeurs pour l'emballer sur la nacelle. Sur la feuille de transmission, nous avons bien marqué l'impossibilité de le faire revenir dans sa geôle. L'hôpital va donc devoir le garder longtemps afin de lui trouver un hébergement, des aides, le soigner, tenter de lui faire retrouver goût à la vie. Ces malades ont désormais une dénomination dans les hôpitaux : les malades bloquant... un lit ! Mais lui, que dit-il ? Pas grand-chose en dehors de « C'est mon choix, c'est comme ça ». Il n'est ni d'accord ni en opposition. Il se laisse faire avec une placidité déconcertante. En prenant un sac pour y mettre quelques affaires, nous lui demandons ce qu'il veut : les photos de ses parents disparus, un mystérieux cahier et une petite radio. C'est tout. Il s'est comme envolé par la fenêtre, tels les oiseaux qui ne reviennent jamais.

PLEURER DE JOIE

Ce qui rassemblait les gens de Charlie, *c'était la culture et la nécessité d'avoir des services publics puissants ! C'est pour cela que vous pouviez voir quasiment tous ceux de l'équipe dans les écoles, les facultés et les combats de défense des services publics.*

Les appels d'urgence les plus graves au Samu se font toujours dans des cris et des hurlements, réclamant de « venir vite » mais sans donner ni adresse ni code... Il est impossible d'intervenir. Mais cet appel-là a commencé par « Je suis médecin, mon bébé ne respire plus » et on nous demandait de venir vite... Nous avons beau être médecins, l'émotion des situations les plus épouvantables nous fracasse comme des mouches sur un pare-brise. C'est un couple de toubibs, dont le bébé est en arrêt cardiaque. L'horrible mort subite des nourrissons. Mais là, ils ne réagissent pas en médecins, mais en père et mère paralysés par l'horreur de la mort dans leur logis. Prenant la mère au téléphone, je lui explique comment faire le massage cardiaque... Je ne connais pas exercice plus compliqué. Pendant ce temps, les équipes foncent sur place. Tout va si vite pour nous qui sommes du bon côté de la force, mais que le temps est long pour eux deux, les secondes lourdes comme du béton. Ils tentent de réanimer leur petit. La mère sanglote au téléphone mais ils s'appliquent aux gestes. Un des véhicules du Samu et celui des pompiers sont bloqués par un camion de livraison, qui s'en fout et insulte les équipes. Ils décident tous de partir en courant dans la rue, les pompiers devant car très entraînés... Au même moment, le silence se fait pesant dans l'appartement, c'est le son de la mort qui est en train d'entrer. De mes pieds jusqu'au bout de mes cheveux un froid glacial s'installe, avec un pressentiment de danger. Alors on redouble tous de rage pour ce combat. Ne pas se rendre à la fatalité et lutter contre les idées d'échec qui sont si faciles à avoir. Il faut continuer et encourager les parents à se concentrer sur le massage, et pas sur la situation. Ne rien lâcher ! Chaque seconde compte. Les collègues continuent leur jogging médical de secours avec les sacs dans la rue... Les pompiers sont largement devant le Samu...

Soudain, j'entends les rangers et bottes des pompiers qui écrasent les marches pour arriver au troisième étage, suivis de près par les toubibs, certes beaucoup plus en sueur que les sapeurs. Il est temps de raccrocher et d'aller sur place pour aider les équipes. Les sapeurs ont délicatement écarté le père, qui pleurait à gros bouillons et continuait à masser son enfant, et la mère, que la sidération tenait dans un silence effroyable. Tout le monde s'est activé, comme les musiciens d'un orchestre qui connaissent la partition et se mettent à jouer pour faire une belle musique. En arrivant sur les lieux, j'ai à peine regardé les flics qui mettaient au livreur plus primitif qu'idiot tout le code de la route en amende. L'appartement est comme quasiment tous les logements d'aujourd'hui : équipé des mêmes trois grandes marques de meubles démontables, mais il sent bon la famille qui lutte dans cette époque de crise sociale et de morosité. Le silence est lacéré par les bruits des machines, et, soudain, un bip-bip retentit. Le cœur du gamin est reparti ! Tout le monde souffle et sourit. Les deux parents s'enlacent encore plus étroitement et pulvérisent le silence par des sanglots de joie. Comment vous décrire le bonheur contenu des équipes rouge et blanche qui ont réussi leur job... Et sans doute celle des contractuelles qui viennent de faire arrêter le livreur pour outrage à agent public. Tout est mélangé dans un condensé de quarante minutes pour sauver un petit bonhomme qui doit sa vie à l'organisation des services publics et à ses deux merveilleux parents. Quelques jours après, ils ont quitté l'hôpital avec le gamin, angoissés, fatigués, mais bien heureux et pour très longtemps, j'en suis certain. Ce qui est très rare, ils ont écrit le mot « merci » avec une photo superbement mal prise mais tellement belle de spontanéité. Il ne nous en faut pas plus ! Quant aux livreurs...

MAIS OÙ VAS-TU ?

C'est l'époque où Charb m'engueulait car je n'arrivais pas à me mettre à la suite des agonies des gens célèbres... Je crois qu'il aimait me savoir au travail. Comme m'a dit une de nos amies, Charb était en fait très protecteur.

La particularité de l'*Homo sapiens* du nouveau millénaire est de vouloir voyager de plus en plus loin, de se croire au-dessus des risques, et finalement en dessous de la Terre. Voilà bien quarante ans que Maurice est parti vivre dans un coin paumé de l'Afrique du Sud. Où étiez-vous il y a quarante ans ? Lui était à l'aéroport, porté par ses 20 ans et le besoin d'aller en Afrique. Il a toujours vécu là-bas. Les éléphants, les girafes, l'apartheid, les Zoulous, la nature, etc. Il a vécu en échappant à toutes les maladies locales et spécialités infectieuses. La France n'était qu'un bout de papier usé : son passeport. Plus aucun lien dans l'Hexagone, famille dispersée ou morte, pulvérisée par le temps. Comme souvent chez nos compatriotes qui s'en vont vivre ailleurs, l'oisiveté et la critique de notre pays sont sans frein. Malheureusement, ou heureusement, il n'a cotisé à rien, aucune assurance, il a vécu dans sa maison avec des petits boulots, des rencontres locales, jamais marié et sans enfants, ou alors ils sont loin. Il y a un mois, son état de santé s'est brutalement aggravé. Bien entendu, lorsqu'il a perdu connaissance, il a été transporté à l'hôpital de la ville. Très bien équipé, avec des médecins compétents qui ont découvert un cancer très évolué. En général, et quel que soit le pays, la prise en charge en urgence est faite plus ou moins bien, mais, dans presque tous les pays, il faut payer ! Son crabe a sans doute débuté au niveau digestif sans qu'il s'en aperçoive. Le cancer, c'est comme un faux ami, ça ne fait pas mal car il s'insère dans votre vie, puis un jour vous découvrez que ce narcissique pervers cellulaire vous a tout volé, vous a soumis et manipulé. Un peu comme l'extrême droite qui entre dans le jeu politique ou l'intégrisme dans la pensée religieuse. La destruction de Maurice s'est faite doucement, sournoisement. Bien sûr, avec ses à peine 60 ans, il avait la vie devant lui, mais les douleurs sont devenues de plus en plus vives, avec plein de petites choses anormales qui, prises une à une, ne voulaient pas dire grand-chose mais qui, rassemblées, montraient que rien n'allait ! Si t'es heureux : tant mieux ! Les métastases et les défaillances de tous ses organes ont fait que la facture en réanimation coûtait cher. Donc, l'hôpital du bout du monde a prévenu l'ambassade, qui a regardé ce qu'il était possible de faire. La France n'oublie jamais ses ressortissants, c'est la règle. Alors il a fallu commencer à chercher le moyen de le rapatrier en France, de mobiliser une équipe, avec de multiples échanges de mails et de coups de téléphone pour comprendre et adapter le transport. Puis vint la question de savoir où nous le faisions revenir. Car cet homme n'avait plus personne en France et nul ne l'attendait ! De plus, vu son état, il fallait trouver une unité de soins palliatifs, car il était au-delà de tout recours à un traitement. Des heures de boulot et d'analyse pour trouver un service qui l'accepte et organiser le retour. Bien entendu, tous ces frais seraient recouvrés par le Trésor public sur les biens de Maurice. La date fut fixée en moins d'une semaine. Malheureusement, avant que le rapatriement soit déclenché, Maurice est mort. Finalement, il est mort là où il a voulu vivre. Il a été inhumé quelque part dans la terre qu'il aimait tant. Les recherches de famille n'ont rien donné, ni celles d'amis... Même pas une page sur un réseau social. Parfois, ces gens qui partent loin avec l'insouciance de l'aventure ne se rendent pas compte des coûts en cas d'accident ou de maladie. Ce n'est pas un argument pour valoriser les assureurs, mais pour appeler à la création d'une Sécurité sociale internationale.

TOMORROW NEVER COMES

Il s'agit de Nancy Holloway, qui est toujours en pleine forme et dynamique. Une star qui brille encore.

Son nom ne vous dira rien ou si peu. Mais elle a été une star des années 1960 dans le quartier Pigalle, époque de la pègre corse, de la French Connection, du rock'n'roll, de l'après-guerre, dans un Paris de la nuit, du jeu et de la prostitution, toujours là malgré la loi de 1946 de Marthe Richard qui a fermé les bordels. Le jazz est implanté à Pigalle et les chanteuses et chanteurs défilent, accompagnés par le son des grosses voitures, l'odeur des cigarettes sans filtre et le parfum des alcools forts. Nancy a débarqué des États-Unis et elle est tombée amoureuse de Paris. Sa voix magnifique, sa beauté ont fait que le quartier Pigalle est devenu amoureux d'elle. La boîte de jazz Le Mars Club l'a embauchée comme vedette. Dans son appartement parisien, tout est figé dans les années 1960. Ses photos souvenirs et ses chansons en disent plus long que les discours. Sur celle avec Elvis Presley, ses yeux racontent tout leur bonheur de vivre. Elvis venait souvent la voir, car il était amoureux de toutes les danseuses du Moulin-Rouge. Tous les plus grands du jazz posent à ses côtés :

Louis Armstrong est entouré de belles choristes et sourit de son oreille droite à son oreille gauche. Et quel beau visage elle a, aux côtés de Ray Charles ! Tout ce mur de photos lui permet de tenir, elle est devant comme un enfant face à une vitrine de jouets. Elle les regarde et a une histoire pour chaque cliché, qu'elle répète à ses visiteurs. Avec son accent américain, elle nous raconte sa vie, ses douleurs, ses difficultés avec le temps qui passe.

L'assistante sociale s'empresse de trouver une solution pour remettre le chauffage, envoyer les papiers qu'il faut pour être remboursée, ne pas avoir d'ennuis. Je deviens bricoleur en lui réparant son four pour qu'elle puisse remanger chaud. Il n'y a pas de désespoir chez elle, elle se marre à la moindre chose, non pas par démence, mais par philosophie. Elle aborde la vie avec réalisme, et rien ne pourra lui enlever son sourire. Comme elle ne sort plus de chez elle, tout est un peu difficile. Deux fois par semaine, une dame vient lui déposer des vivres, un peu comme un camp retranché dans la guerre du temps. Elle remet un vinyle de Billie Holiday et nous raconte les moments où, sortant des boîtes de jazz du quartier, ils montaient tous chez elle pour jouer sur son piano et boire des coups. Le piano est là, comme un vieil animal de compagnie. Il ne dit rien mais n'en joue pas moins. On sent que son bois et ses touches gardent encore en mémoire le toucher des musiciens de passage. En marchant, elle boite avec l'élégance de la danseuse qu'elle fut. Elle nous explique qu'elle est bien chez elle et ne regrette pas l'Ohio. Elle n'a plus de famille, et sa famille de cœur et de musique a disparu avec le temps, les cirrhoses, les cœurs cassés et les cancers fracassants. Lorsqu'elle a chanté « T'en vas pas comme ça », elle a eu un beau succès et tout le monde voulait la voir. L'envers du décor des artistes et des stars est le passage de la lumière à l'ombre. Dans les années 1990, il y a eu quelques émissions, et des musiciens l'ont fait remonter sur scène. Le temps a passé, mais son dynamisme tient bon, grâce à sa lutte contre la nostalgie et des coupettes de champagne bien méritées. Sûr que le jazz aide à conserver la jeunesse... Comme le rock'n'roll, j'ajouterais, car cela m'arrange. Nous sommes restés quelques heures pour l'aider et trouver des solutions à ses problèmes. Depuis, régulièrement, nous prenons de ses nouvelles, comme son voisinage, qui prend soin d'elle. C'est Pigalle qui veille sur elle et il y a sans doute un Elvis, habillé en sapin de Noël sur un nuage, qui la protège. Certains soirs, je la suspecte de rechanter pour son chat, qui a bien du bol. Ce sont les soirs où il fait bon vivre à Pigalle et où des étoiles forment dans le ciel une portée en clés de sol et fa avec des harmonies magiques. Bien vieillir est une résistance contre la morosité, et c'est le travail le plus difficile qui soit.

LES FÊTES DE FIN DU MONDE

En relisant ces textes, il y a comme un compte à rebours sordide. Nous n'aimions pas les décorations de Noël et nous voulions que tout reste dans la fête tout le temps. L'avantage de Charlie, *c'est qu'il fallait faire le journal, alors nous étions dans une sorte de bulle de création qui nous permettait de fuir le rituel des fêtes. Avec Cabu, nous trouvions que les décorations ressemblaient de plus en plus à des sex-toys ou à des ornements de cimetière.*

Il y a un côté pathétique dans les décorations de Noël, avec ces Pères Noël pendus aux fenêtres, ces crèches où une femme accoucherait dans des conditions insalubres en présence de grosses bêtes probablement pas suivies par les autorités sanitaires. Souvent, les illuminations dans les grandes rues des villes sont ridicules, tels des sex-toys en train de sécher ou des concours de mauvais talents. Quant au Père Noël, il reste toujours blanc, obèse et rigolard à la vue des enfants... Devant les vitrines des grands magasins parisiens, Marthe regarde tout ça avec intérêt. Elle a plus de 65 ans, et elle vit dans la rue. Elle a trouvé refuge à l'entrée d'une boutique de luxe où le prix d'un foulard lui paierait un semestre de loyer. Mais la règle est simple : elle s'installe après minuit et doit partir avant 6 heures. Comme ça, elle fait le bon chien qui garde la porte... Parfois, le jeune directeur de cette boutique est gentil, certains jours il lui file un gobelet de café... Elle se fait croire au bonheur avec ça. Pour rester propre, il y a une association à une heure de marche. Pour le courrier, une autre assoce à quinze minutes, et, pour les affaires qu'elle a pu garder après son expulsion, il lui reste un bout de cave à deux heures de marche. Son unité de temps est la durée de marche. Pour se faire soigner, c'est plus compliqué, alors elle ne fait rien. Pourtant, ses pieds sont un terrain de culture de mycoses et de lichen, sans parler des trous creusés par les gelures et l'humidité. La terre semble déjà la bouffer par le bas. Ses jambes sont énormes à cause de l'insuffisance cardiaque et de l'alcool. Car elle boit beaucoup, et du mauvais vin ou autre chose. Elle est devenue un tonneau vivant de plus de 65 ans ou litres... Elle est très gentille et n'embête personne. Elle a mal au dos en se levant le matin, lorsque la femme de ménage africaine ouvre les portes de la boutique de luxe. C'est cette dame qui lui donne à manger tous les matins avec des couverts, dans des gamelles qu'elle ramène de chez elle. Après, y a le café du directeur, lorsqu'il est là. Et hop ! Claudiquant à cause de son arthrose de hanche, elle va regarder les vitrines de Noël. Pas longtemps, car les vigiles aux allures de milice la chassent très vite, et les mendiants aussi, car elle présente pas bien et c'est mauvais pour la manche. La rue est rude et ce ne sont pas les décorations de Noël qui arrêtent la misère. Consommer pour en mourir. Aujourd'hui, elle voulait aller faire sa toilette, mais elle a fait un malaise et s'est effondrée sur le trottoir. Elle est restée un moment avant qu'une dame n'alerte les secours. Un être humain mal fagoté à terre, à Paris, c'est tellement banal que plus personne ne s'arrête. Devant une belle vitrine d'habits de luxe, elle faisait son infarctus du myocarde. C'est encore la chance qu'offre notre service public hospitalier de prendre en charge les gens pauvres et exclus de tout. Elle a été d'une grande amabilité, plus que certains jeunes ou vieux bien insérés et riches – pour l'instant... Comme n'importe quel malade, elle a été prise en charge et conduite dans un centre de coronarographie interventionnelle, qui lui a débouché ses artères et permis à son cœur de rebattre sans soucis. La chance qu'elle a, c'est qu'elle est bien partie pour rester à l'hôpital pour sa convalescence. Elle n'est pas peu fière d'avoir une chambre, des draps et à manger... Et elle trouve cela délicieux. Elle avait une famille qui a été tuée dans un accident de voiture. Puis la dépression et l'alcool l'ont fracassée. Ensuite, elle a été virée de son usine dans le Nord. Après, elle a été hébergée dans son reliquat de famille, puis des amis, puis des gens, puis la rue. Elle me l'a dit, ça va vite, la déchéance. Ce ne sont pas les pathétiques décorations de Noël et les rites primitifs qui les entourent qui doivent nous écarter de la seule valeur qui compte : l'amour des autres. Elle va passer un chouette Noël au chaud, et avec un sapin magnifique...

IL EST NÉ !

Ah ça, ils se sont bien fichu de moi au journal lorsque je leur ai raconté l'accouchement sur le périphérique. Mustapha Ourrad m'avait complimenté pour le texte et était très content de ce que j'avais fait. Je m'en souviens car j'avais apporté plein de chocolats et du vin blanc.

Sur le périphérique parisien et sous ses ponts coule un flot de pollution. Tout y est gris. Les gens aux habits sombres et aux visages blafards semblent animés de mouvements automatisés. Tout paraît déshumanisé sur cette coulée de goudron. Et le gris du ciel se reflète sur le bitume, ou le contraire ; la couleur a disparu, le temps marche sans regarder quoi que ce soit. Seuls les deux véhicules de secours osent le bleu, le blanc, le rouge. Comme une tache de couleur dans le côté sombre de l'urbanisme. Le bleu est celle des gyrophares, le blanc celle du camion du Samu, et le rouge celle des pompiers. Sur le trottoir de cette sortie du périph, il y a une voiture avec une femme à l'arrière, un homme grand et chétif sur le bas-côté, qui tient ses deux petits enfants par la main. La plus grande angoisse des urgentistes est l'accouchement, car même si c'est naturel, les risques sont très nombreux. Et là, aucun doute, malgré ce lieu bien glauque, un être humain a envie de sortir du ventre de sa maman. Cette famille est l'Europe. Elle est espagnole et lui, français. Ils vivent entre l'Espagne et Paris. Ils seront bientôt cinq. Ils revenaient d'Espagne, mais le bébé a décidé de quitter son lieu de conception plus tôt que prévu ! Comme si c'était un chemin balisé, l'accouchement du troisième va très vite. Elle est sur la banquette arrière, cuisses écartées, les pompiers autour, prête à accoucher comme une Marie des temps modernes, et espérons que le petit pose moins de problèmes... À quatre pattes sur la banquette arrière, entre les bagages, en l'examinant rapidement, je constate que la poche des eaux est toujours fermée. Je ressors, non sans m'exploser la tête sur la portière, mais content que nous ayons un peu de temps pour aller à la maternité la plus proche. « Allez, on y va là, on fonce ! » Mais un des sapeurs dit : « Docteur, la poche des eaux s'est rompue. » Là, la sueur coule à flots sur ma peau. Il paraît que j'ai changé de tête en pensant à tous les risques, mais que la fête commence ! Accouchement automatique. La maman, entre deux cris, me disait des choses en espagnol très aimables que je ne comprenais pas, mais elle souriait. Entre quatre gros bras de sapeurs et en deux mouvements de brancard, la voilà dans l'ambulance du Samu. Et nous roulons dans les embouteillages à quelques kilomètres à l'heure, mais comme dans un bateau en pleine tempête. L'infirmière regarde et me dit : « La tête. » « Ah, merde, y a un bébé ! » L'émotion fait dire n'importe quoi... Par la suite, je ne sais plus trop ce que j'ai dit et fait, mais j'avais l'air con, c'est certain. Le bébé est sorti tout seul comme si de rien n'était, n'ayant aucun mot de remerciement pour l'équipe, bravo la politesse dès la naissance, doucement, gluant, magnifiquement, avec l'élégance des grandes personnes, et il m'est tombé dans les mains, comme un poisson sortant de l'eau. Il a eu la délicatesse de crier de suite. Comme dans les belles histoires, j'ai coupé le cordon libérateur et freudien, œdipien, lacanien… tout ce que vous voulez de psychanalytique et d'analytique… Il y avait comme une euphorie de cette naissance, alors nous sommes allés boire un café au distributeur. Après des milliers de certificats de décès signés, enfin un certificat de naissance, ça se fête ! Un beau petit garçon, européen, espagnol et français, et en plus métisse, car le papa est d'origine malienne ! À notre arrivée à la maternité, tout le monde allait bien. Voyez que les histoires d'urgences finissent bien ! Et je ne vous raconte pas comment nous aurions agi il y a deux mille ans dans la bergerie… Ah, le petit Jésus, nous l'aurions mis au monde avec plus de dignité qu'au milieu des animaux. Et sans religieux !

JE TU IL NOUS VOUS ILS SUIS *CHARLIE*

Il a été comme une évidence de faire ce numéro, car ceux qui venaient d'être assassinés ne voulaient jamais qu'on cède. Le premier tué fut Frédéric Boisseau, qui venait faire son métier de technicien dans l'immeuble. Nous pensions aux blessés, Simon Riss, Philippe Lanson et Fabrice Nicolino. On l'a fait avec l'énergie du désespoir. L'équipe pleurait, les gens faisaient leur travail, on se tombait dans les bras... J'ai écrit ce texte au moment où les hélicos survolaient Paris, car l'autre nazi djihadiste attaquait l'hyper casher à la porte de Vincennes. C'est la première fois que j'avais ce sentiment que la guerre était là. Ce jour-là, des gens que je ne connaissais pas sont morts, et pourtant je me sentais proche d'eux et je les aimais sans le savoir. Philippe Braham, Yohan Cohen, Yoav Hattab, François-Michel Saada. La veille, Clarissa Jean-Philippe avait été assassinée à Montrouge. Elle a évité l'attaque d'une école juive. Ces attaques antisémites sont indissociables de l'attentat de Charlie Hebdo. *Il n'y a pas de victime au-dessus d'une autre dans ces attaques. Je pense à eux et ce livre est une contribution pour ne pas les oublier.*

Ma semaine a été trop chargée, alors je vais faire une chronique sur la nécessité de profiter de la vie, un texte fédérateur sur l'humanisme, des mots qui pourraient obtenir un prix dans un Salon de l'agriculture de la littérature. Mais, avant tout, je tiens à exprimer ma colère contre mon téléphone, qui, malgré un abonnement très coûteux, ne fonctionne pas ! Charb n'arrive pas à me joindre ! Il devait venir dîner hier et il n'est pas venu. Il doit avoir un cul à tirer, comme il me dit chaque fois, ou des dessins à rendre pour la CGT ou *L'Huma*. Pas un SMS, son portable doit être en panne. De toute façon, ses mousquetaires veillent sur lui, alors je m'inquiète pour rien, comme il me dit. En attendant, je vais faire ma chronique. Pleurer des yeux à faire reverdir les déserts avec les paysages les plus beaux. Pleurer de mon âme pour changer le cours des choses. Pleurer de mon corps pour en sortir une énergie si grande que... Quelle heure est-il ? Je vais jamais finir à temps pour le bouclage du journal et Charb va encore m'engueuler en disant : « Chouchou, travaille ! » Demain ne reviendra pas. D'ailleurs, ne pas oublier : il faut que je passe acheter des gâteaux pour Cabu, car il ne mange que ça et il doit revenir dîner à la maison dans la semaine. Nous parlerons de Trenet, et je jouerai à lui faire deviner des morceaux de jazz, et il gagnera. Avec sa coupe à la Beatles, j'ai toujours l'impression d'avoir McCartney à table ! Il doit être au *Canard enchaîné*, c'est pour ça que je le vois pas. Le monde moderne est lourd en ce moment, je sais pas ce qui se passe, la météo peut-être... Je vais finir par trouver de l'intérêt à toutes les drogues ! Mais je rigole, je dis ça pour patienter le temps que mon frère me rappelle ! Pourtant, c'est rassurant, le pape, Obama, les imams, les Palestiniens, les Juifs, des pompiers, des policiers, des enfants... tout le monde parle de *Charlie Hebdo* ! Le journal a dû faire un truc incroyable pour qu'il ait une telle couverture. Charb va être content, car les ventes vont remonter et on va pouvoir tenir la ligne du rire et du sourire face au front de la morosité et du noir de la crise. Ah, c'est bon, ça : le bonheur a toujours de la couleur, et le noir doit quitter son identification à la tristesse. Les dictatures ne font jamais rire ni sourire leur peuple. Seules les démocraties font rire, et ces visages réjouis nous différencient de nos masques de mort. C'est pas mal, comme idée, faut que j'en parle à Elsa. Elle va me hurler que c'est génial ! Et quitte à avoir un sonotone, autant que ce soit par les paroles généreuses et intelligentes d'une psychanalyste ! Mais je comprends pas pourquoi ils me rappellent pas. En même temps, ça me laisse du temps pour commencer ma première correspondance avec Oncle B. Faut que je lui dise que je l'aime, j'ai oublié l'autre jour, lorsqu'on a décidé de faire ce livre qui va faire date pour casser la tarification à l'activité dans les hôpitaux, appeler à la Sécurité sociale mondiale, gueuler contre le lobby de l'industrie du médicament, remotiver les politiques sur le fait que la santé n'est pas une marchandise, prôner une société humaniste, que l'économie serve l'humanité et pas le contraire. Nous en avons parlé l'autre jour, à la petite fête de *Charlie*. Bon, certes, j'ai eu un peu mal au crâne à cause du vin que j'ai bu avec mon Tignous. Je lui ai laissé un message, à mon Titi, pour lui dire que j'ai encadré son dessin si drôle, c'était peut-être dans *Marianne*... Je dois être fatigué, car il y a des choses dont je refuse de me souvenir. Il va encore me dire qu'il m'aime pour avoir une ordonnance, mais il tarde toujours à rappeler. Il y a quelque chose qu'ils m'auraient caché ? Mais je m'inquiète toujours, vous savez... À ce propos, l'autre fois, Honoré m'a proposé de passer à une expo d'un de ses amis. Se promener avec lui, c'est toujours marcher avec une encyclopédie de culture. D'ailleurs, il est aussi beau que ses dessins. Il a une classe incroyable, comme Georges. Il faut que je lui dise les progrès de la médecine sur la sexualité. Je lui ai laissé un message pour dîner avec lui et parler de la beauté des femmes ! Il doit être content que la situation à Cuba s'arrange. Mais il est si tard, et je ne comprends pas pourquoi c'est ma première chronique écrite en larmes. Le son de leurs voix ressemble au silence. J'ai froid. J'ai envie de vomir. Il doit y avoir une fête quelque part où ils sont tous allés... Un oiseau a voulu me le dire, non ? Mais où est Mustapha, mon maître des dictionnaires ? Mes fautes ne partent plus ! Et Charb n'arrive pas à me joindre... Je vais finir par péter la gueule aux nouvelles technologies !

CROISONS LE FER

Les dessins ont disparu de mes chroniques. Cela me gênait de continuer seul. L'absence a de l'importance, à quoi bon la nier ? Le courage a été de continuer et tenter de travailler. J'ai eu un mal fou à me concentrer pendant tous ces mois. Des heures entières devant l'écran blanc… et cette souffrance qui me paralysait. On a continué le journal pour montrer que la rage de vivre est un courage.

Alors, comme ça, vous vous dites que les choses matérielles ne m'intéresseraient pas ! C'est faux. 60 % des foyers français sont équipés d'un fer à repasser. Et qui se préoccupe de parler des fers à repasser ou de leur souffrance à repasser des tenues plus ou moins propres ou raffinées ? Connaissez-vous la patience, reconnue et prouvée dans le monde, de l'électroménager, du fer à repasser ? Et puisqu'il faut un sacrifice domestique dans ce journal, je le relève en prenant avant tout le débit vapeur continu. Ah ! ça, vous l'aviez oublié, ce débit, alors qu'il est essentiel à la qualité du repassage, surtout avec sa norme européenne. Cela prouve-t-il que les technocrates européens fument de la vapeur d'eau ? C'est une chronique engagée, car personne ne parle de l'endurance et de l'entartrage, qui sont des sujets tabous, même à BFM. Surtout avec un thermostat au maximum, surtout après le préchauffage, ou un repassage intensif... Le tartre se dépose en quantité. Le repos, après le repassage, est bien mérité, que ce soit sur le talon du fer ou son support céramique. Mais surtout pensez à la vidange, plus petite chez le fer femelle que chez le fer mâle. Tout est dans le volume du réservoir, comme les vessies des êtres vivants, ainsi que dans l'odeur. Il y a aussi ce problème que le fer est un conflit permanent et jamais résolu entre, d'un côté, l'eau et, de l'autre, l'électricité : un peu comme les malades bipolaires, mais n'entrons pas dans le mécanisme freudien ou religieux du fer. Le Prophète avait-il un fer halal ? C'est une question à ne jamais poser. Et qui dira combien les forums Internet consacrés aux fers à repasser soulèvent des questions quasi philosophiques sur... la recherche du temps perdu. Chauffe, Lucette, chauffe ! Il n'empêche que Lucette avait mal au dos depuis des mois. Elle en a vu, des toubibs qui ont prescrit des trucs sans aucun effet. Alors, un jour, elle a tâté du fer à repasser sur elle-même. D'abord avec les vêtements, puis à même la peau. D'abord sur la position « textile fragile », puis elle a poussé le commutateur à fond. Les séances semblaient calmer la douleur. Elle n'en a parlé à personne, comme un secret intime avec son fer. Les mois ont passé et, d'une séance par semaine, c'est devenu un repassage sur elle-même chaque jour. Elle calmait cette douleur profonde, lancinante et sourde. C'est un jour, en prenant le thé avec une de ses amies qui venait de lui offrir un petit haut, qu'elle a dû en parler. En passant le chemisier, son amie a vu son dos comme brûlé par plaques triangulaires, avec des cicatrices qui étaient devenues comme des plaques de cuir tanné de différentes couleurs, avec certains triangles infectés. Elles n'ont pas fini le thé, car la bonne amie l'a accompagnée sans panique et avec précaution aux urgences. Au départ, tout le corps médical a cru à une maladie de peau peu enviable. Jusqu'à ce que la question du pourquoi lui soit posée. La douleur était telle que seule la chaleur la calmait. Devant son amaigrissement et les résultats sanguins effroyables, nul doute que le fer à repasser tentait de vaincre un énorme cancer... Mais ça n'est pas passé comme un faux pli. Il a fallu plusieurs opérations et des chimiothérapies très complexes. C'était il y a cinq ans, et je l'ai revue par hasard il y a peu. Figurez-vous qu'elle continue son repassage, car elle a été guérie de son cancer, non sans de multiples complications. Ben, voyez-vous, non seulement il faut toujours se battre contre les maladies, même les plus redoutables, et toujours croiser le fer, même très chaud... Mais pas trop longtemps non plus.

CLODI CLODO

La pauvreté évolue tout le temps. On peut toujours avoir pire. Qui eût cru qu'en Europe nous assisterions de nouveau à des peuples qui se réfugient car leur terre est en guerre ? Il faut les aider mais aussi se battre pour que là-bas le nouveau nazisme de Daech disparaisse.

À quoi servent les regrets, sinon à faire des feux tout en mangeant des tartines de beurre avec un chocolat chaud ? Lionel, lui, ne peut faire que quelques feux dans des coins paumés de rue en buvant du pinard plus proche d'un mauvais vinaigre que d'un vin raffiné. Il est un sigle banal, SDF. Sans domicile devrait suffire à expliquer son problème, alors pourquoi avoir ajouté « fixe » ? Il y a deux ou trois endroits où il est connu aussi comme le clochard ou l'épave. C'est un peu un grand voilier qui se serait échoué au ban de la société... Il semble être déjà un vieillard, édenté, des cicatrices sur le visage, il a l'air d'un boxeur qui sortirait du ring après des rounds sans fin ni arbitre. Pour les pauvres, la rue est un coup de poing dans la gueule sans pause. Le regarder fait peur, avec ses hématomes calcifiés, ses cicatrices effroyables ou recousues par des mains de parkinsonien. Son visage ne ressemble plus à sa vieille photo de carte d'identité en carton. Il ne se plaint pas et, de toute façon, à qui ? Il a plus de conversations avec son ami imaginaire que vous avec votre ami proche. Alors il boit tout le temps et tout ce qu'il peut. Il connaît mieux qu'un site comparatif les prix les moins chers des magasins. Son sang est une marée d'alcool qui suit le rythme des manches et du RSA. Il s'est perdu dans une société plus compliquée à pénétrer qu'une forêt d'épines. Maladroit, un peu con, un peu simpliste, un peu haineux, très peu vaillant au travail... Un échec affectif, puis professionnel, et, doucement, après sa période de punk à chien dont seul l'animal s'est sorti, il est devenu une sorte de mobilier urbain. Nous passons à côté de lui sans le voir. Des fois, il se vautre même en plein milieu du trottoir, comme un arbre mort. Les gens passent dessus ou à côté et... rien. La police, les pompiers, les urgences ne le voient même plus. Pour sûr, Lionel aimerait des réactions, des gens qui gueulent, quelque chose qui lui permettrait de dire qu'il est encore là. Sous le bitume, pas de poésie. Il a deux ou trois potes, qui sont partis au moment où nous sommes arrivés, car le petit monde de la rue n'aime pas trop l'émotion des secours. C'est l'un d'entre eux qui est allé taper à la porte de la caserne de pompiers. Devant l'état de Lionel, ils ont déclenché les secours. L'une de nos richesses sociales est que, comme pour tout malade, une équipe de Samu est venue. Certes, le déshabiller fut un peu comme subir une attaque de toutes les pires odeurs, mais ça valait le coup ! Son infarctus du myocarde était massif. Il avait tous les signes des grandes détresses cardiaques décrites dans les vieux livres. Il paraissait physiquement avoir 70 ans, mais en avait à peine 40 ! Comme pour n'importe qui, il fut conduit en trente minutes sur la table des cardiologues, et les artères ont été débouchées. Le néolibéral ou le gus d'extrême droite vous diraient : ça coûte très cher, pour ce type alcoolique aux problèmes multiples. Le démocrate et l'humaniste vous soutiendront qu'il faut toujours garder espoir en l'homme. Eh bien, ce sont ces derniers qui ont gagné. Il a eu la chance de rencontrer une sublime assistante sociale, Sandrine, qui s'est occupée de ses dossiers. Ce fut long, mais elle y est arrivée. Elle a retrouvé un frère avec lequel il s'était disputé pour des conneries matérielles et qui l'a hébergé. Un an après, il a trouvé un job très honorable à la Ville de Paris. Il balaie son ancien lit de bitume avec application. Ce n'est pas un petit boulot, c'est un véritable travail, et il s'applique à parler avec les commerçants et ne manque jamais de s'arrêter pour engueuler ou motiver ceux qui l'ont remplacé. Malheureusement, l'autre jour, je l'ai reconnu sans difficulté. Son cœur n'a pas tenu. A-t-il rebu alors qu'il avait arrêté ? Avait-il une autre maladie ? Sa vie a été une aventure, dans la tragi-comédie d'une société complexe et violente. Si vous passez un jour à côté d'un SDF, ne vous arrêtez pas trop, vous pourriez vous reconnaître, car il suffit de peu de chose pour tomber dans le ruisseau du bitume. Mais n'ayez pas peur, ils n'ont jamais tué de journalistes, d'universitaires, de médecins ou de dessinateurs... Ils tuent leur propre temps.

JAMAIS SANS MA PELLETEUSE

Charb et moi étions incapables de bricoler ! Ce petit texte pour tous ceux qui admirent les magasins d'outillage sans pouvoir s'en servir !

Pour celles et ceux qui ont une sexualité entre Jupiter et Mars, ou une frustration professionnelle aussi profonde que le magma terrestre, il reste le bricolage. Tout commence le samedi matin à l'heure d'ouverture du point d'eau pour les fauves des travaux : le magasin de bricolage. Vous y voyez les mâles tournant autour des rayons des perceuses, du gros outillage... Rien qu'au mot, la vibration du corps conquérant les éléments se fait ressentir, mais il vaut mieux ça que la chasse. Le stand gros matériel fait toujours rêver le propriétaire d'un 30 mètres carrés qui tente d'en faire un 200 mètres carrés grâce à deux, trois placards. Passons sur le rayon électricité, où nous flairons un travailleur du dimanche un peu plus matheux, genre hacker qui se sent apte à refaire une centrale nucléaire. Plus classe sont ceux qui stagnent devant les couleurs des pots de peinture pour faire une chapelle sixties dans leur salon. Dira-t-on un jour la souffrance des arbres et des matériaux de bricolage qui partent vers leur destin parfois tragique ? Les accidents domestiques et de bricolage font chaque année 20 000 morts en France. Et combien de blessés, combien de cris effroyables, par coups de marteau sur les doigts ? Philippe a eu l'idée de rénover sa salle de bains en regardant une de ces émissions à la mode. Il a tout acheté : outillage, tasseaux, ciment, plâtre, peinture... Avec son physique un peu abandonné, la fatigue de plusieurs années, il tient comme il peut dans ce monde de brutes. La solitude lui pèse depuis son divorce, qui a remplacé le bruit des engueulades, alors pourquoi pas bricoler ? La salle de bains a été attaquée vers 14 heures. Très étroite, même après avoir tout sorti, elle reste un lieu de 6 mètres carrés environ. Il a passé son pantalon usé et son vieux tee-shirt d'ancien sportif, très amateur, et a commencé à percer des trous dans les murs, à casser le carrelage et à scier un bout de cloison qui séparait la douche. Non sans s'être déjà fait mal aux mains et à l'œil. Le bricoleur devrait toujours se méfier du tonnerre des petites blessures qui gronde avant l'orage du gros problème. Mais il a continué vaille que vaille. Sans doute imaginait-il la recréation des bassins de Versailles. Seulement, il a oublié d'acheter un échafaudage. Alors il l'a fait avec deux chaises et un tabouret sur lesquels il a mis une planche d'étagère. Puis il a tapé avec la masse sur le mur. Aucune morale à cette histoire ! Il y a toujours du Buster Keaton chez un bricoleur. Le pan est tombé sur la robinetterie, qui s'est rompue en un geyser de grandes eaux. Il a alors fait un écart avec le pied et a déstabilisé son montage... N'est pas cascadeur qui veut. Il n'a pu retenir la masse et s'est rétamé en un cri signant la fin du chantier, devenu catastrophe dans le flot du pot de 20 litres de peinture qui s'est renversé. Il a entendu aussi un craquement de bois mort avant d'atterrir par terre avec tout le fatras : c'était son fémur. C'est la vieille dame du dessous qui, entendant le vacarme, a commencé à s'inquiéter. Il criait et l'eau partait dans tous les sens. La voisine avec son déambulateur est allée à son rythme pour prendre son téléphone et alerter le concierge, qui ne répond jamais le samedi. Elle a attendu un moment et, voyant les dégâts des eaux, a alerté les pompiers. Personne n'ayant la clé, il a fallu qu'un sapeur descende en rappel le long de la façade de la petite cour d'immeuble. L'ouvrier du dimanche était devenu une performance d'art contemporain. Avec toute la peinture, les tenues des secouristes avaient l'allure de tenues de peintres. Il a fallu un moment pour le sortir et le transporter : fracture du fémur et de la rate. Il n'y a pas de morale à cette histoire, car il n'y en a pas dans le bricolage.

LES HISTOIRES D'AMOUR FINISSENT TOUJOURS

La médecine survole en quelques instants la vie des gens. Pour certains le récit fait une ligne et pour d'autres des sagas. Les gens qui empruntent les chemins de traverse, à l'écriture atypique des destins, sont les plus passionnants. Mais à chaque fois et dans les pires drames : il y a de l'espoir.

Qui ne connaît pas Brigitte, punkette à chien, comme il est d'usage de les dénommer ? Forcément, vous l'avez croisée faisant la manche devant le supermarché, prenant un petit déjeuner à la bière et hurlant « *Bella ciao* » comme si elle mangeait des patates chaudes avec du yaourt, ou vautrée dans un coin de rue, entourée des autres de sa bande avec les chiens. Elle a des cheveux sales coiffés en dreadlocks qui sont des réserves à poux et autres bestioles jamais agressives. À 35 ans, son teint est déjà bien jaune à force de boire toutes les sortes d'alcool. Premier anxiolytique, l'alcool, qu'il soit bu par les riches ou par les très pauvres, a les mêmes conséquences. Qu'il soit très bon ou proche du kérosène, il fera la même chose sur les cellules. La seule énorme différence, c'est que le riche s'en sortira, car il aura les bons docteurs, les excellents traitements, le temps et le bon environnement social. Les pauvres ne doivent pas rater les rendez-vous et se débrouiller pour tout, sans avoir le temps et encore moins d'aide sociale efficace. C'est ainsi, l'inégalité, une somme de petits détails qui deviennent une grande catastrophe de ségrégation. Brigitte ne pouvait pas le savoir, et sa vie est partie comme une belle journée commençant par un grand beau temps ensoleillé, mais qui finit trop vite, dès midi, en orage. Elle n'a pas trop vu venir la drogue, son échec pour devenir comédienne, car elle était jolie, mais la beauté ne fait pas le talent d'artiste. Elle a eu des amourettes toujours très courtes, car, comme il est d'usage de dire : tout ce qui est sur le tournage ou la tournée reste sur place. Elle n'a pas été star, mais une étoile filante. Sa carrière s'est vite terminée avec la fin de son intermittence. Puis, après les cuites avec une bande, elle a commencé à trouver sympas la rue, son chien, la manche et les drogues... À ce stade, vous vous dites : c'est foutu ! Eh bien, non : elle est tombée amoureuse d'un cracheur de feu, tout autant punk à chien, mais version dragon. Leur romance a été torride, non pas par la chaleur dégagée par son haleine, mais parce qu'elle a cru à son sentiment, aussi beau et noble que n'importe quel amour. Bon, certes, le romantisme punk est difficilement pénétrable pour les non-initiés, mais tout le monde peut comprendre sa passion. Mais un jour son prince lance-flammes s'est tiré du coin de la rue. Elle l'a cherché... en vain ! Toucher le fond juste pour remonter ! Elle nous a raconté son histoire, assise en lotus dans son lit des urgences, car une rebelle ne peut pas s'asseoir comme tout le monde, et d'ailleurs personne ne s'assoit comme tout le monde. La veille, des gens l'avaient ramassée alors qu'elle était affalée entre deux poubelles. Elle était très bourrée et avait ajouté des médicaments trouvés dans les poubelles et deux ou trois substances. Si vous aviez pris la moitié de ce qu'elle avait ingurgité, vous auriez peut-être passé l'arme à gauche. Elle, non ! Sa résistance incroyable l'a réveillée, et, douze heures après, elle a expliqué ses regrets avec une lucidité qui a même étonné les psychiatres. Sa peine était dans l'amour, son désespoir dans toute sa pauvreté morale et sociale, et là elle réagissait comme un élan de volonté de vie. Avec lenteur mais application, la machine de l'Assistance publique s'est mise en marche. L'assistante sociale a même trouvé un coiffeur ! Puis une longue hospitalisation a été nécessaire avec ceux qui parlent peu et écoutent beaucoup. Quelques mois après un compte rendu, on apprenait qu'elle était allée en convalescence. Vous dites alors : c'est fini ? Elle est revenue dans le quartier et, avec de l'aide, elle a pu reconquérir le temps du travail et de vivre. S'appliquer à être à l'heure. Elle est d'abord devenue serveuse, sans retomber dans le tonneau ! Puis elle est devenue la compagne du patron. Le bébé est arrivé, mais un chien n'était jamais loin ! Vous la croisez forcément, elle est adorable, elle engueule les punks à chien et désormais elle milite à gauche dans le quartier. Certains la surnomment Louise Michel... Dites-vous que son surnom lui va bien, comme si le courage et l'espoir étaient au coin de la rue.

LES QUEUES LIBÉRÉES

Vous avez remarqué comme les magazines hebdomadaires vous remettent les mêmes numéros chaque année, prouvant leur médiocrité : le logement, les hôpitaux, les religions, les francs-maçons... et bien sûr comment avoir un sexe géant si possible? Charlie Hebdo *a toujours parlé de sexe, avec le talent d'Antonio Fischetti ou les dessins de Wolinski. La face cachée du sexe, c'est le savon!*

Mais y en a ras le bol de parler sans cesse des êtres humains ou des GRANDS animaux!

Y en a que pour les visibles et rien pour l'infiniment petit. Il faut penser à ces milliards de bactéries qui peuplent votre peau et votre tube digestif. Ah non, ce n'est pas si sale, c'est la symbiose et le commensalisme de la vie... À ces échanges permanents qui sont les cauchemars des hypocondriaques et de ceux souffrant de troubles obsessionnels compulsifs. Cette monstrueuse guerre écologique est invisible à vos yeux, inaudible à vos oreilles, mais elle est pourtant un enjeu majeur de santé publique. C'est comme le caillou qui fait tomber le château, le détail qui tue l'invisible, la braguette ouverte du prince sur la photo... avec ce problème majeur : la résistance des bactéries aux antibiotiques qui engendre déjà des problèmes de soins. Sans oublier, car ils se vexeraient, les parasites et les virus dont le récent épisode de grippe a montré de nouveaux champs de connaissances à conquérir. Ces petites bestioles, tout le monde s'en fiche, jusqu'au moment où, comme Aline, ça commence à gratter. D'abord la petite gêne. Puis crescendo jusqu'à la grattouille, et le drame lorsque, dans sa petite culotte en soie, une petite flaque verdâtre sort de son intimité, ça fait tache ! Sans oublier l'odeur un peu fétide, mais que certains hommes aiment sous la langue. Il est d'usage chez les êtres humains de cacher les choses du périnée. Les religions nous ont tous entraînés vers des frustrations idiotes sur les organes sexuels. Alors que ce sont des organes comme les autres, avec une physiologie particulière. Ah, si les religions devaient rembourser à la Sécurité sociale tout le mal qu'elles ont fait à l'humanité en matière de santé, nous pourrions soigner le monde entier et mettre un scanner dans toutes les demeures. Aimer le savon comme le sexe ! Aline n'a pas besoin d'imagerie, mais de comprendre ce qui se passe en bas de chez elle. Cette douleur est devenue une brûlure intense, intenable. Pas de doute, une belle infection vaginale, banale et à soigner rapidement. Et... il faut soigner le partenaire. Mais lequel ? me répondit-elle. Il ne s'agit pas encore de lancer des noms vulgaires sur cette femme qui vit en 2015 et en profite. Qui pourrait lui en vouloir ? Les moralistes, les anti-mariage pour tous ? Mais, d'après mon expérience personnelle et professionnelle, la polygamie est polymorphe, et dans toutes les couches sociales, et souvent chez les plus donneurs de leçons. Toujours est-il qu'après réflexion, et après avoir fait le tour de ses amants de chaque jour de la semaine, elle utilise pour tous des préservatifs, sauf un, celui qu'elle aime. Mais alors ? À sa question de savoir comment une telle infection est possible, le terme même d'infection sexuellement transmissible lui donne la réponse ! C'est alors que lui est revenue la conversation avec sa meilleure amie. Il y a quelques jours, elles papotaient comme toujours pour l'apéro et sa super-pote lui expliqua en absorbant des comprimés qu'elle sortait d'une infection génitale avec bactéries et sauce aux champignons. Elle n'eut qu'une idée à parcourir pour se dire que son don Juan se tapait aussi sa meilleure amie... Un classique, direz-vous. Mais la question est profondément sexiste : pourquoi le mâle ne met-il pas d'emblée son préservatif, pourquoi, avant le labeur, est-il fréquent que la femme se lave et le mâle sente parfois fort et ne se frotte pas ? Toujours est-il que, après plusieurs doutes et quelques SMS échangés, la meilleure amie venait de perdre des points et qu'un homme allait dormir un peu seul désormais et pour quelque temps. Vous devriez vous amuser à trouver le cheminement des bactéries et mycoses que vos partenaires vous ont refilées... Vous seriez surpris de voir qu'en fait vous êtes dans une tribu d'épicuriens qui ne se refusent rien, mais qui devraient utiliser un peu plus de savon avant de baiser, et que tout ce petit monde a raison d'en profiter, car tant qu'il y a de la vie, il y a de l'amour... *Carpe diem*, camarades !

SAN FRANCISCO OR MAD IN THE CITY

Après un traumatisme comme nous avons vécu, les départs en voyage ne sont pas faciles. Il faut se forcer pour tout. Tout est lutte pour continuer, mais chaque jour il y a un petit progrès. Il faut aussi s'obliger à faire des choses nouvelles qui ne feront rien oublier mais aident à se construire. Là-bas j'ai vu leur échec en psychiatrie.

San Francisco a vu naître l'Amérique et ses paradoxes: des conquérants à la ruée vers l'or, le mouvement hippie, le Flower Power, l'invention par Levi Strauss des jeans, Alcatraz et la ville en pointe contre le réchauffement climatique. Dans cette ville, il y a les sièges sociaux de Twitter, Firefox, Google... qui montrent la modernité du nouveau millénaire, et au pied de ces immeubles vous voyez la plus grande précarité comme abandonnée, celle des SDF et aussi celle des malades psychiatriques. Tôt un matin, une femme en pyjama déchiré montrant son corps sale, la chevelure hirsute, le teint blafard, le visage bouffi, titube en vociférant, les mains tendues vers le ciel. Pieds nus, elle attend et regarde les feux du passage piétons sans avancer. Elle n'est pas méchante. Une voiture de police passe. Des femmes et des hommes avancent promptement vers leurs tâches et ne semblent pas s'inquiéter d'elle. Je reste là un moment pour voir si un service de secours va venir la chercher, mais les amis qui m'accompagnent m'expliquent que c'est comme ça ici. Les malades psychiatriques sont dans la ville depuis la fermeture, par économie, des centres hospitaliers psychiatriques qui les accueillaient. Certes, certains centres psychologiques font la charité, mais plus de travail au long cours. Il y a quelques années, l'État de Californie a réduit considérablement les budgets pour la santé, et la ville n'a pas fait face à la psychiatrie. Les malades ont alors été poussés à la rue. Ils se retrouvent livrés à eux-mêmes, sans soins. C'est au-delà de la pauvreté, c'est un abandon de tout. Se promener dans San Francisco, c'est feuilleter toute la sémiologie psychiatrique ! Vous ne les verrez pas trop la journée, car ils se cachent dans les recoins des rues, dans les parkings. C'est la nuit ou le matin qu'ils sortent pour fouiller les poubelles pour chercher à manger. Certains sont en bande, comme deux d'entre eux qui sont passés à côté de moi avec des sortes de grands chariots chargés de sacs-poubelle et de papiers d'aluminium. Leur accoutrement évoque des enfants qui se seraient déguisés et ne laisse aucun doute. Ce sont deux délirants qui pensent recevoir des ondes cosmiques : une paraphrénie typique (délire avec hallucinations). Ils marchent vite pour nulle part et partout à la fois. Un peu plus loin, j'entends un homme, grand et maigre, sur une sorte de muret, qui hurle « Jésus est là ! » ; pour la suite, je n'ai pas tout compris tellement ses propos semblaient mystiques et délirants. Un peu plus loin encore, un homme, sans doute schizophrène, avance habillé comme un moine. Il pose des petits cailloux contre les façades. Pourquoi ? Où va-t-il ? Bien loin de la maison bleue… À une entrée de métro, de jeunes hommes, tels des hippies des années 1970 sur le retour, cuvent en fumant des joints. Ils ont le profil de psychotiques, très maigres, les yeux exorbités. La vente et la consommation de cannabis sont libres, sous couvert plus ou moins d'usage médical… Après tout, fumer des joints va sans doute calmer leurs angoisses. Un flic, à côté d'eux, ne semble pas les ennuyer. D'ailleurs, tous ces SDF embêtent rarement les autres gens, les deux groupes ont l'air de cohabiter sans trop se voir. Comme les températures sont clémentes sous le soleil de Californie, ils squattent les bancs et recoins en faisant la manche, telle cette vieille femme qui s'est coincée, comme en prison, entre la grille d'un magasin fermé et la porte d'entrée. Elle dort avec un petit chien et un baluchon. Que produirait la fin d'un système de santé ? Avant tout la fin de la psychiatrie et un volcan en ébullition de pathologies livrées à la seule physiopathologie. San Francisco semble être un modèle du genre et montre l'urgence de ne pas laisser le tout-économique tuer la santé.

SOUS LES DALLES... 68

Mon petit plaisir était d'écouter Cabu et Wolinski ou Cavanna et Polac parler des années 68, de cette liberté conquise contre les morales catho, contre la France de l'après-guerre. Cabu portait la liberté et la joie de vivre.

L'image des personnes âgées est obsolète. Bien souvent, on imagine une sorte de Jean Gabin en fin de tournage ou une Tatie Danielle, des musiques d'un répertoire des années 1920, des nappes à carreaux et la souffrance de la décrépitude du corps, avec un moral en berne, à ressasser le refrain « c'était mieux avant ». Avec l'allongement de l'espérance de vie et les traitements modernes, les vieillards des années 1950 ne sont pas du tout les vieux d'aujourd'hui. Il ne faudrait pas les prendre et nous prendre pour plus vieux ou régressifs que nous ne sommes avec le temps qui passe. Attendez-vous à être surpris, car la génération rock'n'roll, celle de Woodstock, du pouvoir des fleurs et du peace and love, commence à débarquer dans les maisons de retraite, mais ne veut pas d'un soleil vert. La révolution culturelle du vieillissement est en marche. Ça va swinguer chez les prothèses de hanches ! Michel a connu toutes ces époques et les a traversées avec l'allégresse des hippies. Le quartier Saint-Michel, en plein centre de Paris, le connaît bien. Il avait plus de 30 ans en 68 et il est resté bloqué à cette époque toute sa vie. Ses combats, il les a toujours faits dans son triangle jardin du Luxembourg, Hôtel de Ville, Assemblée nationale. Ce n'est pas Katmandou, mais on fait ce qu'on peut... La beauté est dans la rue, et il l'a cru au trottoir près ! Sous les pavés, la plage, comme disait l'autre... Il a toujours lu *Libé*, *L'Huma* et *Charlie*. Une sorte de gymnastique intellectuelle qui lui a permis de tenir des débats dans son troquet. Peut-être a-t-il cru que l'élan de gauche de 68 n'était qu'un début et que le combat devait continuer. Dans l'entrée de son très petit appartement, il y a l'affiche de la force tranquille et de l'espoir du 10 mai 1981. Et plein de photos jaunies entourant des posters rock. Résister en rock'n'roll, c'est moins chiant. Il n'y avait pas que les joints roulés chaque soir avec son herbe maison. Il y avait aussi l'alcool. Parfois, il y a des vies qui méritent d'être bues tellement elles sont difficiles à tenir. En mai 1968, il est tombé amoureux, non pas d'un taux de croissance, mais d'une jeune femme qui a vite sombré dans l'héroïne. Il ne s'en est jamais remis. Il a voulu toujours aimer et ne jamais faire la guerre, mais comme son amour n'était plus là... Cours, camarade, le vieux monde est derrière toi, disait l'autre. Lui, il n'avait plus de jambes, mais un foie. Alors il a tout bu. Les pompiers sont allés le ramasser plus d'une fois sur son trottoir ou dans un café. Il allait régulièrement finir ses bitures aux urgences de l'Hôtel-Dieu ou de Cochin. Certes, des assistantes sociales, des psychiatres ont bien tenté de l'aider. Lui interdire l'alcool, le tabac ? Mais il est interdit d'interdire, disait l'autre, et Michel s'est doucement interdit d'obéir à sa santé, et sa réalité a bouffé ses désirs. D'après le patron du bistrot qui jouxte son rez-de-chaussée, il était toujours volontaire pour un débat, une cause écolo, et il ne fallait rien dire contre 68. Il est resté jeune, même après 80 ans. Lorsque le crabe a commencé à habiter ses poumons, il a tenté de ne rien changer à ses habitudes. Il est allé à l'hôpital, sans jamais se plaindre. « Je ne veux pas perdre ma vie à la gagner » est marqué sur un papier sur un tabouret à côté de son lit, comme si ces mots devaient entourer ses derniers regards et son dernier souffle. Il faisait croire aux toubibs qu'il avait cessé tout alcool et tabac. Qui pourrait lui en vouloir, vu l'état d'avancement de sa maladie, qui était incurable dès le diagnostic posé ? Quelques jours avant qu'il meure, les voisins du quartier l'ont vu moins alerte, et un libertaire pacifiste qui ne discute plus avec la presse fraîche sous le bras, c'est mauvais signe. Chaque soir, il écoutait des vinyles des Rolling Stones ou de Bowie. Comme il était sourd, il mettait le son un peu fort. Les voisins ne disaient rien et avaient l'habitude. Peut-être a-t-il fini par *Sympathy for the Devil*. Les murs ont des oreilles, vos oreilles ont des murs, et lui avait les oreilles dans le mur d'enceinte. Ce soir-là, ce fut plus fort que d'habitude et c'est l'étudiant qui a alerté les secours... Peut-être va-t-il trouver du sable sous terre ou un peu d'herbe, histoire que 68 ne soit pas mort pour rien...

RIEN QU'UNE FOIS

On devrait chercher plus souvent le romantisme et la poésie dans le quotidien. C'est peut-être pour cela que j'aime bien les expositions d'art contemporain, des surréalistes... Ils trouvent dans le quotidien ce que nous ne voyons plus, comme si nous étions aveugles et sourds.

Lorsque vous prenez une garde de nuit à l'hôpital, vous ne savez jamais très précisément ce qui va se passer. Tout est calme. Le café imbuvable devient bon avec le sourire des collègues, il coule à flots dans les tasses usées ou les gobelets en plastique, jusqu'au bout de la nuit. J'ai de la chance, ma tenue n'est pas trouée et la braguette n'est pas cassée. Les collègues racontent les interventions des derniers jours qui les ont marqués. C'est une sorte de psychothérapie de soutien à la fois conviviale et très sérieuse. À combien montent nos pressions artérielles lorsque le bip sonne pour partir en intervention, je ne sais pas, mais en un instant les visages changent, les voix deviennent sérieuses, les gestes précis, et le véhicule du Samu roule. Les gyrophares et les lumières donnent aux façades des immeubles une apparence de fête, de douceur, comme pour embellir l'action. Le bleu va si bien à la nuit.

Par contre, la sirène, le pin-pon, fait un bruit d'enfer et brise le silence nocturne. Ce son et lumière transforme les rues en boîtes de nuit et fait sortir de leur sommeil un paquet de Parisiens. Mais je parle, je parle, et nous voici arrivés sur les lieux de l'accident. Banalité des conséquences de l'ivresse. Un jeune couple en pleine période de séduction est tombé de scooter. Le garçon n'a pas vu le socle d'un feu rouge. Comme c'est le printemps, que le temps est doux, l'un et l'autre sont très élégants et donc pas du tout protégés pour affronter un choc à environ 40 kilomètres à l'heure sur le bitume. Après un dîner et la rituelle tournée des bars que les amoureux adorent faire, ils ont roulé bourrés. Et vlam dam dam. La rue est calme, tout le monde descend des véhicules de secours et s'applique à apporter les premiers soins. Lui ne va pas bien, car il a enfoncé son thorax dans le guidon du scooter. Elle a la cuisse en charpie et une impressionnante fracture du bras.

Soudain, un piano s'invita dans le duo du silence de la nuit et des bruits des gestes médicaux et des secours. D'où venait ce son ? Impossible à savoir, car les façades haussmanniennes ne parlent pas facilement. Les notes du piano se sont posées sur nous comme des gouttes d'eau pour calmer la chaleur du stress. Il y avait un côté fellinien, surréaliste, entre le malheur de l'urgence et la musique, au point que tout le monde a commencé à écouter tout en travaillant. Un simple piano jouait, sans artifice de sonorisation, juste une fenêtre ouverte et un jeu impeccable, doux, calme, apaisant. Nous avons tous fait attention à ne pas faire trop de bruit, car une sorte de bulle de poésie était tombée sur la rue et la violence de l'accident. Quel génie, quelle intelligence, a eu le bon goût de se dire qu'en ouvrant sa fenêtre malgré l'heure avancée de la nuit et en jouant du piano pour les secours il nous aiderait à nous concentrer et à calmer le poids du stress ? Tout ceci n'a pas duré le temps d'un concert, car il fallait aller vite, mais le temps d'une sonate, de quelques pages de solfège. Une fois les victimes conditionnées et mises dans les véhicules de secours pour partir vers les hôpitaux, la rue était calme. Il restait les lumières bleues et jaunes et le piano avec le noir et blanc de ses touches qui continuaient de rompre la monotonie de la nuit avec l'élégance et le charme discret de la musique. Non, la police n'a pas invoqué le tapage nocturne ; car nous faisions plus de bruit que monsieur piano. Vous ne me croirez pas : juste avant de remonter dans le véhicule pour partir pour l'hôpital, j'ai écouté un instant la mélodie, qui a ralenti et s'est terminée par un point d'orgue magnifique. Les deux s'en sont sortis sans trop de dégâts pour le futur et pourront s'aimer et retomber de scooter. Mais le piano n'y est-il pas pour quelque chose, dans leur guérison ? Allez savoir...

AUTANT EN EMPORTENT LES BRANCARDS

Les histoires d'amour sont partout, y compris aux urgences... Et si vous regardez autour de vous, il y en a forcément une qui passe pas loin... Ah si ! Regardez... Vous n'avez rien de moins que l'espoir qui passe à vos côtés !

Joseph est arrivé « un peu ivre » avec les pompiers. En fait, il ne tenait plus debout. Des policiers l'avaient arrêté sur sa moto, remontant un sens interdit dans Paris. C'est la règle, la police amène toute personne interpellée en état d'ébriété sur la voie publique aux urgences, pour un examen médical avant la cellule de dégrisement. On en voit dans tous les états : des brutaux, des célèbres, des qui ont le vin triste, ou drôle, des habitués, des calmes... Lui, il est triste comme un enfant qui aurait perdu un rêve.

Il ressemble à un bonhomme dessiné par Charb. Il se tient la tête entre les mains et bredouille en boucle : « Elle est où ? Elle est où ? » Dans ce petit box, le teint jauni par les néons, Joseph raconte sa cuite. La raison : une belle jeune femme, mannequin. Lui, il est peintre et sculpteur... Un jour, il l'a vue dans sa télé, et il a été scotché. Les mois ont passé. Un autre jour, il lui a envoyé un de ses catalogues d'exposition. Contre toute attente, elle s'est pointée. Ils ont papoté jusqu'à très tard, de rien, de tout, tentant de faire durer la nuit à coups de prétextes.

Il l'a un peu trop inondée de SMS, se retrouvant dans la peau du type de la chanson de Bénabar, *Faut pas qu'j'l'appelle*... Et la passion a bouffé son forfait. Alors il a tenté le tout pour le tout : il l'a invitée à dîner. Ce soir-là, il a fini complètement torché à sa table après avoir mangé au moins la moitié d'un jambon de Bayonne. Seul. Elle n'est pas venue...

Son portable n'avait plus de batterie. Le banal malheur des amoureux de toutes les époques : la logistique qui lâche ! Alors il a pris sa moto, juste pour faire un tour, et voilà... Un sens interdit a interrompu son échappée, qui aurait pu mal finir. Il ne savait pas où elle était et, devant sa peine, les policiers ne l'ont pas mis en garde à vue et nous l'ont laissé, après lui avoir quand même collé une amende.

Les infirmières l'ont emmené, toujours allongé sur son brancard, en observation : une grande salle où nous surveillons les patients, de quelques heures... à quelques jours, quand les lits manquent pour cause de fermeture. Il y avait déjà pas mal de monde, un beau panel de détresses diverses, plus ou moins perfusées et en attente, qui d'un bilan, qui d'une place... Parmi la foule d'allongés, une jolie jeune femme aux cheveux blonds, aux yeux bleu clair, qui ressemblait à un poussin ébouriffé surgissant d'un tas de draps. Elle était arrivée quelques instants plus tôt pour une gastro. En voyant paraître Dada sur son brancard, elle s'exclame : « Mais qu'est-ce que tu fais là ? » Lui, il dormait à moitié. On aurait dit Frank Sinatra jeune, et déjà complètement cuit.

Et voilà. Juliette a retrouvé Roméo dans cette salle aux odeurs évoquant un mélange de marée et d'écurie. Certes, ils auraient pu se tomber dessus par hasard au milieu de la féerie des eaux de Versailles, mais le destin a décidé que la rencontre se ferait en pleine nuit, aux urgences. Elle alla le rejoindre sur son brancard. Lui ronflait toujours comme un brave sonneur de cloches, mais cette fois dans les bras de sa belle, qui vomissait encore un peu tout en parlant aux deux infirmières.

Ils sont repartis au petit matin, lui avec sa gueule de bois, elle avec sa gueule d'amour. Vous voyez, il y a des histoires d'urgences qui finissent bien...

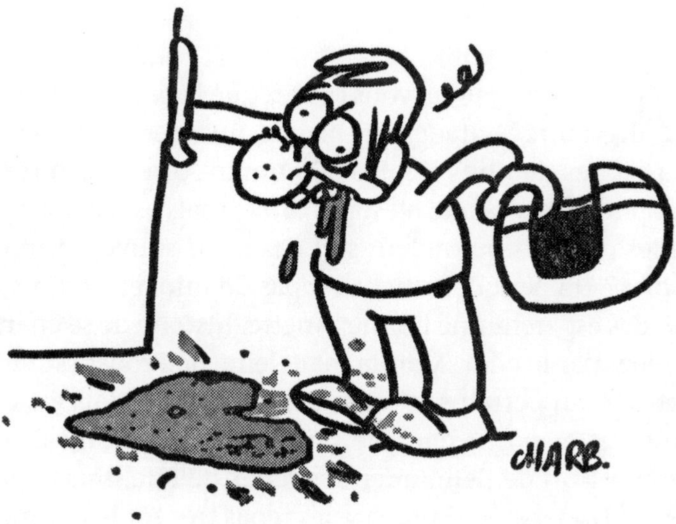

À TABLE OU AU BLOC !

Je ne supporte plus de voir le gâchis alimentaire dans les hôpitaux. Au-delà de son coût, c'est une question de philosophie. Avoir des animaux tués et que tout finisse à la poubelle pendant que d'autres à l'extérieur de l'hôpital ont faim, c'est n'importe quoi !

Alors, comme ça, vous croyez que la bouffe à l'hôpital est une boutade, une blague, un réservoir à sketches ou à scènes de films rigolos. Comment dire que la réalité est... pire ! Être malade n'est pas drôle, mais est-ce pour faire rire les patients qu'on leur sert des repas souvent immangeables ? Du petit déjeuner au repas du midi et au dîner, les malades espèrent une bonne assiette, histoire de se changer les idées par le goût. Mais la madeleine de Proust est rance. Certes, pour certains, c'est le dernier repas, mais est-ce la peine de les punir par une piètre alimentation ? Il n'est pas question de demander des repas de fête, mais quand même ! Le personnel prépare les repas très tôt le matin, car il faut nourrir tous les malades avec des régimes différents, du sans sel au sans cholestérol, du riche en potassium au pauvre en fibres, du riche en protéines au régime diabétique... Vous imaginez la gestion complexe de ce système.

En plus, depuis quelque temps, les religions s'en mêlent, et là c'est un choc alimentaire, entre laïcité, sciences médicales et prosélytisme religieux. Il est facile de comprendre les goûts et les couleurs, mais si l'assiette devient un champ de guerre de religions... Ça devient très compliqué. Commençons par le début : le café. Qui a envoyé les stocks des Alliés du 6 juin 1944 dans les hôpitaux ? Certes, après bientôt trente ans passés dans les hôpitaux, nos estomacs se sont habitués à ce liquide noir au goût de terre, aigre comme une odeur de pied. Boire du café est généralement le premier contact avec quelqu'un, mais là, le lien convivial devient lavement. Ou alors il y a le thé, qui a été sans doute récupéré, lui, dans les réserves de la guerre de 14-18. Franchement, il a le goût d'une infusion de foin de bord d'autoroute. Impossible de vous dire les marques, certains ont tellement honte de leurs produits qu'il n'y a plus de nom... Jus d'orange et beurre sont les mêmes que dans le commerce, à ceci près qu'il faut toujours vérifier la date de péremption, car, pour faire des économies, les hôpitaux achètent parfois, comme dans les commerces à petits prix, des produits qui vont être périmés dans quelques jours. Oublions le pain, souvent rassis.

Passons aux tentatives de repas du midi : l'idéal est de ne pas avoir faim. Et comme vous êtes malade, c'est une éventualité. Malgré l'effort des diététiciennes, entre une viande insipide et une bouillie, il faut choisir, ce n'est pas simple. Mais quand même : se dire que tous ces animaux ne seront jamais mangés est un immense gâchis. Sans compter le nombre de pattes de poulet qui me font penser qu'une bête à 50 pattes a été inventée, tellement il y en a. Ah non, ne me parlez même pas du poisson... Si la mer voyait ce qu'on fait de ces pauvres bêtes, elle se soulèverait plus vite que par le réchauffement climatique. Régulièrement, je vois arriver des barquettes de centaines de colins, de merlus que personne ne mange et qui finissent à la poubelle. N'importe quel cuisinier vous dira que cuire un poisson est compliqué et nécessite du raffinement pour arriver dans votre assiette et avoir du goût. La chaîne de préparation transforme le poisson en éponge usée à l'eau de vaisselle. Ne parlons même pas de la chaleur des repas, car il est souvent très difficile de manger chaud. Restent les desserts : souvent achetés en masse dans des fins de stocks ou les invendus de fruits. Quant au souper du soir... bref, vous imaginez... Le gâchis alimentaire est quasi institutionnalisé dans les hôpitaux. Tout le monde y perd. Le budget de l'hôpital comme les malades et surtout les animaux tués pour être jetés pendant que, dans la rue, d'autres ont faim. Curieux paradoxe. Alors vous allez dire que je serais trop exigeant. Mais lorsque vous allez dans un palace, vous en avez pour votre argent. Or une chambre d'hôpital coûte plus cher qu'une chambre de luxe. Le Grenelle de l'environnement avait juré que le bio arriverait dans les hôpitaux. Il n'a jamais trouvé la porte d'entrée. La faute à qui ? Aux économies qui ont été allègrement faites en supprimant le personnel des cuisines, en regroupant les achats et, surtout, en externalisant la bouffe de l'hôpital à des grandes firmes agroalimentaires, avec comme but toujours moins cher, à en rendre malades les malades. Un bon conseil si vous êtes hospitalisé : emportez des rations de survie.

LE SOURIRE DU SOLEIL LEVANT

Le débat sur la fin de vie passe par les urgences. 54 % des certificats de décès sont faits par les urgentistes. Ça ne donne pas le droit de vie ou de mort ni un syndrome de surpuissance, c'est juste qu'il faut canaliser cela vers la bienveillance à l'égard des malades et l'humanisation. L'aide à mourir dans la dignité est une modernité philosophique.

Le big-bang du temps a mis quatre-vingt-cinq ans pour allonger Jing jusqu'à aujourd'hui. Du moment où elle a crié en sortant du ventre de sa mère jusqu'à sa présence sur ce brancard des urgences d'un service parisien. L'histoire est banale : fut un temps, ils abandonnaient les animaux sur le bord des routes, désormais c'est au bord des couloirs des hôpitaux qu'ils laissent les vieux en début d'été. Il va falloir inventer la Société protectrice des vieux. Beaucoup de médecins sont dépassés par le vieillissement et ce corps plein de petits dysfonctionnements qui, pris isolément, sont insignifiants, mais qui, additionnés, font des malades tous différents et très complexes. S'ajoute l'intrication de la médecine, de la psyché, de l'histoire et du contexte social de la personne âgée... Et tout le monde veut qu'on aille vite face à cette montagne de travail, alors que, là aussi, il faut du temps. Jing ne parle pas le français, et son origine d'Asie du Sud-Est ne fait aucun doute de par son physique et son adresse : un des quartiers asiatiques de Paris. Elle est là, toute décharnée, silencieuse, tenant dans sa main squelettique le barreau du brancard comme un marin tiendrait son gouvernail en pleine tempête. Elle est recroquevillée en position fœtale sous ses draps jaunes de l'Assistance publique, comme pour éviter les vagues et se cacher. Impossible de comprendre ce qu'elle a. Il y a bien une lettre d'un médecin acupuncteur, dont les aiguilles ont été dépassées par la maladie, qui écrit une variation d'un hiéroglyphe illisible que même Champollion ne pourrait lire... Nous voici à chercher qui est cette naufragée dans son océan de vie. Dans ces cas où le dialogue est impossible, nous faisons des examens cliniques, de radiologie, de sang pour comprendre. Pendant ce temps, l'assistante sociale cherche ses voisins ainsi que des Asiatiques pouvant traduire. Mais c'est une impasse, et personne, dans son quartier, ne semble connaître Jing. Parfois, nous disons de grosses conneries ! Comme, aux urgences, il faut s'occuper de tout le monde : elle attend. Abandonnée sur son radeau en silence, malgré le bruit, elle semble figée. Eh bien, nous nous sommes trompés ! En fin de journée, une jeune femme asiatique a demandé à voir Jing. C'est sa petite-fille, qui s'empresse de s'excuser de ne pas être venue plus tôt. En quelques SMS, elle alerte tout un clan familial qui s'inquiétait et qui va arriver. La surveillance de leur parente est leur priorité. Arrivée à côté d'elle, elle lui prend délicatement la main et Jing lui offre un large sourire édenté avec des lèvres plissées, des yeux mi-clos et une peau tannée, un sourire franc, généreux et beau. Comme nous, elle ne comprend rien, car elle est française, et, après deux générations, elle ne parle pas un mot de chinois. Elle nous explique qu'en plus sa grand-mère parle le patois d'un canton de Chine... Jing est arrivée en France dans les années 1950 et elle a travaillé dur avec son mari pour élever leurs enfants. Leur priorité fut le travail et leur scolarité à l'école de la République. Ils ont fait de brillantes études. Jing et son mari sont restés dans l'ombre avec abnégation, toujours au travail pour que leurs enfants réussissent. Son mari est mort d'un cancer foudroyant il y a deux ans et toute la grande famille a pris soin de la grand-mère, bien que personne ne comprenne ce qu'elle dit, sauf son fils. Tous les matins, elle descendait dans la cour de l'immeuble pour faire du tai-chi-chuan avec ses voisins, dans le silence et la discipline. Mais, avec le temps, les gestes se sont faits moins amples et l'équilibre est devenu tangage. Depuis quinze jours, elle ne sortait plus. Malgré toutes les attentions et la bienveillance, le corps de Jing n'a pas suivi et son médecin, ce matin, a préféré l'envoyer en urgence à l'hôpital. Il a bien fait. Tout en parlant avec sa petite-fille, les résultats sont revenus sans appel : le même cancer du foie que son mari... Comme son état était au-delà de tout traitement, la famille a préféré la ramener, pour qu'elle finisse ses jours chez elle avec ses souvenirs et son silence. Le fils de Jing nous a parlé un peu : il nous a dit qu'elle était contente d'être venue aux urgences. Ses souffrances se sont arrêtées quelques jours après.

LA FOLIE VOYAGE AU-DESSUS DE TOUT

Qu'est-ce qui caractérise les gens de l'équipe de Charlie *depuis toujours ? C'est la folie créatrice, une marginalité sociale, pétrir des idées neuves, faire ce qui n'a jamais été fait et ne jamais refaire, et pas de jeux de mots ! Le génie et la folie sont un chapitre de l'histoire de ce journal. C'est pour cela qu'Elsa Cayat avait toute sa place de psychiatre dans l'écriture du journal.*

Il doit y avoir des tam-tams dans sa tête, des trucs bizarres jamais entendus nulle part. Des psychiatres peu poétiques diront que ce sont des hallucinations, mais elle, elle les voit, elle les entend, tous ces personnages qui alimentent sa folie. Des sortes d'idées en derviches tourneurs qui ne s'arrêtent jamais et la font agir lorsqu'elle baisse ou arrête ses traitements. Madeleine n'a pas eu une vie facile, un début de scolarité très faible car elle ne faisait jamais comme tout le monde. Elle aurait aimé, mais c'était plus fort qu'elle : dessiner et elle déchirait tout, mettre des couleurs et elle ne jetait que du noir, jouer avec les autres et elle boudait. Puis, d'institutions en services de psychiatrie, ses parents ont fini par s'écarter lorsque sa majorité a sonné.

Puis il y a eu le grand vide : pas de place dans les structures spécialisées, trop atteinte, ou pas assez, par la maladie pour qu'elle soit mise dans une institution. Alors elle est arrivée dans la rue comme SDF. Malgré une aide du centre médico-psychologique de son quartier et une surveillance par une équipe de thérapeutes, son état s'est vite dégradé et elle a commencé à errer. La psychiatrie n'est pas une prison. Que s'est-il passé dans son monde pour qu'elle en arrive là ? Nul ne sait. Son apparence de femme âgée de 25 ans, très belle, ne fait pas son adaptation à l'environnement de la société. De toute façon, au bout de deux phrases, c'est sa folie qui prend la parole. Elle a pourtant réussi à avoir un passeport et une carte bleue. Madeleine, la jolie punk sans chien, a commencé à voyager avec sa folie libérée de toute contrainte. Les voyages l'ont menée en Inde, à New York, en Italie, en Angleterre... Et, chaque fois, elle a été arrêtée, puis mise dans des services de psychiatrie d'urgence, et via les ambassades elle a été ramenée en France dans son centre psychiatrique. Elle réalise une sorte de tour du monde des urgences psychiatriques. Les fous sans frontières. C'est une organisation internationale de la gestion des fous qui fonctionne plus ou moins bien, mais généralement le malade revient rapidement à la case départ : sa chambre d'hôpital psychiatrique. La France fait de même avec les fous étrangers qui arrivent lors de voyages pathologiques. Les petits amis imaginaires qui courent et font des rondes dans la tête de Madeleine en répétant les mêmes pensées ont eu l'idée de lui faire prendre un billet pour Madrid. Il faut le reconnaître, les sans-papiers pas fous sont bloqués aux frontières, mais les fous ne sont pas retenus. Certes, elle est partie avec des bottes de pêche, un short et un petit manteau de fourrure. Mais, comme elle est jolie, tout le monde croit que c'est une *fashion victim*, alors qu'elle est victime de la maladie. Parlant toute seule, elle a mis des écouteurs avec un portable, en panne, pour faire croire qu'elle était en communication. Ainsi, elle passe presque inaperçue, et impossible de la bloquer à la frontière car elle est en règle. Comment a-t-elle réussi à rester calme dans son fauteuil dans l'avion, tant son accès maniaque était à son acmé ? Personne ne sait, comme si la folie se calmait pendant le voyage. Arrivée au centre de Madrid, elle n'a pas perdu de temps et a commencé à parler aux voitures. Quelques Français sont passés par là et ils ont entendu cette jolie femme expliquer à une bagnole qu'elle était une déesse de la création du monde, que personne ne la comprenait, qu'elle lisait dans les pensées de tout le monde comme des objets et qu'elle avait la vérité. Il y a plus de deux mille ans, elle aurait peut-être été Jésus ou un prophète, mais aujourd'hui ce sont les psychiatres qui interviennent... Si cela avait été le cas en l'an 0, peut-être que tout aurait changé. Allongée nue sur le capot d'une voiture, elle hurlait en français... L'image de la France, Madeleine et sa folie s'en foutent comme de leur premier neuroleptique. La police n'a eu aucun mal à la conduire directement dans un service de psychiatrie de Madrid. Quelques jours après, elle est revenue à l'aéroport de Roissy, puis elle est repassée par les urgences pour repartir dans son service de psychiatrie. Après tout, elle ne fait de mal à personne et ses voyages lui font du bien... Peut-être, car il faudrait être fou pour croire qu'elle ne va pas bien. Elle va repartir, c'est sûr. Si vous la croisez, aidez-la à revenir. N'ayez pas peur, elle n'est pas méchante avec ses amis imaginaires.

TOMBER DU CIEL

Vous parler des rumeurs me concernant est sans intérêt et c'est une perte de temps de parler des cons. Le problème, c'est plutôt ce qui incite ces cons à porter les rumeurs. La rumeur d'Orléans si bien décrite par Edgar Morin est toujours bien active.

Vanessa est tombée amoureuse. Comme jamais elle ne l'a été, d'un homme plus âgé qu'elle. Mais aussi plus petit, ce qui dérange les stéréotypes du couple. Et ce n'est pas tout : ajoutez, pour bien planter le décor, qu'il est irlandais et qu'il est enseignant. Moi aussi je pensais que c'était sans importance... Elle fait des études avec application et ce prof l'a séduite. Évidemment, toutes ses amies lui ont dit : « Ouh ! là ! là ! » Et à lui, tous ses collègues ont dit : « Ouh ! là ! là ! » Quand leur histoire d'amour a commencé, ils ont sans doute cru à la grandeur d'âme des autres, des amis, des proches. Après tout, plus de trente ans d'écart, qu'est-ce ? Une étudiante majeure et un prof venu d'un pays d'Europe, quel peut être le problème au XXIe siècle ? Les cons... Ils sont restés un peu cachés jusqu'au début des ragots. Les rumeurs sont un cancer sournois et nauséabond. C'est une destruction massive de tout l'environnement des personnes visées. Trois thèmes sont récurrents dans les rumeurs : la santé, l'argent et le sexe. La rumeur s'est modernisée avec des outils horribles : Internet et les réseaux sociaux. Vanessa et son amoureux n'ont pas de fortune, leur santé était sans souci. Quant au sexe... Que vous soyez grand, petit, gros, maigre, quelle que soit votre couleur de peau ou votre origine, l'amour est le même, et les jaloux, les frustrés, trouveront toujours des moyens pour nuire aux amoureux. Alors, au cours des derniers mois, ils ont tenu en attendant la fin de l'année universitaire, en prenant soin l'un de l'autre, en veillant bien au secret, mais les ragots ont enflé. Lui a su se protéger, tel un imperméable sous la pluie. Il a tenté de la protéger, mais, doucement, elle a sombré. Le poids de la rumeur. Elle est douée, alors elle a réussi tous ses examens, mais la rumeur de trop est passée par là : « Elle a couché pour avoir les sujets des examens. » Le truc bien pourri, bien dégueulasse, car son chéri n'avait pas posé les sujets et ne les connaissait pas. Par ailleurs, sa famille rétrograde lui a bien montré que cette relation avec un homme plus vieux qu'elle, plus petit, irlandais... n'allait pas du tout pour elle. Elle a bien essayé de se rattacher à lui, mais il a été dépassé par tous ces problèmes. Elle ne savait plus comment faire. Ils n'ont même pas sonné à la porte d'un psychiatre. Certes, il est toujours difficile de parler de chance lorsque quelqu'un plonge dans autre chose qu'une piscine... Vanessa a sauté du premier étage, mais, heureusement, elle est tombée sur des arbustes tête la première. Elle a eu de la chance, car, sur le béton, elle aurait été gravement blessée. C'est ainsi à Paris : régulièrement, les gens désespérés sautent par les fenêtres. Alors que tous les secours étaient encore sur les lieux, c'est lui qui a raconté, comme soulagé de transmettre toute son histoire. Il a été rassuré de savoir que ses jours n'étaient pas comptés par les deux fractures. Puis, progressivement, il s'est mis à pleurer, comme détruit par toute cette histoire de rumeurs qui ont conduit son amour à sauter. Elle aussi pleurait de désespoir, en plus des douleurs des fractures. Les deux ont été hospitalisés dans le même hôpital. C'était il y a deux mois... Ils ont été suivis par des psychiatres et des médecins. Les lésions de Vanessa se sont consolidées. Elle a décidé de changer de faculté. Lui va rester dans sa fac, mais il va mieux. Je ne sais pas la tête qu'ont faite tous les cons qui trouvaient à redire sur leur amour lorsqu'ils ont annoncé qu'ils se pacsaient.

LA QUÊTE

Les plus anciens de Charlie *ne connaissaient pas la retraite! Même Cavanna jusqu'aux derniers instants écrivait! Honoré, Wolinski, Cabu avaient de beaux jours de création devant eux! Une chose est sûre, c'est qu'ils ne voulaient pas terminer en perte d'autonomie, et certains me disaient: «Tu me laisseras pas comme dans ta chronique, hein?»*

Il y a l'âge sur la carte d'identité, celui que l'on fait le matin, si différent de celui du soir, l'âge qu'on aimerait faire et celui du miroir avec ou sans le ravalement du maquillage... Le temps passe de la même manière pour tout le monde, mais il y en a qui supportent mieux la montée ou la descente, comme en montagne. Marie-Louise ne fait pas son âge, comme on dit. Elle a toujours fumé trois clopes par jour, mangé le gras du jambon et bu le soir son verre de blanc: les secrets du vieillissement sont à trouver dans le futur. Autonome, elle sort tous les jours faire ses courses, boire un café au troquet de l'angle de la rue, elle écoute du rock et elle reste communiste. Elle est sans le savoir une sorte d'égérie de son quartier. Les rituels des villages dans Paris sont très protecteurs contre la solitude des temps modernes. Elle papote toujours avec ses amis, qui ne sont pas pressés de prendre la boîte pour le Père-Lachaise. Elle est bien dans son univers, qui va depuis le trottoir pair de la place du bas à l'intersection du haut de Belleville.

Mais elle ne va pas bien depuis quelques jours, elle a laissé traîner une toux grasse. Ses crachats verts font penser que ses poumons sont devenus un parc à huîtres. Ah ! je sens que vous n'aimez pas l'ostréiculture, alors arrivons-en au fait : il faut l'hospitaliser en ce bel été 2015 à Paris. Mais la première question que posent les médecins est toujours la même : quel âge a-t-elle ? Tous les professionnels de santé sont formatés pour commencer à réfléchir par l'âge. Pourtant, l'âge physiologique serait plus scientifique ! Dans son cas, bien qu'elle ne les fasse pas, ses 94 ans sont rédhibitoires pour la quasi-totalité des réanimations.

Pourtant, c'est là qu'il faut l'hospitaliser. Entre ceux qui n'ont plus de place, ceux qui n'ont qu'un lit de réa, ceux qui refusent car « au cas où un cas rentable arriverait », ceux qui ont peur de se faire engueuler par leur hiérarchie ou ceux qui mentent... pas facile de lui trouver un lit. Mais l'espoir est toujours permis avec les médecins, et, grâce à une collègue qui refuse cette sélection par l'âge, Marie-Louise est repartie de plus belle, en six jours elle s'est remise ! Aux dernières nouvelles, elle a repris ses habitudes. Mais pour d'autres malades, c'est très difficile, car le problème est qu'avec le temps tous les plus de 70 ans sont considérés comme vieillards déments grabataires. Mais c'est faux ! L'hôpital surspécialisé s'est perdu dans l'intérêt des corporatismes médicaux et a perdu sa polyvalence, sauf dans deux secteurs : la gériatrie et les urgences. Alors placer des personnes âgées bien portantes et autonomes malgré leur âge est très difficile. S'ajoute le manque de place !

Si tous les anciens parlaient, ceux qui sont handicapés jusqu'à ceux qui sont au pays d'Alzheimer, ils nous diraient leur souhait de voir s'humaniser leur vie pour que, comme Marie-Louise, ils puissent encore passer dans la rue et profiter de la proximité.

Le combat pour l'égalité et la fraternité commence par la santé, et la fermeture d'un service d'urgence, c'est l'annonce de la fermeture d'un hôpital. À Valognes, comme à l'Hôtel-Dieu de Paris, la fermeture du service public continue même en été et au mépris des malades qui vont faire des kilomètres. Et, comme il manque des lits, la première sélection est l'âge ! L'indifférence de cet âgisme tue, comme l'incohérence des systèmes de santé qui ferment au mépris des usagers.

La fierté d'un système de santé d'un pays est sa durée de vie. Mais j'ai l'impression que les vieux importunent les économistes. Nous vieillissons, mais si c'est pour se faire chier de plus en plus en regardant des écrans de toutes sortes et être méprisé en cas de maladie, cela ne montre pas le chemin d'une grande société humaniste. Ce monde ne nous pousserait-il pas à reprendre une bouteille de champagne pour l'oublier ?

LA MALADIE N'EST PAS HIPPIE

Comme Charlie *est né à peu près en même temps que les hippies, c'est un clin d'œil !*

L'une des richesses de notre pays est la liberté, qui a permis à ces trois hippies, un trio composé d'un homme et de deux femmes, de vivre aussi vieux dans leurs convictions et en rêvant que la vallée de Katmandou pouvait arriver en banlieue parisienne... Ils ont attendu avec patience, en restant aussi babas et en fumant des joints. Ils sont devenus végétaliens pour protéger tout ce qui vit. Ils ont refusé l'électricité, dormant par terre sur des tapis peut-être venus d'Inde. Mais les croyances sous toutes leurs formes ne changent rien à la marche du temps. Le corps a ses raisons que le temps sait vaincre. Ils voulaient une communauté et ils ont tenu tous les trois. Les autres sont morts d'overdose, de suicide ou ont quitté cette ambiance pour revenir à la réalité. Mais eux sont restés bloqués sur le pouvoir des fleurs.

Lui et ses deux femmes n'ont plus de papiers depuis longtemps, car « c'est trop consumériste », et leur rejet de la société est total... Enfin presque, car, finalement, les papiers, ils les ont faits avec une assistante sociale de leur commune qui a réussi à leur procurer les aides médicales et les retraites de base de la Sécurité sociale. Tout en entamant leur deuxième paquet de cigarettes de la journée, ils expliquent qu'ils n'ont pas besoin des secours et que l'hôpital, c'est bourgeois... Ils expliquent leur vie de végétaliens, bio, anticonsommation, mais fumant du tabac de l'industrie depuis toujours au rythme d'un feu de forêt. À eux trois, c'est une pollution ambulante, leurs doigts sont jaunes à cause des filtres. Certes, s'y ajoute une grande quantité de joints, car, comme l'une le dit : « Ah ! mais tout se fume dans la nature, c'est une question de préparation. » Vu leur état, je n'en suis pas certain...

Ils paraissent trente ans de plus que leur âge. L'appel au secours a été fait par l'assistante sociale, car ce mâle baba cool dominant a fait un malaise. Il est tout maigre et a perdu toutes ses dents à cause du scorbut, qui les touche tous les trois car ils ne mangent plus de légumes ni de fruits frais depuis des années, parce que « rien n'est bio ». Ses théories écolos ont viré à l'obsession névrotique, jusqu'à se mettre en péril. Ses cheveux sont tombés en quelques mois, comme si l'hiver arrivait dans son corps. Il a tenté de soigner avec des tisanes ses crachats de sang, qui sont devenus de plus en plus nombreux avec le temps. Mais ceux-ci ne l'ont pas incité à arrêter de fumer, et les joints calmaient ses douleurs, il se sentait mieux et, donc, guéri. Voilà. Le hippie est simple et aussi difficile à convaincre que le capitaliste dans une crise économique.

Il était évident que le cancer avait déjà aménagé une communauté de métastases dans son corps et qu'il avait finalement raison de continuer à vivre comme il le voulait, car les premiers examens aux urgences ont été une sorte de visite historique du cancer des poumons. Au-delà de tout recours thérapeutique, il a bien compris que c'était trop tard. Il a assuré s'en foutre, car il vivait comme il voulait et ne changerait pas. Il a arraché sa perfusion, car il était convaincu que nous allions faire des expériences sur lui ! Ses deux compagnes nécessitaient aussi des soins urgents. Elles ont accepté l'examen clinique, mais aucune prise de sang. À l'ancienne, en quelque sorte.

Il est probable que l'une a une maladie thyroïdienne et l'autre une masse abdominale visible à l'œil nu, évoquant fortement un cancer des ovaires ayant envahi tout le périnée. Mais comme elles refusaient de voir des médecins, sauf une sorte de gourou... Il leur donnait une mixture qu'elles avaient dans un pot et qui ressemblait à de la merde. Impossible de les décider ! Les trois se sont donc levés et sont repartis à pied avec leurs sandales, vociférant sur le consumérisme de la société, son manque de vision de l'amour, et leurs certitudes de bouddhistes de l'Hexagone.

Le psychédélisme ne vieillit pas très bien. Les couleurs se fanent, le lin des tenues finit par avoir des trous, le pouvoir des fleurs est à l'automne. Leur avenir n'est finalement pas si moche, car il est celui qu'ils ont choisi, et ils l'assument et resteront encore quelques mois dans le *peace and love* avant de partir en fumée vers les nuages qu'ils ont faits avec leurs joints. Leur nirvana en quelque sorte.

LE VRAI DU FAUX ET LE FAUX DU VRAI

Rarement des faux médecins sont démasqués ou des médecins avec des troubles psychologiques. Malgré tous les contrôles, certains passent entre les barrières !

Le problème de la démographie médicale en France est bien paradoxal : nous n'avons jamais eu autant de toubibs, mais il en manque un peu partout ! Sans oublier que la concurrence fait rage entre les systèmes, public et privé, ville et hôpital, centres hospitaliers universitaires et hôpitaux généraux, ou encore à l'intérieur des établissements. Certains médecins quittent les hôpitaux pour aller vers ce qui est le plus lucratif, alors trouver des toubibs est un casse-tête pour les directeurs.

En 2009, l'hôpital de Juvisy cherchait des anesthésistes-réanimateurs. Les témoignages sont concordants : ils ont vu arriver un très beau et jeune docteur de 41 ans. Gomina, teint hâlé, yeux bleus, un docteur comme dans la série *La Clinique de la Forêt-Noire :* le bellâtre ! Ce beau gosse, turc, a fourni un diplôme d'anesthésiste-réanimateur algérien et a été embauché. L'administration de l'hôpital et le conseil de l'ordre ont tout validé. Dès le début, tout s'est très bien passé, il a travaillé dans l'hôpital avec talent. Dévoué, il faisait les gardes, revenait pour les blocs, les urgences. Tout ce qu'adore une direction administrative et médicale : il ne comptait pas son temps. Le bougre donnait du stéthoscope mais aussi de son corps au personnel. Il draguait à fond et se tapait un bon nombre de dames dans l'hôpital. Il est devenu le toubib surpuissant de l'hôpital et du plumard.

L'annonce de la fermeture en 2010 de la maternité et de la chirurgie de Juvisy a entraîné son départ vers les hôpitaux de Longjumeau et Corbeil. Ces fermetures ont été faites par des technocrates, des experts, après des évaluations compliquées, des locaux aux personnels, du budget aux protocoles de soins... Pas un euro n'est passé à travers le contrôle de l'agence régionale de santé. Alors docteur Don Juan est parti travailler, sans rechigner, dans ces deux hôpitaux, sous les applaudissements de ses collègues enchantés par sa présence et sa compétence. Il a recommencé à travailler brillamment, toujours aussi charmant comme un prince et séducteur comme un sex-toy. Un Casanova qui change d'établissement, c'est un peu comme un diabétique qui entre dans une nouvelle pâtisserie... C'est gourmand, ces personnages. Alors, de bloc en réa et de femme en femme, il a vécu dans une sorte d'extase.

Mais... mais... il était marié. Son épouse a fini par s'apercevoir qu'elle avait plus de cornes que de cheveux. De disputes en suspicions, elle a décidé d'écrire au directeur de l'hôpital : « Je vous informe que mon mari n'est pas médecin ! » L'homme périt généralement par la queue, comme disait un ami vétérinaire. Tout s'est effondré autour de lui. Il a été arrêté et interrogé par un magistrat en 2011. Le courageux a accusé sa femme de lui avoir dit de faire ça. Mais comme le courage n'est pas son truc, il n'est pas venu à son procès la semaine dernière. Un mandat d'arrêt international a été lancé. Où est-il ? Où travaille-t-il ? Car le problème est bien là : ce qu'il a fait une fois, il peut le refaire sans aucun souci, n'importe où.

À l'heure où l'accent est mis sur la sécurité des soins, les protocoles, les vérifications en tout genre en anesthésie et dans les autres spécialités, comment se fait-il que personne n'ait vérifié ses diplômes ? Voilà tout un mille-feuille administratif au service de l'économie de santé qui utilise la qualité des soins pour fermer des hôpitaux et qui n'est pas fichu de vérifier l'essentiel : le toubib a-t-il de vrais diplômes lors de son embauche ?

Enfin, à quoi sert l'ordre des médecins, sinon à la vérification des diplômes ? Ce n'est pas une expression raciste, il s'agit juste de savoir si celui qui vous soigne est compétent, il s'agit de lutter contre des personnalités qui sont soit des escrocs, soit des cas psychiatriques, ou les deux. Le procureur a dit que rien ne l'empêchait de continuer à exercer cette profession avec ses faux diplômes. Comble de l'ironie : tout le monde l'a trouvé bon médecin ! Alors, à quoi servent les diplômes ? Enfin, les malades qu'il avait pris en charge n'ont pas été convoqués sous prétexte qu'il était en fait infirmier anesthésiste... Avant d'être opéré, d'être placé en réanimation, demandez à la direction qui vous soigne.

LA PETITE REINE AU PAYS DE LA FUREUR

Elle a été sauvée et va très bien! Charb et les autres adoraient le vélo et les histoires qui finissent bien. Je suis sûr que celle-ci leur aurait bien plu.

Noémie est magnifique sur son grand vélo hollandais. Une classe folle sur les pavés et le bitume de Paris, capitale où le roi de la route est de plus en plus la petite reine. Désormais, des millions de personnes font du vélo dans les villes, et les accidents graves sont très rares. Elle pédale depuis longtemps, ce qui lui donne un corps d'athlète, sans une ride. Elle est très grande, et sa jolie robe discrètement fendue sur les côtés laisse apparaître de très beaux jambons en guise de cuisses et du jarret à faire douter un coureur du Tour de France.

Noémie a toujours son sac dans son panier à l'avant, avec ses cours d'enseignante d'université et ses affaires personnelles, comme pour un long voyage. Elle parcourt Paris comme un rayon de soleil traversant la grisaille des boulevards. Dans son sillage, ses cheveux volent au vent tel un étendard de beauté, et une odeur discrète fait fuir celle des pots d'échappement. C'est aussi ça, l'élégance : rester belle, alors que vous êtes entourée de laideur. Enfin, j'imagine tout ça, agenouillé à côté de son corps, sur le bitume.

Arrivé juste après la collision, je m'empresse de faire quelques gestes pour tenter de la sauver. La roue avant de son vélo tourne encore. Les voitures ne s'arrêtent pas pour un accident, car le stress emporte toutes les consciences parisiennes. Des CRS en patrouille se sont déployés pour empêcher qu'elle soit écrasée. Noémie est allongée au sol, la tête en sang, inconsciente. Elle dort sur le bitume comme un pantin désarticulé, éclairée par le soleil de l'été finissant. Sa jolie robe flotte encore un peu au vent, comme pour la soulever et la remettre sur le vélo. Son visage est rayé par son sang qui coule. Elle est dans un coma profond. La foule, toujours aussi conne, klaxonne et gueule. Elle n'entend plus rien.

Les secondes sont lourdes, car un médecin sans matériel est un peu démuni. Je devrais avoir un sac à main, comme elle, avec mon hôpital dedans... Les murs des immeubles restent de pierre, des gens regardent par les fenêtres et demeurent étrangers à tout ça. Je fais ce que je peux pour freiner les hémorragies. En alertant les secours, je demande déjà que les chirurgiens soient prévenus. Elle a un traumatisme crânien très grave et un fémur à angle droit... Son souffle se fait de plus en plus difficile.

Pendant ce temps, un témoin raconte : elle roulait sur la bande cyclable. Soudain, un camion avec une plateforme transportant du matériel d'échafaudage l'a doublée. Chacun respectait les signalisations routières, sauf que l'un des battants du camion s'est brusquement ouvert juste au moment où il la doublait ! La lourde plaque de fer est tombée sur la tête de Noémie. Elle a été assommée et s'est affaissée sur le bitume comme un arbre qui tombe. Elle a failli se faire écraser par le camion, qui n'a rien vu. Ce sont des automobilistes qui l'ont arrêté.

Qui est responsable : le chauffeur, le propriétaire du camion ou le constructeur, les vis ? Laissons les experts se pourrir la vie. Le problème est de sortir Noémie de son coma et de la sauver.

En moins de dix minutes, deux pompiers sont arrivés. Eh oui, par économie et pour faire comme beaucoup d'autres pays, leurs effectifs sont passés de trois à deux dans les véhicules de premiers secours ! Nous la plaçons sur la civière. La roue de vélo s'est arrêtée de tourner. Mon collègue Jean-Pierre, grand médecin, un homme massif et rassurant, vient d'arriver et commence la réanimation dans le véhicule du Samu. En quinze minutes, elle est perfusée, traitée et placée sous respirateur artificiel. À peine quarante minutes après le choc, elle est arrivée directement sur la table des chirurgiens, qui ont fait le maximum pour enlever les hématomes dans sa tête. C'était il y a quinze jours, depuis elle se bat comme un coureur cycliste qui remonte la pente dans le mont Ventoux. Pour l'instant, nul ne sait si elle va s'en sortir. Il faut du temps en médecine et beaucoup d'humilité. Une chose est certaine : le casque de vélo n'est peut-être pas obligatoire, mais il est vital d'en avoir un.

HYPOCONDRIAQUES, NE LISEZ PAS ÇA !

Il ne faut pas dire « le cancer », mais « les cancers ». Leur développement est négligé par les pouvoirs publics. Mais ceux qui le subissent moralement sont les personnels soignants et les médecins. Être cancérologue est un métier très difficile où la mort est présente à chaque instant. Mais il ne faut jamais perdre espoir : les guérisons existent.

Il se voyait battant, fort, forcément tout le temps. Avait tout axé sur sa carrière de cadre. Des idées carrées, une vie construite comme un programme de télé, d'heure en heure, de jour en jour. Une vie paramétrée, conçue comme un bilan comptable. Alors la douleur dans le ventre ne l'inquiétait pas plus que ça. Elle venait, disparaissait. Il pensait que c'était une gastro, la fatigue, l'alcool, ou le stress, comme lui disait son ostéo, et puis les gélules d'homéopathie le calmaient si bien. En avril, son médecin lui a fait faire l'échographie. Sournoisement, un crabe avait déjà tissé une toile effroyable dans son corps. 45 ans, ce n'est pas si vieux que ça, surtout lorsque vous vous découvrez atteint d'une putain de maladie !

Les cancérologues de l'hôpital font ce qu'ils peuvent. Mais la science n'avance pas comme il faudrait dans cette guerre contre les cancers. Au quotidien, les moyens manquent, depuis le début du cancer jusqu'aux soins palliatifs. Sa famille ne comprend pas pourquoi on ne le guérit pas. À l'heure d'Internet, du portable, où l'inaccessible ne semble pas impossible, ses proches n'ont pas bien compris la gravité de ces petites cellules cancéreuses qui creusaient leur désespoir.

Il n'y avait pas de place dans le service de cancérologie qui le suivait, alors nous l'avons gardé aux urgences, dans une chambre avec une belle vue sur le ciel. Il souffrait beaucoup, physiquement et moralement, et son corps usé se déformait de plus en plus vite. Parfaitement conscient, il me posait des questions : « J'en ai pour combien de temps ? », et, un coup, il hurlait : « Je vais crever, hein, dites-le-moi... », dans un sanglot d'enfant. Les infirmières, les aides-soignants, l'interne, nous ne le connaissions tous que depuis quelques heures, mais nous étions déjà proches. Cette intimité est la plus pesante et en même temps la plus sincère que je connaisse. Seul demeure l'essentiel avant le dernier souffle. On va l'aider à ne pas souffrir, à ne pas avoir trop peur de se rendre, de se perdre et de tout abandonner.

Au bout de quelques jours, son corps n'était plus que souffrance. Sa conscience était parfaite, il savait ce qui allait arriver. Il avait besoin qu'on lui prenne la main, qu'on reste à côté de lui. La morphine calmait sa douleur, mais c'était dur. Toute l'équipe vivait cette agonie.

La veille de sa mort, il n'avait plus mal, il appelait sa maman dans un demi-sommeil. D'un côté de la porte, sa femme pleurait, car elle ne le savait pas aussi malade, de l'autre côté le personnel pleurait aussi. Il y a des jours où le couloir se transformait en fleuve de larmes.

Son visage d'un coup s'est apaisé, passant du rose à un jaune pâle cireux. La tête s'est inclinée sans bruit. Il a lâché la photo de ses enfants qu'il avait dans sa main. Sur la table de chevet, un iPod qui murmurait encore et une mauvaise photo en bordure de mer avec une autre femme que celle qui pleurait à gros bouillons...

Peu avant, il m'avait confié, avec un grand sourire, que la vie valait le coup d'être vécue de bout en bout, que seul comptait l'amour, que regarder les nuages et le soleil sans souffrir était un trésor. Je crois qu'il aurait voulu que j'ajoute que les sentiments sont plus importants qu'un compte en banque ou qu'une belle carrière... Désormais, il sait ce que nous ignorons encore.

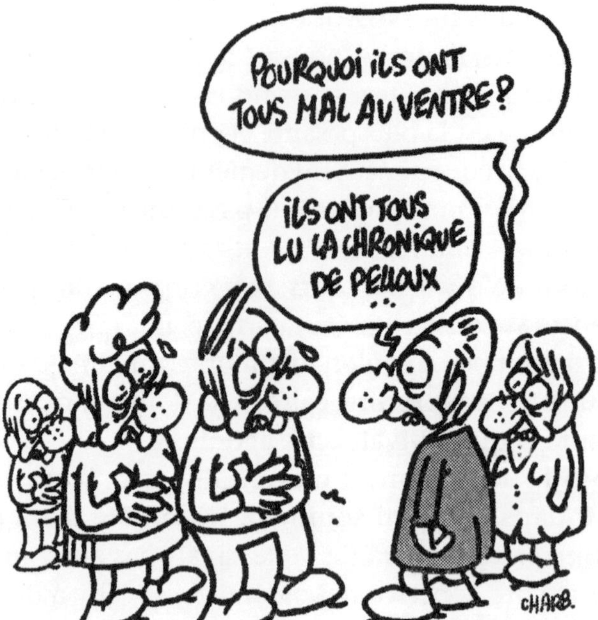
POURQUOI ILS ONT TOUS MAL AU VENTRE?
ILS ONT TOUS LU LA CHRONIQUE DE PELLOUX
...
CHARB.

TOUT EN YOGA !

Tout a commencé il y a quatre mois où, entre des nuits agitées par des cauchemars effroyables dus aux attentats et des journées à lutter contre les visions horribles, je me suis dit : Et si j'allais faire du yoga ? Mon corps est devenu une grande guimauve, mes muscles et mes articulations en répétition pour devenir statue, sans compter les douleurs diverses et variées.

Ni une ni deux, me voilà à pousser la porte d'un club de yoga parisien, tout intimidé par mon inexpérience, ma souplesse d'éléphant, mon âge, mon bide d'homme enceinte de vingt-cinq ans... La voix tranquille de la prof, le côté souriant des gens présents dans la salle ont eu raison de mes hésitations en quelques minutes. Un doux sentiment m'envahit de me retrouver chez les hippies, dans une génération *peace and love* que j'adore, dans une salle où le pouvoir des fleurs signifie encore quelque chose. J'ai l'air con en short comme un bonhomme de Reiser avec mon tee-shirt de Springsteen. Les études scientifiques sont toutes concordantes, le yoga, la méditation améliore l'état de santé des malades chroniques... Alors, pourquoi pas moi ?

Mais que la fête commence. Tel un petit bouddha rouillé, je tente de m'asseoir sur deux couvertures posées sur mon tapis vert. Ça craque de partout. Mes chevilles se demandent ce qui se passe. Mes genoux font la gueule et restent droits tels des arbres morts, quant à mes hanches, elles ne veulent pas bouger, comme en grève. Il semble hors de question d'incliner quoi que ce soit. Les muscles? Ils sont devenus avec le temps des barres de fer indéformables mais plus question de se plaindre, la séance commence par trois « hom ». Vu de l'extérieur, il est possible de croire en un troupeau d'imitateurs de vaches. Mais pas du tout! D'emblée, une sorte de concentration se fait. En plus de l'odeur du parfum de la voisine, je sens mon corps en peine comme un cargo qui tente de se libérer des glaces de l'hiver.

Les étirements commencent. Je suis l'oisillon qui apprend à voler, le poulain qui tente de se mettre sur ses pattes, l'herbe qui dégèle. C'est fou comme en quelques années je suis devenu rigide, comme empêtré dans une armure. La prof qui fonde beaucoup trop d'espoir dans mon corps nous demande de nous étirer. Du sacrum aux cervicales! Plus personne ne pensait à mon sacrum, pauvre petit os, et voilà qu'elle souhaite le faire bouger... À force de soigner tant et plus de malades, j'ai oublié de m'occuper de mon cul, de mes vertèbres, mais mon rachis, *a priori*, n'est formé que d'un os de bas en haut. Je suis de marbre et elle me voit roseau. Mains croisées au bout de mes avant-bras et bras, je viens de redécouvrir que mes épaules et coudes pouvaient se tendre. J'étais comme reclus. Mes articulations des membres supérieurs ne valent pas mieux que celles des membres inférieurs, et entre les deux, un constat: je ne sais pas respirer. Je transpire comme si elle m'avait mis à égoutter sur le tapis qui devient mon espace vital! Des craquements comme des vieilles portes qui s'ouvrent de nouveau accompagnent tout ça. Il faut expirer et inspirer en même temps... Alors là, mes centres de coordination ne comprennent même pas de quoi il s'agit, je suis tour de Pise, je suis le vieil arbre mort qui ne tombe pas, mais j'en ai bien peur ! C'est le branle-bas de combat dans mon appareil neurologique et d'équilibre ! À côté de moi, une dame doit avoir cinq fois plus d'articulations que moi. À deux rangs, une jeune femme doit être faite en élastique, un jeune homme éphèbe n'a pas un gramme de graisse et semble être le modèle des statues de la Grèce antique... Mais pas le temps de les regarder, il faut, jambes tendues, rotules relevées, cuisses rentrées vers l'intérieur, poser les mains sous les pieds. Ça fait des siècles que mes mains rêvent de toucher mes petons et je reste courbé comme cet arbre penché par le vent. Et qui m'a mis un ventre pareil ?! J'avais pas ça il y a trente ans ! Mais au yoga, ce qui compte, c'est le bien-être et non la performance.

Le cours n'a commencé que depuis dix minutes et je l'évalue à dix heures ! Je n'ai jamais fait autant de choses de mon pauvre corps, même dans mes ébats amoureux. Il est temps d'entamer les torsions. Impossible ! Il faudrait qu'accroupi je torde mon torse vers la gauche et la tête vers la droite en mettant une main derrière et l'autre vers l'avant tout en respirant... ! Donnez-moi de l'air et de l'huile pour mes rouages. Cette position sur les pieds m'enfonce des épées dans les deux chevilles. Alertez les pompiers pour me relever !

Nous enchaînons les positions : le chien tête en bas, et j'entends mes vertèbres craquer comme un bateau qui se libérerait de ses amarres, l'arbre, l'oiseau, le cobra... Mon arbre est à l'automne, mon oiseau bat de l'aile et mon cobra est aussi dangereux qu'un dentier sans propriétaire. Mais il est temps de mettre mon talon sur mon anus ! Ah non, pas ça !?! Et si ! Avec le yoga, tout devient possible, naturel et simple. Je n'avais pas fait les pieds au mur ni le poirier depuis le collège, et me voici en confiance par la sublime prof qui est un peu une infirmière, une ostéo, une psy, une mécanicienne, une dompteuse de corps échoués sur les plages d'une société qui les maltraite. Elle m'encourage avec des sourires car il y a de quoi en voyant l'ancien bébé que je suis tenter de bouger ! Déjà une heure et demie que je tourne, j'étire, je respire, je craque. Vient la posture de relaxation, et croyez-le ou pas... je me suis endormi sur le tapis comme une baleine échouée.

Ça ? C'était hier ! Les profs du cours ont une bienveillance et une gentillesse qui font que tous les âges, toutes les personnes se sentent bien au yoga, et ça soulage toutes les blessures. Le plus agréable étant le silence et la concentration, le petit instant qui fait que le cerveau laisse passer les idées sans les entretenir, où la force intérieure devient l'excellence et donc le bien-être. Ces cours sont comme des grandes vacances qui vous assurent que ça va aller mieux, vous revenez de ce voyage dans votre corps dans un état de plénitude et de contentement. Je n'ai jamais été aussi souple après une année, mais en y allant deux fois par semaine, voire plus ! À noter que mes douleurs ont disparu et que la concentration est revenue. Je ne saurais donc que vous recommander de pratiquer à votre rythme, tel que vous-même, mais avec assiduité, le yoga. Non, il ne s'agit pas d'une secte, bien que des fois des zozos pas rigolos en mettent dans leurs dérives sectaires, mais juste de comprendre que se faire du bien commence aussi par le corps. Yoga matin, midi et soir, vous dis-je de la part de mon corps. Namasté !

JUSQU'AU BOUT

C'est l'histoire d'un mec qui n'est pas du tout Coluche et pas du tout rigolo. Un austère, voyant le mal partout, capable de porter plainte pour attouchements si vous lui serrez la main. Un gars malin qui menace de procès, non seulement son immeuble, mais aussi le quartier, les institutions de l'État, de l'école au cimetière, de la mairie au monde entier. Il y a toujours un côté mégalomaniaque chez le paranoïaque, qui pense que tout a été fait sur la planète contre lui. Mais comme les soucis n'arrivent pas qu'aux gens bien et tombent aussi sur les crétins, ce grand monsieur a eu un banal mal au ventre. Évidemment, ce type de personnalité ne peut absolument pas avoir confiance en un médecin.

Tout a commencé il y a un an avec des douleurs abdominales fréquentes et répétitives. Il a lu plein de sites médicaux sur Internet et il s'est soigné tout seul. C'est de plus en plus fréquent, les gens achètent des médicaments, sur des sites étrangers ou non, sans se soucier de la qualité ni de l'adéquation entre la molécule, le traitement et la maladie. Au départ, il s'est senti mieux, et, comme il refuse de cotiser à la Sécurité sociale, il a commencé à expliquer à ses proches qu'avec Internet et le libéralisme la médecine est devenue une simple consommation. Malheureusement pour lui, les douleurs au ventre ont repris, plus profondes, plus diffuses, avec une alternance de constipation et de diarrhées et l'apparition de nausées.

Un jour, il a plus mal qu'à son habitude, comme si un couteau lui était entré dans le ventre, et la douleur l'a fait s'écrouler. Il a quand même trouvé exagéré que des pompiers aillent le ramasser sur le trottoir pour le transporter aux urgences. Il n'a fallu que quelques minutes d'interrogatoire par l'urgentiste, un examen clinique et quelques coupes du scanner abdominal pour voir que son pancréas était déjà bien bouffé par un cancer. Après quelques négociations, ce monsieur a décidé de partir de l'hôpital parisien pour aller voir ailleurs, n'ayant pas confiance dans le service public. Bien entendu, son épouse a rappelé les urgences pour les engueuler, ne comprenant pas que son mari n'ait pas été hospitalisé... Mais c'est LUI qui avait tout refusé.

Le temps a passé, et il a recommencé à souffrir le martyre tout en menant ses recherches et enquêtant sur ce cancer par Internet. Il est devenu son propre docteur et il a commandé des médicaments de pays lointains en payant des fortunes. Pendant ce temps, la maladie continuait à se répandre un peu partout. Perdant du poids à vue d'œil, il a décidé, avec sa femme, d'aller voir un grand spécialiste aux États-Unis. Le voyage fut effroyable pour lui, mais, pour un libéral, aller se faire soigner au pays du capitalisme, c'est un peu le paradis et le début de la guérison. La consultation leur a coûté deux mois de smic, non remboursés. Comme ils ne parlaient pas trop l'anglais, ils n'ont pas tout compris, sauf que la voix du docteur était très douce et compatissante. Mauvais présage...

Aussitôt arrivé là-bas, aussitôt reparti vers la France lorsqu'ils lui ont annoncé le prix de l'hospitalisation pour tenter de freiner la maladie. Arrivé à l'aéroport de Roissy, il ne tenait plus debout. Le Samu est venu le chercher et l'a reconduit aux urgences, où le diagnostic avait été posé... Il est retombé sur le même urgentiste, qui l'a repris en charge. La maladie s'était multipliée et l'avait envahi de partout. Lui qui n'aimait pas le service public ni la Sécurité sociale a été pris en charge par toutes les équipes nécessaires à son état, sans qu'il sache le coût de son traitement. Il ne s'en sortira pas, mais, actuellement, il n'a plus mal, et la maladie est un peu freinée. Il a perdu du temps avec l'illusion du savoir facile par le Net et sa bêtise politique qui l'a conduit à fuir un système qui aurait pu peut-être le sauver davantage.

LES MORTS FROIDS DE LA SAISON CHAUDE

Les chiffres sont tombés : 3 300 morts supplémentaires lors des épisodes caniculaires de l'été dernier. Sans aller chercher les mots qui blessent, il faut quand même dire les choses : de toute façon, les canicules tuent. Et elles tueront encore, car ce sont des catastrophes. Nous pouvons toujours tendre de toutes nos forces vers le « zéro mort », il est impossible à atteindre. Le risque zéro n'existera jamais, pas plus que l'éternité. C'est la triste vérité. Mais ce n'est pas pour autant que nous ne devons pas progresser au niveau de l'organisation, rendre plus humain l'accès aux soins et s'occuper des autres. La canicule de 2006 avait provoqué la mort de 2 000 personnes, alors que statistiquement il aurait dû y en avoir 6 000.

Combien aurions-nous eu de morts cette année si rien n'avait été fait ? Peut-être trois à dix fois plus sans la prévention. Celle-ci a surtout joué au niveau de la conscience collective, en permettant aux gens de comprendre un peu plus que le soleil tue et qu'il faut se protéger de la chaleur, et en rendant ainsi visibles et palpables les conséquences du réchauffement.

Le problème est que la prévention des risques ne peut se contenter du stade contemplatif. On attendrait la canicule comme des badauds, pour agir ensuite en nous limitant au système des soins ? De ce point de vue, 2015 a marqué un progrès par rapport à 2003 : les politiques se sont bougés, notamment à la Santé. Il n'empêche que le fond du problème demeure : le réchauffement climatique ! Il faut donc passer à une politique de prévention incisive, prospective et innovante. Bien sûr, demander de changer toutes les toitures de Paris d'un coup est illusoire, mais il y a une marge… Pour l'instant, les toits végétalisés, les panneaux solaires et l'isolation de l'habitat n'en sont qu'à leurs débuts. Par ailleurs, il faut refuser le « tout-climatisation », qui est extrêmement coûteux en énergie et dont les conséquences sur les organismes s'avèrent douteuses.

Nous sommes exactement dans la même situation qu'avec les cancers de l'estomac : qu'est-ce qui les a fait baisser en soixante-dix ans ? Les progrès faits en médecine et sur la chaîne alimentaire. Qu'est-ce qui a fait baisser la mortalité sur les routes ? La prévention, la lutte contre la criminalité routière, la sécurité dans les véhicules et la prise en charge des victimes. Chaque fois, les deux sont liées : la prévention et l'amélioration de la prise en charge des victimes. Les 3 300 morts de la canicule 2015 ont le même profil qu'en 2003. Les décès des plus de 75 ans sont prépondérants. Néanmoins, on compte aussi quelques jeunes partis faire du sport en pleine chaleur.

La grande question est désormais de savoir comment aller plus loin pour éviter les conséquences du réchauffement climatique : passer à des énergies propres, durables, accessibles à tous, arrêter de gaspiller, reconstruire les habitats aux normes, en finir avec la voiture en ville et passer au vélo ! Vous riez ? C'est pourtant essentiel, et l'on pourrait parler de la surmortalité due à la pollution atmosphérique. La progression de la dengue en France est un indicateur très inquiétant. Les maladies subtropicales remontent. Si le paludisme est historiquement présent autour des aéroports – les moustiques aiment prendre l'avion avec leurs bagages de parasites –, il faut prendre très au sérieux les quelques cas de développement de foyers de moustiques dans le sud de la France.

Alors j'entends déjà les mauvais journalistes dire que je veux me mettre en avant pour passer à la télé et parler des conséquences du réchauffement climatique. Mais quelle bande de cons ! Seuls les vrais journalistes et les scientifiques peuvent comprendre que nous avons un énorme problème, qu'il nous faut changer en profondeur et surtout éviter le chikungunya, la dengue, le paludisme, sans parler de l'onchocercose et autres parasites présents dans nos fleuves. Bref, la canicule n'est pas la seule conséquence du réchauffement climatique. Il faut prendre en compte aussi une micro-écologie dramatique. L'avenir sanitaire et social des prochaines années se joue maintenant, et l'exemple de la France devrait servir de modèle à la COP21.

ENCORE UN POUR LE BUZZ

À la suite d'un accident de voiture mortel, deux familles anglaises ont accepté qu'une vidéo prise par leurs deux jeunes ados soit mise en ligne par la police pour les besoins de la prévention. Les Anglais montrent plus facilement que les Français des images très dures à la télévision et sur Internet. Personne ne sait si les campagnes réelles sont plus efficaces en termes de prévention que celles édulcorées. Sur cette vidéo, on voit deux jeunes conduire la nuit à plus de 140 kilomètres à l'heure sur une petite route en Angleterre. Le passager filme tout grâce à son smartphone. La culture de l'image permanente est en marche, et donc le jeune encourage le conducteur à accélérer tout en filmant. Ils foncent. Ivre, le conducteur a le visage érythémateux, les yeux rouges, les voix sont pâteuses et les gestes imprécis. Puis on entend une sorte de choc sourd et le silence. Plus un bruit, mais le téléphone a continué de filmer. Une voix leur dit : « Répondez ! Ça va ? » Mais ils sont morts.

Quelques semaines avant, toujours en Angleterre, des images d'un jeune motard sur son engin, filmées à l'aide d'une caméra fixée sur son casque, ont été largement diffusées. Il roulait à fond lorsqu'il a percuté une voiture qui tournait. Un simple « Oh ! » a précédé l'impact. Ces conduites en état d'ébriété qui finissent mal ont toujours existé, mais désormais n'importe qui peut devenir reporter d'images grâce à son petit téléphone. Cette frénésie à se faire filmer pour faire le buzz agit comme un démon qui pousse les personnes bourrées à aller plus loin dans les risques ! Une sorte de culte est née – avoir quelques secondes de gloire sur Internet –, même si c'est un suicide ! Souvenez-vous de la mode en Russie qui consistait pour les jeunes à faire la course à pied sur les wagons des trains en marche ! Un jeu qui en a tué plus d'un, soit par la chute, soit des suites de l'électrocution par caténaire, et chaque fois les secours ont retrouvé les téléphones encore en marche, montrant les derniers instants.

C'est la même chose partout. Comme ce soir où, sur la place de la Bastille, une petite bande, dont la parité était respectée jusque dans l'ivresse, a commencé à boire très tôt. La fête, sublime, a continué dans un bon restaurant, les flacons remplissant les verres de plus en plus jusqu'à leur virée en boîte de nuit. Là-bas, des alcools plus forts ont remplacé le pinard. Tout s'est très bien passé. Au petit matin, la clique était bien cuite de fatigue et d'alcool. Ils sont sortis et ont marché vers la place. Et là, impossible de savoir lequel ou laquelle a eu l'idée de dire à Kevin de monter sur le Génie de la Bastille. Le petit groupe a réussi à traverser la place un peu comme une mêlée de rugby qui cherche un ballon. Le jeune a alors commencé à escalader les énormes grilles. Ceux qui avaient encore de la batterie dans leur portable se sont mis à filmer dans une hilarité de fin de soirée. Le petit homme a un peu hésité, mais les autres lui ont titillé l'ego et il a commencé à enfourcher les grilles. Il a alors glissé. Le pic a pénétré sa cuisse en déchirant le pantalon, et il a eu mal. Les autres filmaient en riant. Lui ne riait plus car il était empalé sous les yeux de ses copains et la caméra des téléphones. C'est alors qu'il a senti le froid glacial entrer dans son pubis.

C'est une des nanas qui a appelé une voiture de police qui passait par là. Lorsque les pompiers sont arrivés, le jeune était toujours avec le pic enfoncé dans la cuisse. Non seulement la cuisse était ouverte, mais aussi le scrotum, et il était à quelques millimètres de la castration, mais à la Bastille tout de même ! Il a fallu des renforts pour le sortir sans laisser ses couilles sur le grillage. Pendant l'intervention, les policiers comme les pompiers ont tenté d'expliquer à ses amis bourrés qu'ils ne devaient pas filmer. « Pourquoi ? ont demandé les jeunes. On a le droit de tout voir ! » C'est vrai ! Même la connerie... Il a gardé ses testicules, et ils ont sans doute tous eu une bonne gueule de bois ! L'ivresse a trouvé un bon moyen de chauffer les petites foules à faire des conneries. Mourez, vous êtes filmé !

ÉCHANGISME MACABRE

Derrière l'anecdote, il y a le tabou de la mort. Qu'est-ce qui se passe après ? Comment est considérée votre dépouille ? Que se passe-t-il dans la boîte ? Au final, l'hôpital a payé et les familles se sont tues. Tout s'achète, souvent.

Ce fut une nuit comme toutes les nuits dans un hôpital : la mort vient chercher quelques personnes, et la vie vient en apporter quelques autres. Mais, cette nuit-là, deux dames, très âgées, sont mortes presque en même temps, l'une de cet épouvantable cancer du pancréas, l'autre de son cœur qui en a eu marre de battre. Le hasard fit qu'elles portaient le même nom et le même prénom. Après les soins de préparation des corps par les infirmières et les aides-soignants, les deux nouveaux cadavres se sont retrouvés à la morgue. Ils ont fait alors une blague de cadavres...

Le matin, la famille de la première dame est arrivée, et n'a pas voulu voir le corps. Ils sont repartis avec le cercueil, derrière le corbillard, avec les croque-morts de service. Tout droit au four crématoire, après un passage éclair devant un prêtre. En quelques heures, il ne restait plus qu'une urne remplie de cendres.

L'autre dame a attendu trois jours l'arrivée de sa famille. Ils venaient de très loin. À la présentation du corps, stupeur froide et macabre : ce n'est pas la bonne Sarah ! Hurlements de la famille, inquiétude des administratifs, panique des soignants... Où est la bonne, et qui est ce cadavre ?

Le préposé à la morgue n'avait pas contrôlé les étiquettes. Et puis comment aurait-il pu s'apercevoir à coup sûr de l'erreur, avec des photos qui datent parfois de dizaines d'années avant la mort ? L'une à la place de l'autre, tout simplement. Un échange de cadavres et, dans le cas présent, de religions. Pour les mortes, cela n'a rien changé. Le problème, c'est que celle qui était devenue un tas de cendres dans une urne avait un caveau familial qui l'attendait, avec toutes les cérémonies rituelles et spirituelles qui vont avec. Tandis que l'autre, qui avait vécu seule et n'avait jamais rencontré sa famille, se retrouvait entourée par des pleurs, des hurlements de colère et des engueulades dans une morgue d'hôpital. Sa famille, prévenue, a cru à une blague, avant de nous dire : « On s'en fout, mais on ne recommence pas la crémation, ça coûte trop cher... » L'hôpital, après des excuses appuyées, a dû verser des indemnités.

La physiologie de la mort est la même pour tous les cadavres. La religion n'apporte aucun changement après le dernier souffle. La spiritualité et son folklore n'y changent rien : sans oxygène, sans eau, il n'y aura pas de gaz dans le tube digestif, ni de lumière dans les yeux...

Même le pape n'y échappe pas. Depuis le temps qu'ils prient, la mort n'a pas changé ses manières. Elle est plus tardive, mais c'est grâce aux progrès de la science, pas aux passes magiques et aux coups de goupillon. La culture de l'enterrement est surtout une psychothérapie de groupe, destinée à entamer le deuil, entouré de l'affection des proches.

Quant à la résurrection, n'y pensons même pas. Vu l'explosion démographique, on se demande déjà où on va mettre les vivants à l'avenir. Alors si en plus les morts reviennent... Et puis il n'est pas sûr que tous les cadavres aient le même humour que les deux nôtres.

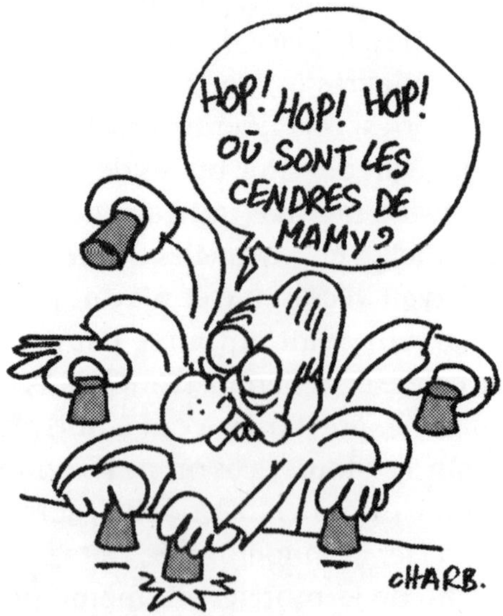
HOP! HOP! HOP!
OÙ SONT LES CENDRES DE MAMY?
CHARB.

LES PASSAGERS DU TEMPS

Deux pour le prix d'un, vous diraient les économistes, deux malades, pour les médecins et madame et monsieur Martin, ou les Martin, comme ils disent dans l'immeuble, pour le voisinage. Ils sont dans ce petit immeuble parisien depuis toujours. Il est possible qu'il ait été construit autour d'eux ! Dans le hall, le carrelage est celui du début des années 1950, en petite mosaïque, l'escalier, en bois ciré, est briqué comme au premier jour. La concierge ne nous a pas entendus arriver. Elle a crié un « Qu'est-ce que c'est ? » alors que nous étions déjà au deuxième. « Les Martin ! Quatrième gauche. » Elle semble avoir dépassé l'âge de la retraite, mais elle est alerte et occupe tout l'espace des parties communes, son royaume.

L'appartement est très bien rangé et très propre. On est comme dans un musée du milieu du siècle dernier. Tout s'est figé avec les prises, les éclairages, le téléphone et le mobilier vintage qui a peuplé l'univers de Tati. Monsieur est vêtu d'un costume trois pièces à l'élégance tout droit sortie des films en noir et blanc de Jean-Pierre Melville. Madame est dans le grand lit aux draps bien pliés. L'odeur est celle des eaux de toilette d'antan.

Madame n'est pas bien du tout, car le couple a refusé de se soigner depuis que leur médecin est mort. Le comble pour un médecin : mourir avant ses malades ! Étant donné qu'il n'a pas eu de remplaçant, tout s'est compliqué pour eux. Alors ils se sont laissés aller comme si l'époque ne les intéressait plus. Il n'a pas fallu chercher loin les problèmes : les deux sont déments et vivent dans un monde à part. Ajoutez à cela qu'ils ne voient plus rien et n'entendent plus grand-chose, et vous aurez une situation à la fois absurde et finalement assez stable dans leur démence.

La concierge est montée au rythme de ses prothèses de hanche. Elle nous a raconté qu'ils n'étaient plus sortis pendant presque une année. L'absence d'ascenseur les avait enfermés dans leur appartement, devenu une sorte de prison dorée aux portes closes par leur désorientation.

L'amour est au quatrième gauche.

Dans son lit, madame ne respirait pas bien à cause de son insuffisance cardiaque très grave. Pendant que nous la prenions en charge, monsieur s'est assis à côté d'elle et lui a pris la main. Ils se regardaient avec la tête de ceux qui auraient vu des extraterrestres dans leur chambre. Inutile de leur poser des questions, elle ne peut pas parler tant elle est essoufflée, et lui ne sait pas et nous propose de téléphoner à son médecin...

La concierge explique que ce sont les étudiants du dessus qui leur font les courses et qu'elle se charge de leur préparer une soupe et des pâtes le soir. Ils sont comme un radeau abandonné dans l'océan du temps. Impossible de les laisser là et encore plus difficile de les hospitaliser tous les deux au même endroit. Mais lui refuse de lui lâcher la main. Ils sont tels deux enfants perdus.

S'il est évident que madame sera admise en réanimation cardiologique, monsieur devra rejoindre, quant à lui, une unité de gériatrie aiguë. Et, faute de place, les deux iront dans deux hôpitaux différents. Comme ils n'ont plus de famille, la liaison sera difficile. Lorsqu'on leur a dit qu'il fallait partir, lui s'est levé, a remis ses habits en place et a embrassé madame. Pas le bisou sur la joue, mais le vrai baiser, comme si c'était le premier... L'un et l'autre devaient savoir que c'était le dernier.

À peine arrivée en réanimation, madame a fait un arrêt cardiaque. Morte sur le coup. Nous nous sommes inquiétés pour lui, qui était arrivé aux urgences de l'autre hôpital. C'est un jeune interne qui lui a annoncé qu'elle venait de mourir. Il a pleuré un peu, puis s'est tu. Il a passé la journée aux urgences, le bilan n'était pas trop mauvais, et, à part sa démence, ils n'ont rien trouvé. On lui a attribué une chambre en début de soirée. Paraît-il qu'il n'a mangé que de la soupe et a réclamé des pâtes... Il est mort durant la nuit, dans son sommeil.

L'assistante sociale a veillé à ce que les deux corps soient accueillis dans la même morgue... Ils avaient vécu toute leur vie ensemble, alors autant ne pas les séparer ! Ils ont fini ensemble, sans doute comme ils l'avaient voulu. Ce n'est donc pas triste !

À LA RETRAITE, ET QUE ÇA SAUTE

Avec la vague de départs massifs à la retraite qui s'abat sur les hôpitaux, tout le monde connaît désormais un préretraité dans chaque service. Le docteur Michel adorait son métier, dont il avait une vision toute personnelle.

Alors que les fins d'exercice sont souvent très compliquées chez les médecins – chez qui le métier est tellement intriqué à la vie personnelle –, ce Michel, lui, s'en foutait. Il était même très enjoué dès qu'il évoquait son départ à la retraite, nous parlant de ses voyages, de ses occupations à venir, qui allaient de la visite de musées aux stages de poterie, en passant par la chasse.

Il se croyait encore éternel. Quarante-cinq ans qu'il traînait dans les hôpitaux de Paris. Un lacet aurait suffi à cerner sa personnalité. Pas plus. Ses idées tournaient en boucle : tout était mieux avant ! Les gens, la société, la culture, la politique, l'éducation, les hôpitaux, les malades, les médecins, l'organisation sanitaire, la politesse. Peut-être même les animaux, les arbres, les fleurs...

Travailler avec lui n'était pas simple parce qu'il fallait affronter ses histoires. Pour une phrase sur le présent, il en déclinait dix sur son passé, que tout le monde avait fini par connaître sur le bout des doigts. Lorsqu'il entrait dans une pièce, il fallait se planquer, car, à coup sûr, il allait déblatérer ses rancœurs sur son exercice médical, sur ses relations avec les familles, les malades et sa vie personnelle. Je ne sais pas qui avait eu l'idée de le charger d'enseignement à la fac, mais son cours de médecine était sans doute le plus dépressogène au monde.

Rien n'allait ! Ça finissait même par en être drôle, surtout lorsqu'il prenait des familles en urgence, en les engueulant parce qu'elles « demandaient trop à la société ». Quand je pense à toutes les plaintes qu'il a reçues à force de refuser d'envoyer des ambulances chercher les malades. Pour motiver son refus, il expliquait : « Il y a quelques années, il n'y avait pas tout ça, les gens se débrouillaient, alors faites pareil ! » Sans compter toutes ces fois où il se persuadait que le malade n'avait rien, alors que plus rien n'allait...

L'homme ne vole jamais bien haut ni loin.

Parfois, c'était pas drôle du tout. Il avait un point d'excellence, ce toubib : la cardiologie, bien qu'il soit resté à l'ancienne école, refusant de croire à l'échographie ! C'était malgré tout un as de la lecture de l'électrocardiogramme : il auscultait les cœurs comme les cambrioleurs professionnels percent les coffres-forts. Un jour, on s'était engueulés, car, alors que j'étais débordé aux urgences, il avait quand même décidé de m'envoyer des malades en plus. J'avais reçu une lettre incendiaire avec en-tête et tampons comme si elle émanait du chef du Samu, sauf qu'elle était signée par ce sacré Michel ! Il avait piqué le papier et avait fait ce qu'il aimait le plus : dénoncer ses collègues aux malades ou à l'administration.

Au moment de partir à la retraite, il a fait un petit pot très généreux devant la machine à café, avec ceux qui allaient partir dans les deux ou trois ans. Je l'ai croisé et, pour la énième fois, on s'est engueulés. Il était question de chasse. Lui m'expliquait qu'elle participait à l'écosystème, et moi, je lui disais que c'était n'importe quoi, ce massacre d'un autre siècle.

Dix jours après son départ, il a choisi un hôtel bien pourri en banlieue, coincé entre des sillons d'autoroutes et des hangars. Il est arrivé très calme, personne n'a rien remarqué de spécial à part qu'il était très bien habillé. Après quelques instants, il a téléphoné au réceptionniste pour lui dire : « Attention, je vais descendre de ma chambre ! » Celui-ci, à peine le téléphone raccroché, a entendu comme un gros sac de bois lourd s'écraser devant l'entrée. Michel venait de sauter par la fenêtre. Tel était son humour, très noir. Sa retraite aura duré huit jours, il a laissé une bouteille de champagne vide et une lettre un peu délirante de plusieurs pages, dans laquelle il expliquait que c'était mieux avant et terminait par : « Je me fais chier ! »

VOUS NE TROUVEZ PAS QUE ÇA SENT LA GUERRE ?

Mais comment est-il arrivé dans le couloir de cet hôpital parisien ? Le pourquoi, on le connaît : après une vie entière (soixante-dix ans) passée à Bagdad, ce chaldéen – chrétien d'Orient appartenant à l'Église catholique – a dû fuir son pays, l'Irak ! Lui et sa famille ont survécu à toutes les guerres du Golfe et à l'ère post-Saddam Hussein. Mais la persécution des chrétiens, qui vise donc entre autres sa famille, s'aggrave depuis deux ans, et leur vie est désormais menacée.

Lui était professeur d'histoire à l'université. Il vivait les récents événements comme une guerre d'un autre siècle, encore plus injuste que les précédentes. Il voulait rester dans son pays coûte que coûte, militer, se battre, au moins sur le plan des idées, ne pas se laisser faire. Il voulait écrire des textes, fédérer des convictions politiques en faveur de la paix, tenter de convaincre les autres de résister et de se battre, toujours, contre le nazisme de Daech.

À l'hôpital, l'un de ses fils, resté à ses côtés, raconte, dans un français impeccable, comment ils ont tous fui par peur du massacre. Son père ne voulait pas partir, car il se sentait protégé par ses amis arabes, ni laisser les intégristes l'emporter. Voilà des dizaines d'années qu'ils vivaient sans problème, mais, devant la dégradation de la situation et les découvertes récentes attestant les génocides commis par l'État islamique, ils ont embarqué pour l'Europe, pour la France. Des associations d'entraide, les ambassades et leurs amis irakiens à Paris ont fait tout ce qu'il fallait pour qu'ils puissent quitter le pays. Cette migration pour raison de guerre est aussi effroyable que la migration économique, bien qu'elle s'accompagne en plus d'une sorte d'indifférence générale à la guerre et d'une haine rampante à leur égard, ressentie comme une double peine.

Le vieil homme, en très bonne santé avant son départ, a perdu tous ses biens et surtout ses livres ! Lui, le professeur, était toujours très élégant, paraît-il; il est aujourd'hui habillé de vêtements chauds, dépareillés, donnés sans doute par des associations d'aide aux réfugiés. Il enrage tout seul de cette injustice, de cet exode forcé et de son arrivée à Paris. Son fils nous a expliqué qu'entre la solidarité des Irakiens vivant en Europe et celle des associations leur séjour avait relativement bien débuté, chez des amis d'amis... Ils avaient surtout besoin de dormir pour récupérer de leur stress ! Mais son père n'a pas pu : il a commencé à ruminer, à ne plus s'alimenter, à pester et à fulminer contre tout.

Un soir, au dîner, la colère a monté. La famille discutait calmement jusqu'au moment où, évoquant un souvenir anodin dont chacun avait une version différente, le père est entré en conflit avec eux. Ce qui aurait pu être drôle ou émouvant a d'abord muté en colère sourde avant de se transformer en crise d'hystérie : il s'est mis à parler de plus en plus fort, puis à hurler. Il répétait en boucle qu'il ne voulait pas quitter son pays, qu'il ne craignait pas de mourir assassiné par les islamistes et qu'il acceptait ce danger terrifiant. À la fin de sa colère, lorsque le ton a baissé, il s'est assis dans un grand silence, a blêmi, s'est retrouvé couvert de sueur et s'est endormi, comme s'il avait été débranché.

Ils ont tenté de le réveiller, mais il venait d'avoir une rupture d'anévrisme ! Comme à chaque fois dans ces cas-là, la machine sanitaire s'est mise en branle : les secours, l'hôpital, le scanner cérébral... Le diagnostic : la guerre l'a renvoyé de chez lui, mais la colère l'a mis dans le coma.

L'ambulance du Samu a roulé rapidement en direction du service spécialisé. Comme n'importe quel malade dans son cas, il est allé en neurologie interventionnelle. Comme il est réfugié, il a bénéficié de l'aide médicale d'État, donc il ne paiera rien, ce qui a rassuré le fils. En Irak, il serait sans doute mort ! Tout a été fait comme pour n'importe quel malade. Les médecins l'ont soigné, l'intervention s'est bien passée. C'était il y a dix jours. Il va mieux.

Sa colère a failli le tuer, et la science l'a sauvé. Après une période de convalescence et de rééducation, il devrait tout récupérer. Enfin, sûrement pas sa maison à Bagdad, ni ses livres, ni sa terre, ni un Irak en paix, ni la fin du terrorisme... La médecine ne peut pas tout.

UNE NUIT EN ENFER

Vendredi, vers 21 h 21, j'ai reçu d'un médecin du Samu de Paris ce SMS : « Fusillades, viens ! » Ce message tant redouté, je savais qu'il viendrait un jour. J'ai foncé pour prendre mon poste en régulation comme un automate, sans réfléchir, totalement dissocié de mes émotions, dont on se fiche pas mal. Il y avait peu de monde alors que je traversais Paris, mais une sorte de pression montait. Paris est un cœur battant qui ressent très vite le temps, les craintes, les attaques, mais aussi les joies des temps heureux. La cour du Samu et celle de l'hôpital étaient emplies d'une agitation raisonnée et professionnelle. Les premiers collègues étaient partis rue Bichat et rue de Charonne. Les autres se préparaient dans le silence, comme une armée en campagne qui sait que la bataille a commencé. Le matin même, nous avions participé à un exercice évoquant exactement ce scénario : un attentat multisite avec des explosions et des mitraillages aux armes de guerre. Les hasards, les coïncidences...

Un silence massif est tombé sur le centre de régulation. Me voici au milieu, avec quatre collègues. Nous allons coordonner les secours dans cette partie en enfer contre la mort. Pas question d'écouter nos émotions : ils ont besoin de nous. Sur les écrans, les trois chaînes d'info, iTélé, BFM et France 24, tournent en montrant les images du front. Tout va très vite. Comme une sensation de déjà-vu, un froid glacial se glisse dans l'atmosphère. Les médecins, les infirmières, les aides-soignants, les chirurgiens, les réanimateurs... Tous les corps de l'Assistance publique-Hôpitaux de Paris semblent tels les membres d'un seul être, un titan qui se lève avec force pour sauver des vies. Nous ne faisons plus qu'un.

Les appels arrivent, ils font entendre des cris, des pleurs d'horreur. Les permanents qui décrochent perçoivent en écho les tirs et les appels au secours. Tout va si vite, tout est sidérant de violence, comme si le monde allait disparaître par une nuit de 2015, en plein Paris. Les premiers sur place ont fait un tri rapide, et le nombre de morts croît de façon exponentielle. Tous tués comme à *Charlie*, comme à l'hyper casher, et les blessés graves qui survivent au milieu des cadavres. Le combat se mène dans la rapidité. Tous les moyens sont déployés.

Pendant ce temps, dans les hôpitaux, les personnels rapatriés attendent l'arrivée des victimes. Sur place, c'est le calme froid de la mort en même temps que l'affolement, la panique, les flots de sang... On n'oublie personne, on fonce, comme pour fuir la mort, vers les salles d'opération. L'identité nous importe peu, car il s'agit de sauver ceux qui sont encore vivants.

Un collègue semble avoir 1 000 ans, ses larmes sont ses yeux, sa tenue est ensanglantée. Il a pris en charge une femme dans un café rue de Charonne. Dans la poche de la victime, il a retrouvé les deux balles déformées qui ont transpercé son corps. Elle ne survivra pas.

Des centaines de victimes, chacune avec son histoire, sont disséminées dans toutes les parties de la ville, dans tous ces quartiers connus pour leur convivialité. Tous concernés, tous mobilisés. Les pompiers ont dégagé des moyens exceptionnels, mais tout sécuriser est impossible. Alors les secours roulent dans la direction d'où viennent les tirs, comme si le risque ne leur faisait pas peur ! Pourtant, il nous faut garder de la réserve.

Un ami m'alerte : une de ses amies est coincée dans les combles du Bataclan, nous lui passons la police en tentant de le rassurer, nous serons auprès d'elle dès que nous le pourrons. Un médecin a hébergé chez lui un jeune qui s'est pris une balle dans le pied et lui a prodigué les premiers soins. Les victimes sont touchées au thorax, au ventre, aux membres... Toutes par les balles de ces satanées armes. Au Stade de France, les gens ont été criblés par les boulons contenus dans les gilets explosifs des terroristes. Ils avaient tout prévu pour tuer le plus possible, peut-être même le président.

Les premiers médecins à être entrés au Bataclan ne seront plus jamais les mêmes. Des corps par dizaines. Je connaissais les membres salariés de la salle, si bons et vaillants, acquis aux spectacles, à la fête, à l'amour, à la vie... Dans une rue non loin de là, un père apeuré a foncé sur la police avec sa voiture tant il était sidéré. Il a failli se faire abattre ! La seule chose qu'on avait à l'esprit était d'aider et de sauver le plus possible. Le sublime docteur An, lieutenant de l'armée vietnamienne et collègue au Samu de Paris, présent sur les lieux, a opéré un triage exemplaire, regroupant les victimes : « J'en ai trois graves, tu me dis où je vais ? » Pas de problème de place ce soir. La nécessité médicale est simple : aller le plus vite possible.

Il est vrai que beaucoup d'identités nous sont inconnues pour l'instant, car les gens n'avaient pas forcément leurs papiers sur eux. Nous ne sommes pas des héros, nous faisons notre job. Ici, un couple qui s'était perdu dans le Bataclan se réunit en pleurant de joie. Là, une mère retrouve son ado aux urgences, des gens réfugiés dans des pièces n'osent sortir qu'avec des policiers en armes. Dans un autre hôpital, des parents récupèrent leur enfant en réanimation, mais vivant.

Que reste-t-il ? Des images de ces bars, de ces restaurants, où comme beaucoup je suis allé, et du Bataclan, lieu de fête magique, et tous les souvenirs, souvent liés à ceux de *Charlie*... Le silence aussi, comme seule dimension accessible pour dire l'immensité de ma peine, de nos tristesses, et à la fois comme son, immense écho à la force et au courage inébranlables qui m'habitent dans la volonté de construire un monde de tolérance, de liberté et de laïcité, sans haine. Chaque larme versée représente un devoir, celui de ne pas oublier d'aimer.

UNE FEMME SUR DIX BATTUE… À QUI LE TOUR ?

C'est un sujet tabou, comme l'inceste et la pédophilie. Encore aujourd'hui, comme pour les viols, il est très difficile d'aller porter plainte. Tous les trois jours, une femme meurt sous les coups du psychopathe qu'elle croyait être son prince charmant.

Son visage ne ressemblait plus à la beauté de sa photo d'identité. Elle était peut-être blonde, mais le sang séché avait collé ses cheveux, et ses yeux étaient cachés par deux hématomes. Ses lèvres étaient en charpie et laissaient entrevoir des dents en morceaux, son nez formait désormais une courbe sur son fin visage devenu bleu et rouge de son sang. Elle ne pouvait que chuchoter à cause des dents cassées et des côtes fracturées. Il avait même tenté de l'étrangler et les contusions sur ses avant-bras montraient avec quelle force elle s'était défendue.

« Il », c'était son ex-fiancé. Ce soir-là, comme souvent, malgré l'interdiction d'un juge, il était venu chez elle, l'avait menacée, avant de la frapper, comme il le faisait lorsqu'ils étaient « ensemble ». Elle avait eu tellement de mal à le quitter, à courir se réfugier d'abord chez des copines, puis au commissariat. Elle avait peur.

Elle a toujours peur. Il est là, tout le temps, présent. Elle n'a même plus de téléphone portable, de crainte qu'il ne l'appelle. Une association liée à Femmes solidaires l'a aidée à s'en sortir. Elle a réussi à le quitter, elle a gagné son procès.

Mais ce soir, les voisins ont entendu les deux enfants hurler de terreur. Les policiers et les pompiers ont mis dix minutes pour arriver. Une éternité, pourtant. Il a eu le temps de tout casser dans l'appartement avant de sauter par la fenêtre. Un voisin a tenté de le calmer et s'est pris une chaise sur la tête.

Tout le monde s'affaire autour d'elle aux urgences. Au bout du couloir, deux petites filles tiennent la main d'une policière. Pendant l'agression de leur mère par leur père, elles s'étaient cachées dans un placard. Elles ne pleurent pas. Elles ont l'air concentrées, comme si elles devaient disputer une épreuve. La douleur et les peines font vieillir plus vite. Elles n'ont pas voulu quitter « maman ».

Saisir l'enjeu des femmes battues, c'est mettre le doigt sur l'un des tabous les plus tenaces de notre société. 168 femmes sont mortes de maltraitance par leur conjoint en 2006. L'association Femmes solidaires l'affirme : une femme sur dix subit les coups, le viol, les contraintes, l'humiliation et les « traditions », comme l'excision.

La semaine dernière, la secrétaire d'État à la Solidarité, Valérie Létard, a promis « des évaluations ». Whaou ! On sent la volonté de se donner enfin les moyens de combattre ce fléau, de protéger les victimes et d'éloigner leurs tortionnaires. D'ailleurs, pour soigner ou aider psychologiquement toutes celles qui n'ont pas une thune, le gouvernement a mis en place les franchises médicales, et la ministre de la

Justice planche sur l'instauration de franchises sur l'aide juridictionnelle... C'est sans doute ce qu'on appelle la solidarité féminine.

Les deux petites filles ont compris que le monde des adultes n'est pas un conte de fées. Elles sont repassées un jour, pour nous apporter de beaux dessins avec plein de couleurs. Leur maman n'a presque pas de cicatrices. En partant, l'une d'elles m'a regardé et m'a dit : « J'ai fait un beau dessin à mon papa... » Ah oui, et le « papa » ? Le gros con avait réussi à la suivre aux urgences, où toutes les couleurs des services publics l'ont reçu comme il se doit. Les bleus, les rouges, les blancs... Aujourd'hui, il est en taule.

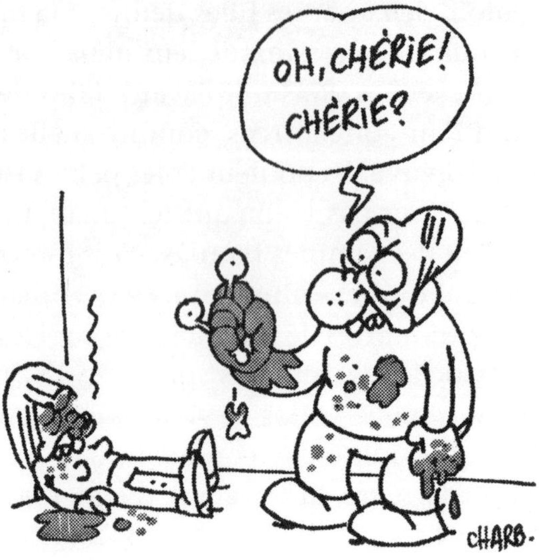

LES JOURS D'APRÈS

Tout a définitivement changé. Insidieusement, lentement, au cours de la semaine passée, et pour longtemps ! Oui, nous sommes en guerre et la mobilisation des personnels de santé le montre au quotidien. Bien sûr, il y a les bonnes nouvelles, comme cette jeune femme criblée de balles dont je vous parlais la semaine dernière et qui a été sauvée après de multiples opérations très complexes. Des potes ont retrouvé leur ami en réanimation alors qu'ils le croyaient mort. L'horreur aussi, et les collègues qui racontent, terrifiés, les nouvelles modernités qu'elle revêt : les portables qui sonnent dans les poches des cadavres, les photos de disparus que les gens cherchent et qu'ils ont vus sur les lieux des assassinats ou les images des tueries que certains diffusent sur les réseaux sociaux. Pourrait-on faire plus lugubre que cet Institut médico-légal de Paris, où la mort semble avoir dessiné les murs et où ils ont interdit aux psychiatres des cellules médico-psychologiques d'entrer ? Ainsi, les familles ont été reçues sous des tentes, dehors, parfois sous la pluie !

Toute la semaine, la cellule d'urgence médico-psychologique a travaillé, et aujourd'hui encore et demain toujours. Plus de 2000 personnes sont prises en charge, et il y en aura d'autres. De ce côté-là, il n'y aura pas de miracle : il faudra du temps et du courage à celles et ceux qui ont perdu un proche. Nous devrons apprendre à vivre avec ces horribles souvenirs.

Jamais depuis la Seconde Guerre mondiale il n'y a eu un tel chaos en France. Et comme dans tout merdier, les rumeurs, la pourriture des relations humaines s'ajoutent à la tristesse et à la peur. Les victimes auraient été mutilées dans le théâtre : faux ! La police aurait tardé à intervenir : faux ! Deux policiers sont entrés immédiatement et ont tué un terroriste. Les pompiers ne seraient pas dotés de matériel pour ces interventions : faux ! Le Samu aurait tardé à agir : faux ! En plusieurs lieux, la police se battait et refusait que les médecins et les secours puissent aller au contact du front, car ils auraient été tués. Les terroristes tiraient sur tout le monde.

Même pas peur des pluies de balles !

Mais disons les belles choses : si le plus souvent ce sont les médecins qui sont interrogés et témoignent, il ne faut pas oublier qu'un hôpital fonctionne avec des infirmières, des urgences aux blocs opératoires, des chirurgiens orthopédiques, vasculaires et viscéraux... mais aussi des pharmaciens, des radiologues, des biologistes, des femmes de ménage, des agents hospitaliers, des aides-soignants. Tous ont été remarquables, et grâce à eux le bilan ne s'est pas aggravé !

Tous ont besoin de raconter et redire ce qu'ils ont vu, ce qu'ils ont ressenti. Paris a été attaqué, sidéré, mais s'est battu. Comment s'est passée la libération de Paris, le 19 août 1944 ? Sans doute un peu comme lorsque vous lisez les écrits des médecins de l'Hôtel-Dieu ou de Lariboisière qui recevaient les victimes. Les blessures par arme de guerre sont les plus dévastatrices que j'aie vues.

Certes, il y a eu les protestations de certains hôpitaux de ne pas avoir reçu de victimes, mais ce n'est pas une motivation macabre ou de voyeurisme, c'est juste une envie de travailler et d'aider. Hélas, nous risquons fortement d'avoir besoin d'eux très rapidement.

Puis il y a eu cet appel en pleine nuit des collègues du Samu 93, qui à 4 heures du matin assistaient à l'attaque contre les terroristes réfugiés à Saint-Denis. Je dois dire qu'à chaque coup de fil je fais un petit saut de lapin (car je n'ai jamais été très sportif). La voix de mon collègue était sereine et déterminée. Ils attendaient l'assaut. Ils entendaient des tirs d'armes de guerre. Je ne savais pas qu'on pouvait s'habituer aussi vite à l'atmosphère de la poudre, des armes, des explosions. L'homme est doué d'une capacité d'adaptation pour sa survie exceptionnelle. Il y a eu encore des blessés et des peurs... et tout le monde a été pris en charge.

Nous ? On ne lâche rien dans les hôpitaux et on est prêts pour la prochaine attaque, en espérant qu'elle n'arrive jamais. Nous tenons, car nous savons que demain sera plus beau et dans une paix retrouvée... si possible en urgence !

LA VIE CONTINUE

Edgar est bien ennuyé. Lui qui a toujours fait preuve d'altruisme et de générosité se trouve à devoir faire passer sa vie avant celle des autres. Tout a commencé par une petite gêne au ventre, il y a deux mois. Après avoir vu quelques médecins de nuit, il s'est dit que ça allait passer. Parfois, il ne ressentait plus de douleur. Il a perdu son léger surpoids assez facilement et a entamé un régime végétarien, car, même à 42 ans, tout peut changer !

Mais, dans la nuit du 12 au 13 novembre, la douleur a été plus forte. Sa femme a alerté les secours, tellement il souffrait. Arrivé aux urgences vers 5 heures du matin, il a enfin reçu un traitement. Grâce à la morphine, il s'est senti mieux et a pu dormir sur un brancard, un peu coincé entre une vieille qui chantait des cantiques, quelques ivrognes péteurs, un couple qui s'engueulait et une escorte de police venue avec un jeune type bourré et agité. Il a eu son scanner en début d'après-midi, et le médecin lui a conseillé de ne pas s'inquiéter et lui a dit qu'un des chefs de chirurgie allait venir le consulter aux urgences. Là, il n'a pas été très rassuré, car le mot « tumeur » venait d'être prononcé.

Sa femme et ses enfants se relayaient pour attendre avec lui. Il a lu trois fois les journaux, trouvé de l'intérêt à compter les allers et retours d'une aide-soignante, à écouter des podcasts... Vers 18 heures, le chef a regardé son scanner abdominal et lui a expliqué qu'il s'agissait d'une tumeur du pancréas qui pouvait être un cancer.

L'attentat cache la forêt des souffrances.

En attendant le brancardage pour aller dans le service de cancérologie digestive, avec sa femme, il a utilisé Google pour tout savoir sur le pancréas et le pronostic, fort inquiétant, du cancer de cette glande.

Sur son brancard, il restait confiant. Vers 21 h 40, sa femme a reçu une alerte info sur son portable. Les attentats avaient commencé. Mais où étaient leurs deux enfants, qui étaient partis manger dans le quartier de Bastille ? Il a oublié tous ses problèmes, comme s'il était sidéré par une force au-dessus de sa propre peur. Il a vu arriver par grappes des gens en sang, hurlant. Le personnel s'affolait. La nouvelle se répandait à toute vitesse. Il n'avait plus l'impression d'être dans le même hôpital. Soudain, deux brancardiers balèzes l'ont attrapé et l'ont monté très vite dans sa chambre pour récupérer son brancard. Son épouse a réussi à localiser leurs deux ados, qui bien entendu n'étaient pas là où ils auraient dû, mais à l'autre bout de Paris et en sécurité.

Sa femme est restée avec lui dans sa chambre. Il n'avait plus mal, n'était plus inquiet sur son cas. « Il y a plus grave que vous », lui a même lâché un étudiant en médecine, qui commence bien mal son apprentissage sur l'empathie. Il est resté quelque temps à l'hôpital pour faire le point sur cette tumeur. Au bout de cinq jours d'examens, d'IRM en scanners, de bilans sanguins en consultations de tous les spécialistes, la nouvelle est arrivée, très formelle, par l'un des meilleurs spécialistes du pancréas : la tumeur n'est pas maligne.

J'ai croisé ce brave homme par hasard dans le hall de l'hôpital. Il a voulu me raconter toute son histoire pour en arriver à cette conclusion : il ne faut jamais perdre espoir, et la seule chose qui compte, c'est l'amour... Et j'ai poursuivi par la nécessité de parfois ajouter quelques verres de vin !

GRAND ÂGE ET PETIT BOURREAU

Les photos jaunies, collées au mur de l'entrée comme un temps figé dans une vitrine infranchissable, montrent Philippe et Marguerite au siècle passé. Tout est vieux là-dedans. Peut-être même que Haussmann a construit cet immeuble autour d'eux. Dans l'entrée, il nous hurle : « Mettez les patins ! » Ah, ça ne devait pas rigoler tous les jours lorsqu'il était plus vaillant et jeune.

Nous avons de la chance, il nous a ouvert la porte après quelques minutes de négociation. Le petit couloir jaune pisseux est une galerie du mauvais goût des soixante-dix dernières années. J'ai l'impression qu'un cimetière me regarde, avec toutes ces photos ! Dans la salle à manger, tout est bien rangé, trop peut-être. Lorsque nous demandons à Philippe si nous pouvons voir sa femme, il se met à taper sur la table : « Mais pour quoi faire ? » Bon, c'est vrai que j'ai répondu « Un tennis », c'était juste pour voir s'il lui restait encore un soupçon d'humour, mais il n'y a plus une goutte de rire dans son désert sentimental. Il a fini par nous dire où elle était, comme un geôlier qui montre la porte de la prison.

L'histoire avait commencé quelques heures plus tôt par un appel étrange au Samu. « Venez, je suis cardiaque et il ne veut plus me donner mes comprimés depuis des jours ! » Ce couple vivait ensemble depuis toujours... Était-ce par amour ou par obligation morale, je ne saurais le dire. Comme ils avaient bien gagné leur vie, ils possédaient un grand appartement. Vingt ans auparavant, ils avaient décidé de le séparer en deux, car ils ne pouvaient plus se voir. Leurs enfants étaient partis depuis très longtemps, et comme Philippe était foncièrement acariâtre, les petits-enfants ne venaient jamais leur rendre visite.

Marguerite souffrait d'insuffisance cardiaque depuis dix ans, et son état l'empêchait de sortir. Lui, en pleine forme malgré ses 95 ans, et elle, avec ses 80 ans et son cœur fatigué, avaient décidé de s'entraider au cas où la maladie arriverait. Ils ont tenu ce deal jusqu'à une dispute pour un paillasson ! La dispute débile qui brouille toute une vie... Alors Philippe a décidé de la punir et de ne plus lui administrer ses médicaments. Elle a tenu quelques jours, puis, comme elle respirait de moins en moins bien, elle a réussi à rebrancher le téléphone qu'il lui avait confisqué pour alerter les secours.

En haut d'un petit escalier du duplex, la porte du bout d'appartement où Marguerite était enfermée. Elle se trouvait dans une souricière, en fait ! Avec sa maladie, impossible de passer par l'escalier ou de fuir... Pour aller où, de toute façon ? Alerter des amis ? Mais ils sont tous morts, ou déments ! Alerter la famille ? Mais ils espèrent sans doute que les vieux décèdent pour récupérer l'appart ! Alors elle a attendu en faisant semblant de lire, la télé allumée. Elle n'a pas vu d'ophtalmo depuis vingt-cinq ans, et ses glaucomes n'arrangent rien.

Elle nous attendait derrière la porte, comme une enfant sage. Habillée avec des vêtements très usés, pas très propres et d'une autre époque, mais elle avait le charme discret de ceux qui croient en la bienveillance des autres. Elle a été contente de nous voir, nous adressant un large sourire sur un dentier sale qui ne tenait plus.

Pendant ce temps, Philippe arpentait l'appartement et gueulait contre elle. Animé d'une rage froide, il exprimait sa haine contre elle, ou une colère contre le temps qui passe, l'amour qui n'est plus là... Il a fini par se calmer, m'a regardé et m'a demandé : « Elle reviendra ? » Je l'ai peut-être aidé à grandir en lui répondant : « Si elle a envie. » Il a fait oui de la tête, puis lui a pris la main sans rien dire. Elle l'a regardé en souriant avec son dentier tombé, comme si de rien n'était. Je vous jure qu'ils semblaient avoir 17 ans et toute la vie devant eux.

NE LES OUBLIEZ PAS !

Il n'en a rien à foutre, des élections ! Son pays, sa planète, son univers, c'est ce quartier de Paris, entre la rue du haut et l'intersection du bas. Tout le monde l'appelle Félix et le connaît… de vue. Le serveur du bar lui offre un café le matin, mais il reste sur le trottoir tellement il pue. Avec sa barbe qui lui arrive au bassin et ses cheveux enroulés comme des dreadlocks et peuplés de petites bestioles, il fait fuir !

Il est recroquevillé sur lui-même par une cyphoscoliose qui n'a jamais dû être soignée. Il marche comme s'il allait entrer dans une mêlée de rugby, mais il n'a jamais trouvé le ballon ni les autres joueurs depuis soixante-dix ans. Ses habits ressemblent à une tenue de camouflage de la couleur du bitume pour pouvoir circuler dans la ville sans être vu.

La pauvreté n'est jamais péremptoire, elle est silencieuse et s'efface du temps en fuyant la lumière des choses. Félix commence toujours ses conversations par des formules de politesse généreuses et conviviales. Tout le monde sait qu'il habite quelque part par là… Il est gentil et fait partie du quartier.

Il ne demande pas grand-chose ou parfois quelques pièces, sans déranger, et lorsqu'il fait trop froid, on lui donne à manger. Il marche le matin très tôt et le soir très tard, en tirant une sorte de grand panier à roulettes qu'il a fait lui-même. Car Félix travaille ! Comment est-il arrivé à exercer ce boulot ? Personne ne sait.

Il arrive toujours devant les magasins d'alimentation et il fouille les poubelles. Les gérants le savent et l'attendent, certains l'aident même, pour lui éviter d'être battu par les autres pauvres. Il passe aussi sur le marché deux fois par semaine. Comme il est connu, les commerçants glissent dans ses sacs avec générosité des produits qu'ils allaient jeter. Puis il fait son tour dans le quartier et redistribue aux autres SDF ! Il ressemble à ces soldats du front qui viennent redonner des munitions pour que les troupes puissent tenir. C'est une sorte de patrouille de la pauvreté, un Resto du cœur ambulant de proximité.

Le plus fidèle ami de l'homme.

En haut de la rue, il y a les deux vieilles qui établissent tous les six mois un campement à base de sacs et de poubelles. Les services sociaux les relogent régulièrement et elles retournent chaque fois dans la rue. Plus loin, dans le recoin de l'impasse, il y en a qui dorment dans des cartons, regroupés comme une bande qui attend l'impossible. Il leur dépose des fruits, des légumes, de la charcuterie, du fromage, du lait, du pain, des paquets de gâteaux, parfois des sandwichs ou des plats cuisinés... Ça dépend des arrivages dans les poubelles !

Il connaît aussi les goûts des jeunes punks à chiens qui traînent autour de l'église. Il est sans doute le seul à leur parler et à leur donner autre chose que de l'alcool. Il garde des restes encore plus périmés pour leurs clébards. Il se débrouille même pour fournir les vieux du rez-de-chaussée d'un immeuble qui l'attendent pour parler de la météo. Après sa tournée, il rentre chez lui. Il vit dans un immense appartement très bien agencé de trois mètres carrés, sans fenêtre, juste à côté du local poubelles d'une cour d'immeuble, sans aucun confort, mais c'est chez lui. Il possède juste un matelas, posé à même le sol, et un emplacement pour son panier.

C'est le concierge qui a appelé les secours, car à cause du froid il n'est pas sorti depuis deux jours. En arrivant derrière les poubelles, Félix semblait attendre toute l'Assistance publique. Il y avait dans ses poumons la synthèse de toutes les infections pulmonaires réunies, et en toussant il fabriquait des sortes d'huîtres par douzaines ! Avant qu'on puisse l'emmener, avec sa respiration haletante, il a demandé aux deux vieilles et au concierge de veiller sur sa maison et son chariot... et s'ils pouvaient passer voir les gens.

À l'hôpital, le diagnostic n'a fait aucun doute, une tuberculose pulmonaire historique. Il a été hospitalisé, et, dans le service, il aide le personnel à distribuer les repas et range sa chambre lui-même. Félix ne changera pas, et dans quatre mois, les SDF qui seront encore là le verront arriver avec son chariot et sa démarche en virgule pour leur filer à bouffer. Comment cet homme est-il arrivé à un tel niveau d'altruisme et de générosité ? Nul ne sait, mais il est là et il reviendra car la rue l'attend !

LE SALE TEMPS DE TRAVAIL

Dans l'après-midi du 17 décembre, le professeur Jean-Louis Mégnien, 54 ans, père de cinq enfants, s'est défenestré du septième étage de l'hôpital européen Georges-Pompidou (HEGP). Funeste paradoxe : il était professeur de médecine dans un hôpital de Paris, cardiologue et enseignant à la faculté de médecine Paris-Descartes, et travaillait au centre de prévention des maladies cardio-vasculaires en provenance de l'hôpital Broussais lors de l'ouverture de l'HEGP, en 2001.

Ses collègues et les personnels, ainsi que les syndicats parlent de lui comme d'un homme bon, intelligent, compétent et sérieux. Alors, que s'est-il passé pour que cet homme, de retour à l'hôpital le 14 décembre après des mois d'arrêt de travail à cause d'un burn-out, saute dans le vide ? Le facteur déclenchant est peut-être le verrou de son bureau, qui avait été changé ? Ou est-ce l'angoisse due au harcèlement ? Cet hôpital n'est-il pas un remake de *Sept morts sur ordonnance* ?

Les médias se sont facilement emparés de ce drame, car tous les médecins ont leurs réseaux chez les journalistes.

Certains ont montré du doigt la direction : un peu court comme explication.

Le paradoxe du monde médical est que c'est lui qui soigne les malades qui veulent en finir. Il est logique de penser que, dans un hôpital, les médecins prennent soin d'eux-mêmes et comprennent les risques suicidaires. Mais non : les suicides sont fréquents chez les toubibs et les professionnels de santé, mais c'est un sujet tabou.

La cause personnelle est toujours mise en avant par l'institution, qui se défend en disant « C'est la faute de l'individu », « Il était dépressif », « Il avait une vision pessimiste ou mélancolique de l'humanité », etc. Après ces banalités, qui soulignent combien ceux qui s'expriment ne connaissaient pas celui qui est mort, il faut écouter la famille, qui généralement vit le calvaire du salarié et connaît ses malheurs au travail, et surtout la perversion du système des hospitalo-universitaires et, plus généralement, des hôpitaux.

Le professeur Granger, un psychiatre très puissant dans les réseaux de l'AP-HP, s'est répandu dans les médias pour dire qu'ils avaient alerté… la direction ! Mais c'est tout le monde qu'il fallait alerter, surtout depuis la loi Bachelot : ce management est entre les mains des professeurs… Ils gèrent comme ils veulent et ne sont jamais remis en cause !

Malgré leurs réseaux politiques, religieux, médiatiques, francs-maçons, pharmaceutiques et industriels, peu de professeurs l'ont aidé. Par exemple, le professeur Juvin, qui cumule son mandat de député européen LR, de maire de La Garenne-Colombes, de responsable nommé par Sarkozy de la puissante fédération LR des Hauts-de-Seine, de professeur de médecine à temps plein et de responsable des urgences de l'HEGP depuis 2012. Comment n'était-il pas au courant de ce drame dans son propre hôpital ? Pourquoi les responsables de cardiologie n'ont-ils rien fait ? Ils sont si prompts à développer le cœur artificiel avec leur ancien chef, le professeur Carpentier, qui a monté son entreprise avec Matra et un fonds de pension. N'ont-ils pas vu leur collègue sombrer ? Un service de cardiologie sans l'humanité du cœur est un drôle de paradoxe !

Alors, comme un double enterrement, des commissions ont été lancées avec... des professeurs qui bien sûr ne feront rien et protégeront ce système qui date de 1958 ! Dans n'importe quel autre système, tout aurait été changé, mais à l'HEGP, rien ne va l'être et sa mort n'aura servi à rien !

Les études de médecine sont souvent une usine à fabriquer des névrosés, des frustrés, qui n'apprennent rien sur le monde du travail, mais exercent des brimades, des vexations, des humiliations... C'est assez drôle de voir que les profils de recrutement des professeurs de médecine semblent toujours choisis pour rendre le système encore plus pervers, narcissique et intrigant.

Les jeunes courent après les palmes académiques, qui sont en train de couler parce qu'elles sont en plomb ! Il faut revoir totalement le statut des médecins universitaires, réformer la loi de 1958 sur les CHU, casser le cumul des mandats, lutter contre la corruption et le secteur libéral à l'hôpital... et surtout redonner du sens au métier de médecin. Ce suicide prouve que les professeurs des universités-praticiens hospitaliers (PU-PH) eux-mêmes ne savent pas gérer leurs relations avec leurs propres collègues.

LES DJIHADISTES SUR LE FRONT DE LA SANTÉ

Depuis un an, la laïcité tente de reprendre du terrain dans les hôpitaux. Au quotidien, les établissements de santé sentent monter un intégrisme rampant, avec des incidents peu fréquents mais réguliers. Les études faites dans les hôpitaux sont moins rassurantes que l'analyse de l'Observatoire de la laïcité. Un établissement hospitalier sur trois a des problèmes avec les usagers et un sur cinq avec les professionnels de santé, et certaines régions sont plus touchées que d'autres.

Les hôpitaux ont l'habitude de gérer les religions. Dès 1905, un article de la loi sur la laïcité avait donné à l'expression religieuse une place dans ces lieux. Et une circulaire du 2 février 2005 avait explicité les principes de laïcité dans les établissements publics de santé : nourriture, rites… Les hôpitaux peuvent même rémunérer des curés, des imams, des rabbins… Moins d'infirmières et plus de religieux, quel paradoxe ! Doucement, la laïcité cède du terrain, et les intégristes sont toujours présents dans les débats sur la fin de vie ou la procréation.

Aux urgences, par exemple celles d'Avignon, il arrive régulièrement que des musulmans intégristes accompagnent des femmes entièrement voilées et refusent qu'elles soient examinées par des hommes. Les altercations sont fréquentes, voire organisées, comme le jour où un islamiste radical est arrivé avec un journaliste télé... La réplique est toujours la même : on se fait traiter de raciste et d'islamophobe !

L'Assistance publique-Hôpitaux de Paris va sortir de nouvelles règles sur le port des chapeaux de bloc – une alternative au port du foulard –, qui se sont généralisés partout en dehors des blocs opératoires et des salles de réanimation... Les médecins sont rarement très vaillants pour expliquer aux étudiantes que le voile ne doit pas être porté dans les services.

Doucement, la laïcité cède du terrain.

Quant à la présence de radicalisés dans les hôpitaux, comme à la RATP ou à Aéroports de Paris, impossible de savoir. Comment ne pas se poser de questions sur la présence, le 7 janvier, de Farid Benyettou, l'ex-« émir » et prêcheur de la filière des Buttes-Chaumont, proche des frères Kouachi, et qui officiait le jour des attentats aux urgences de la Pitié comme infirmier stagiaire – service où arrivent toujours les malades les plus graves, notamment en cas de catastrophe ou d'attentat ? Deux infirmiers de l'AP-HP seraient partis faire le djihad en Syrie...

La charte des patients hospitalisés doit être revue et renforcée. La charte de l'Éducation nationale doit être généralisée aux universités et aux facultés de médecine. Certes, les doyens de médecine n'ont pas beaucoup de courage pour affronter les intégrismes religieux, mais ils doivent appliquer la laïcité. On ne peut pas tolérer des personnels affichant des signes religieux, d'autres priant sur leur lieu de travail ou faisant du prosélytisme, comme

Jean-Michel Ribes le raconte dans son dernier livre, *Mille et un morceaux* – une infirmière proche de Civitas l'a soigné...

Pour les patients s'ajoutent les querelles dans les chambres doubles, où certains rejouent le conflit israélo-palestinien, font le djihad ou se disputent autour du cadavre... Il y a eu cette femme enceinte d'un enfant malformé à qui l'on a proposé une IVG et qui a refusé, car « Dieu est là ». Ce couple juif ayant des difficultés à concevoir, qui consulte mais refuse tous les examens. Ces femmes refusant les césariennes, car « c'est pas naturel ». Ces malades catholiques refusant les traitements analgésiques ou les Témoins de Jéhovah s'opposant à toute transfusion sanguine. Et le plus fréquent : des patientes qui refusent l'entrée d'un homme, même médecin, dans leur chambre d'hôpital...

Même la médecine de ville n'est pas épargnée. Au point que l'ordre des médecins vient de réagir pour aider les praticiens qui voient des jeunes se radicaliser. Impossible, en raison du secret médical, de les signaler, mais ils doivent donner aux familles le numéro de prévention – le 0 800 00 56 96 – et les renvoyer sur le site Internet « Stop-djihadisme ».

Reste une dernière question : faut-il mettre les islamistes radicalisés avec les délirants mystiques dans les services de psychiatrie ? Dans beaucoup de quartiers, des psychiatres se posent la question sur ces jeunes à la psychologie vacillante qui se sont radicalisés, comme pour assouvir leurs psychopathologies.

UNE RECETTE DE CUISINE PAS SI COOL

C'est un petit couple dans le style des hippies, mais qui aurait raté l'époque. La vingtaine bien entamée, aucune formation professionnelle, et, comme seul horizon, le gazon des pétards et les teufs avec les potes pour fumer des joints. Vivant dans leur monde avec le paradoxe d'être ouverts aux autres tout en étant profondément intolérants à tout ! Ils sont bien loin du pouvoir des fleurs et de tenir les positions du yoga, ils évoluent plutôt dans un univers qui imagine la Jamaïque porte de la Chapelle et les dealers, très cons, comme des altruistes qui les ruinent. Ils sont contre les médicaments, les antibiotiques, les plastiques, la psychiatrie, mais fumer du shit pourri qui sent la merde, ça, ils adorent. Des examens de laboratoire ont démontré qu'ils fumaient un peu de résine de cannabis mais surtout du kérosène, des engrais, des pesticides, des gommes..., mais ils vous diront que vous êtes complotiste !

Ils sont tout maigres, ils respirent plus de fumée de joint que d'air pur. Malgré toute cette marginalité, ils sont un couple comme les plus anciens, ils sont toujours ensemble, se déplacent comme deux perdreaux, mangent et pensent pareil, l'un commence les phrases et l'autre les termine.

D'ailleurs, ils sont aussi ralentis que les Alzheimer à cause de leur addiction.

Toujours est-il qu'avec les fêtes, les joints, les rails de cocaïne, les buvards, les petites pilules pour faire des exploits avec leur corps... ils n'ont pas beaucoup dormi. Pour se réveiller, elle a eu l'idée de faire un gâteau au cannabis en y ajoutant tous les restes des produits stupéfiants qu'ils n'avaient pas consommés, et avec un peu de farine, des œufs et du sucre... Comme ils n'avaient pas mangé depuis quelque temps, ils se sont goinfrés de gâteau. C'est lui qui a appelé les secours, car il s'est senti très angoissé, avec des douleurs partout, et elle est tombée comme une vieille branche dans le lit.

Astérix est-il accro à la potion magique ?

Comme il n'y avait pas de médecin dans Paris à 2 heures du matin pour aller les voir, une ambulance leur a été envoyée pour les emmener aux urgences. Le jeune, complètement confus, a refusé d'ouvrir aux ambulanciers. Persuadé qu'ils étaient des voyous et qu'ils venaient l'attaquer. Il a juré qu'il n'avait appelé personne, et donc ils l'espionnaient ! Il a fini par ouvrir la porte et leur est rentré dedans, à la façon d'Astérix avec les légionnaires ! Puis il a jeté leurs sacs et la chaise roulante par sa fenêtre, du premier étage. Pendant ce temps, sa compagne s'enfonçait dans un bon coma.

La police est arrivée pour cette légère bousculade, alors que lui alertait aussi la police, parce que « des faux ambulanciers avec des barbes étaient venus chez [lui] et qu'ils préparaient un attentat... sans doute... évidemment ! ». Les pompiers sont passés par la fenêtre pour entrer ! La belle n'était plus dans le bois dormant, mais très loin dans la jungle du coma... Il a fallu la mettre sous respirateur et l'emmener en réanimation.

Sans violence, il a accepté d'aller dans l'ambulance, où il s'est endormi en position fœtale. Il n'est pas méchant du tout, juste totalement défoncé par tous les produits qu'il boulotte pour oublier sa vie de merde.

Il est sorti de l'hôpital le lendemain, et elle, quelques jours après, comme si de rien n'était, en jurant qu'elle ne consommait rien, et ce malgré les résultats sanguins. Comme chez tous les couples, il l'attendait avec impatience devant le service. Ils ont disparu et, bien entendu, ne sont jamais venus aux consultations de psychiatrie. Est-ce trop tôt ou trop tard dans leur vie pour être aidés de la sorte ? Difficile pour la médecine d'être là au bon moment.

ROCK'N'ROLL DU DÉBUT À LA FIN

La génération hippie est dans les affres du temps qui passe, elle arrive à la retraite, mais elle continue de faire évoluer la culture et la société ! Catherine, qui en fait se fait appeler Fleur, a toujours voulu être libre et très *peace and love*. Avec le temps, le *love* est un peu parti avec tous ses copains emportés par leurs maladies. Reste la *peace* – un peu comme un vieux chat qui demeurerait près de son radiateur sans se préoccuper d'autre chose, elle est restée chez elle dans un immeuble ancien, sans ascenseur. Elle est arrivée dans ce quartier en 1968, son appartement a été la scène de sa vie, de ses amours, d'une heure, d'une nuit, d'un jour, d'une semaine et plus si affinités. À sa fenêtre, elle a toujours essayé de faire pousser des champs de fleurs et des forêts, mais juste quelques herbes font le seul point vert de la façade. Il y a longtemps qu'elle a arrêté son travail de secrétaire. L'assistante sociale de la mairie est passée plusieurs fois, mais elle a toujours refusé de partir ailleurs. Comme elle ne sort plus, ce sont des étudiants et ses voisins de palier du dernier étage qui lui font ses courses. D'autant qu'avec eux elle écoute ses vieux vinyles – sa passion du blues, du rock, du jazz est insatiable – et fume des pétards ! Son univers était entre ces quatre points cardinaux : de Bastille au Panthéon et de la place Saint-Michel à Montparnasse. Désormais, il est réduit à son fauteuil, avec la platine à côté, sa cuisine, son lit et sa salle de bains. Elle aurait bien aimé avoir une grande ferme avec des animaux, marcher dans la nature, discuter avec les voisins du temps qu'il fera, des plantations du jardin, et attendre que les enfants appellent... Mais elle ne voit plus ses enfants, et la grande ferme a toujours été un projet de fin de repas et qui ne dépassait pas la fin de soirée.

Elle ne voulait pas voir de médecin ! Jamais ! Ses relations avec la médecine étaient un peu comme celles de l'Iran avec les États-Unis : une négociation impossible, mais l'étudiante en médecine, progressivement et diplomatiquement, a un peu changé cela. Les voisins ont bien vu qu'elle n'allait pas bien : elle ne fumait plus qu'un paquet de gitanes sans filtre par jour. Mais elle a tout refusé, riant avec son dentier délabré : « La fumée, ça conserve bien le jambon, alors... »

Elle n'est plus sortie depuis presque quatre ans.

Un matin, quand ce fut le tour du voisin du troisième de lui amener le petit déjeuner, il l'a retrouvée par terre. Évidemment, elle a refusé qu'il alerte qui que ce soit ! Mais l'étudiante n'a pas cédé et, comme elle lui garantissait qu'elle resterait à ses côtés, elle a accepté de l'aide. Elle a été enchantée de l'oxygène qui lui a été mis par la petite sonde dans le nez. De bleu, elle est redevenue rose pâle.

En regardant les mouchoirs tachés de sang sur la table de nuit ou par terre qu'elle entassait, l'hypothèse du diagnostic d'un cancer ne faisait pas trop de doute. Pendant que tout l'aréopage médical s'occupait à la soigner, elle restait assise dans son fauteuil. Je vous assure qu'elle dégageait un charme et une beauté, avec sa tunique de couleur bleue qui cachait mal sa maigreur. Comme Bowie venait de partir définitivement en fumée, elle s'est penchée vers sa platine, a posé le disque *Low*. « C'est mieux avec ça », lança-t-elle. Sur une chaise, il y avait plein de vieux *Charlie*. Lorsqu'elle m'a reconnu, elle m'a montré quelques dessins que Cabu et Wolinski lui avaient faits, elle les croisait de temps en temps dans le quartier... C'était il y a longtemps, elle n'était plus sortie depuis presque quatre ans. La solidarité de l'immeuble était sans faille pour elle, si bien qu'en quelques minutes une demi-douzaine d'habitants étaient sur le palier pour avoir des nouvelles et être avec elle.

Après avoir fumé une dernière clope, elle a écrasé le mégot dans un cendrier archiplein et elle a été conduite aux urgences, où sa jeune amie étudiante ne l'a pas lâchée. La prise de sang est revenue, catastrophique, et la radiographie de ses poumons ne montrait plus que quelques parcelles entre les masses tumorales. Impossible de la guérir, alors nous avons tenu parole et elle a été remontée chez elle avec un peu d'oxygène. Elle en a été vraiment très heureuse, comme si elle revenait d'un tour du monde. Elle a voulu être placée dans son fauteuil près de la fenêtre et elle a mis un vieux disque de Lou Reed en disant : « On n'est pas bien, là ? » Elle voulait être libre, et sa liberté était d'être chez elle dans son grand 25 mètres carrés, sous les toits, avec ses vinyles, et c'est magnifique !

Deux jours après, la jeune étudiante m'informait que Fleur était partie dans son fauteuil. Sans faire plus de bruit que sa platine qui était allée au bout du disque et s'était éteinte. Rock'n'roll Baby !

SON MANÈGE À ELLE

Les vieux ne sont pas aussi pathétiques que dans la chanson de Brel. Je n'ai pas d'autre idée pour aider à vieillir sinon de continuer à rêver et à se cultiver... La sédentarité tue... Allez hop : tous dehors !

Blohirelle ne voulait pas venir. Les pompiers ont négocié avec elle pendant de longues heures, dans son minuscule appartement qu'elle loue grâce à la loi de 1948. Après avoir débranché le gaz, car elle avait laissé les deux brûleurs sur feu vif... « Mais pourquoi diable m'avez-vous emmenée aux urgences ? Je le saurais si j'étais malade. Je ne l'ai jamais été, je n'ai jamais vu un seul médecin. »

Les voisins n'en pouvaient plus d'entendre Édith Piaf à fond la caisse à 3 heures du matin, ni de ses cris pour demander à Josué, son mari, enterré depuis des lustres, de rester tranquille. « Il tape partout », nous dit-elle, dans une interprétation féerique de tous les bruits de l'immeuble. Sa concierge, qui l'a accompagnée, nous raconte « l'aut' dimanche matin où elle a décidé de faire le grand ménage de la p'tite cour de l'immeuble ». Pas de grasse matinée pour les autres locataires, qui sont descendus en chaussons, remontés comme des pendules. Elle les a tous engueulés.

La concierge décrit son petit appartement vétuste, sans aucun confort, qui ressemble à une déchetterie : elle a gardé des centaines de pots de yaourt lavés et rangés, des emballages en carton, des sacs en plastique pliés... Pour elle, nous sommes en 1943. Son mari « va bien, mais il rentre tard. L'usine l'occupe beaucoup ». Tandis que nous cherchons des renseignements sur elle, elle a déjà sauté du brancard et se balade dans les urgences. Elle n'arrête pas de parler, sa mémoire est coincée dans les années 1940 : « Je cherche Josué. Il a dû rentrer de l'usine. Où est le vélo de Caroline ? Faudrait savoir si le charbon est rentré, parce que ça gèle blanc, ce matin... » Elle revoit l'arrestation de son père, qu'elle n'a jamais revu, en 1942, elle se souvient des cris, des larmes, des armes des policiers français. Elle gueule aux trois policiers qui sont dans le couloir avec un homme en état d'ébriété : « J'aime pas les flics ! »

Emmanuelle, l'assistante sociale, fait un gros travail pour comprendre la détresse de cette femme de 85 ans. Elle est seule, refuse toutes les aides : elle a répondu à la mairie qu'elle n'est pas encore vieille... Elle survit. Elle bouffe parfois des boîtes de nourriture pour chats lorsque le concierge ne peut pas lui monter de la soupe. De temps en temps, le cafetier la fait manger. « Gratos, car elle a pas une thune, la vieille », nous a-t-il raconté le jour où il est venu la voir en lui apportant *Le Parisien*. « Et au café, elle nous chante un bout de Piaf, surtout après un petit blanc. Hein, qu'vous aimez le pinot ? » Elle fait semblant de lire le journal, car elle n'y voit plus rien avec ses lunettes usées et cassées. Elle a beau l'éloigner de ses yeux, rien n'y fait. Mais quand elle tend les bras, on peut voir le triste numéro tatoué sur son avant-bras gauche depuis plus de soixante ans...

Le quartier la connaît bien, la regarde passer. Nombreux sont ceux qui sont venus la voir.

Impossible de la renvoyer chez elle. Les services sociaux de la mairie et de l'hôpital lui ont trouvé une place en maison de retraite. Un soir, elle a plié ses habits avec plus de précautions que d'habitude, elle s'est coiffée, elle s'est appliquée à ranger ses chaussons au pied du lit et elle a remercié tout le monde en fredonnant un air. Comme tous les soirs, elle s'est trompée sur les prénoms des infirmières. Et elle a expliqué encore une fois que tout ça n'arriverait pas si on écoutait plus souvent Piaf, Fréhel, Trenet…

Elle a dû s'endormir très vite. Au matin, elle était morte. On n'a pas eu le temps de savoir si, comme Piaf, elle ne regrettait rien. À part l'aveuglement des hommes qui n'ont pas vu la montée du nazisme, dont elle a tant souffert.

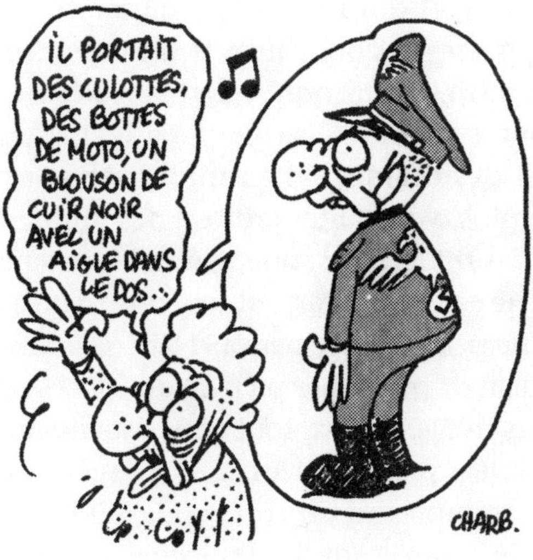
IL PORTAIT DES CULOTTES, DES BOTTES DE MOTO, UN BLOUSON DE CUIR NOIR AVEC UN AIGLE DANS LE DOS...
CHARB.

LETTRE À DIEU

Comme c'est ma dernière chronique, il faut aller à l'essentiel, donc à vous, monsieur Dieu, ou madame! Vous seul le savez. Vraiment, je ne crois pas en vous, ou alors, Dieu, vous êtes un cher con. Je vous entends hurler: «Oh, mon Moi, mais pourquoi?» Vous devez avoir des troubles de la vue pour ne pas regarder la réalité: quelqu'un qui crée la vie et qui invente en même temps sa propre destruction est un con, sauf s'il n'existe pas. Prenez au hasard: la mort. J'ai raconté, ici même, des histoires sur la vie, l'amour, les beautés, les mystères, les hasards, le temps, mais aussi des drames... Pourquoi avez-vous inventé la mort? De plus, vous faites croire à des milliards d'abrutis, et depuis des millénaires, que vous allez revenir... Quand? Personne ne sait! Où? Partout, me direz-vous, mais, justement, on ne peut pas être partout! Sans oublier que, dans le miséricordieux, vous auriez pu faire un effort sur vous-même car c'est pas très généreux, tout ça. Les mers sont sans doute devenues salées par toutes les larmes des êtres vivants.

Autres exemples: d'un côté, vous faites les sciences, la philosophie... et, de l'autre, les intégristes religieux, dont ces ordures d'islamistes qui tuent tout le monde en votre nom! D'un côté, la culture, l'amour... et, de l'autre, les nazis; ou encore: vous faites de belles contrées verdoyantes et, de l'autre, des déserts... Là où vous êtes particulièrement odieux,

Dieu, c'est avec la catastrophe climatique. Aucun doute : à souffler le chaud et le froid comme ça, vous êtes un pervers narcissique mégalomaniaque. Et vos VRP, les religieux, pourquoi ont-ils de tels problèmes avec les femmes ? Une histoire de sexualité non assumée ? Sadomaso ou fétichiste ? Vous seriez Amour et des génocides se font en votre nom ! Quant aux religions, parlons-en. Ou pas trop ! Comment peut-on croire en vous, qui ne changez rien ? Depuis le temps, vous pourriez faire signe, en plus avec Internet, envoyer un mail, un petit SMS, un tweet, des vidéos sur WhatsApp, mais rien du tout. Dieu, que vous êtes obtus.

Vu ce que vous avez fait sur Terre, j'imagine bien le bordel de votre concept de paradis et d'enfer. À ce propos, qu'est-ce qui n'a pas marché sur les autres planètes ? Vous auriez pu mettre des fleurs au moins sur la Lune, des forêts sur Jupiter et des extraterrestres cool producteurs de vin... Eh bien, non : vous cultivez le néant ! Ne seriez-vous pas un peu dépressif ? Pourquoi ne feriez-vous pas un peu de yoga, une séance avec Freud, ou une visite à *Charlie,* nous avons des choses à vous dire et on pourrait boire un coup ! Un conseil de toubib : vous devriez peut-être boire plus d'alcool, faire la fête, retrouver le goût des plaisirs, ça pourrait vous aider !

Les philosophes papotent depuis des siècles pour savoir si vous existez. Mais croire en vous ou pas, quelle importance, car vous ne faites rien pour que ça change, et nous allons de mal en pis, mais vous refusez de corriger vos erreurs. Vous êtes en burn-out... vous devez vous arrêter ! Ça nous ferait des vacances !

Pour la médecine, ça va faire treize années que dans *Charlie* j'explique les malheurs des corps. J'ai beaucoup de choses à vous dire, monsieur #jemelapète : c'est quoi, cette articulation du genou ? La plus mal foutue ! Et l'idée de faire passer la moelle épinière dans un aussi petit trou coincé dans des vertèbres pas très solides ? Par ailleurs, pourquoi vous avez fait un système aussi complexe dans le tube digestif ? Pourquoi les tissus ne repoussent-ils pas pour nous réparer ? Et ce concept du vieillissement, c'est de vous ou d'un proche désespéré ? Car, franchement, c'est pas très radieux, cette déliquescence. J'ajoute que le cancer, c'est une belle merde, signe de votre penchant pour la destruction.

Il en est de même avec les animaux : pourquoi les supprimer de la planète un par un ? Ne rien dire de votre part, c'est consentir, à moins que vous n'existiez pas, crébondieu, mais alors... l'homme est dieu de lui-même et vice versa : mais ça ne change rien. Quel con ! Cavanna avait réclamé qu'on tue la mort... la croyance religieuse aussi.

Et puis il y a cette question : seriez-vous élu dans un régime démocratique ? Vu tout ce que vous avez fait, franchement, votre communication va être un chemin de croix, même si vous faites un livre pour regretter vos erreurs sur la forme. Êtes-vous de droite ou de gauche ? Républicain ou démocrate ? Toxicomane ou érotomane ? Et cet enfant fait à une femme déjà en couple... Y a de sacrés dossiers dans votre famille ! Vous ne seriez pas forcément élu, vous qui vous dites être l'Élu ! Mais l'êtes-vous ? Telle est la question, aurait dit Charb, nous aurions bien voulu la poser à votre fils, mais vous l'avez laissé mourir, et lui aussi n'est jamais revenu. À quoi ça sert d'avoir des parents bien introduits, je vous le demande !

Dieu, je sais que vous lisez *Charlie,* sans le payer, alors je vous préviens, je compte jusqu'à quatre et j'arrête cette chronique si vous ne vous manifestez pas tout de suite en bas de cette page. Un... deux ?... trois ! Ami lecteur, tu es témoin : il ne se passe rien ! Dans ce cas, je prends mes quatre coins de page, je range mes signes, je remballe mes crayons. Dieu n'existe pas mais *Charlie Hebdo,* OUI ! Alors, haut les cœurs, car l'amour est à nous !

Aux victimes des attentats.

TABLE

MIXTE
Papier issu de sources responsables
FSC® C003309

Les papiers utilisés dans cet ouvrage
sont issus de forêts responsablement gérées.

Achevé d'imprimer sur Roto-Page
par l'Imprimerie Floch à Mayenne en novembre 2020.
N° d'édition : 5442 – N° d'impression : 97116
Imprimé en France